怀孕一天一页

中国早教网孕产中心专家组◆编著

金盾出版社

内 容 提 要

中国早教网专家团队针对准妈妈的身心特点和发育规律,结合最新的妇科学、产科学学科发展的研究成果而编写的适合家庭使用的育儿图书。针对读者经常碰到的问题,作者进行了全国系统的介绍,将孕产期将遇到的问题以一天一页的形式呈现在读者面前,本书全方位地提供了从孕早期、中期到分娩等孕期全程中所遇到的饮食、健康、胎教、分娩、坐月子等方面后知识,内容全面、细致、实用。一天一页,你可从中找到答案。

图书在版编目(CIP)数据

怀孕一天一页/中国早教网孕产中心专家组编著.—北京:金盾出版社,2015.2(2017.1重印)

ISBN 978-7-5082-9317-2

Ⅰ.①怀… Ⅱ.①中… Ⅲ.①妊娠期—妇幼保健—基本知识 Ⅳ.①R715.3

中国版本图书馆 CIP 数据核字(2014)第 046941 号

金盾出版社出版、总发行

北京太平路 5 号(地铁万寿路站往南)

邮政编码:100036 电话:68214039 83219215

传真:68276683 网址:www.jdcbs.cn

封面印刷:北京军迪印刷有限责任公司

正文印刷:双峰印刷装订有限公司

装订:双峰印刷装订有限公司

各地新华书店经销

开本:705×1000 1/16 印张:18.25

2017 年 1 月第 1 版第 3 次印刷

印数:10 001~16 000 册 定价:49.00 元

(凡购买金盾出版社的图书,如有缺页、倒页、脱页者,本社发行部负责调换)

前言

　　所有的家长在知道自己有了宝宝之后，内心的激动和兴奋都是不言而喻的，但是疑惑、不安也随之而来。

　　面对读者的疑虑，本书内容全面涵盖了孕育准备、怀孕、分娩、产后的整个过程。

　　中国早教网专家团队针对准妈妈的身心特点和发育规律，结合最新的妇科学、产科学学科发展的研究成果，编写出适合家庭使用的备查图书。力求全方位地提供从孕早期、中期到分娩等孕期全程中所遇到的饮食、健康、胎教、分娩、坐月子等方面的知识，打造出细致、经典的孕产书籍。

　　希望能让更多的家庭、准妈妈享受到专业的孕育测查和指导服务，让准妈妈们得到及时的、细致的专业呵护和保持良好的状态。

　　记住哦，一天看一页，母子保健康。

中国早教网孕产中心

目录

打算要宝宝前须知······1

怀孕的心理准备······2

盆腔积液会影响怀孕吗······3

新生命的诞生······4

怀孕记录······5

孕早期的身体变化······6

准妈妈该选择什么样的工作环境······7

准妈妈还能工作吗······8

孕早期该怎样补充营养······9

准妈妈该不该吃营养剂······10

孕早期重点补什么······11

准妈妈为什么要及时补充叶酸······12

孕早期怎样保护腹部······13

腹痛出血是怎么回事······14

孕早期如何饮食······15

准妈妈学点营养学······16

孕早期误吃药物的后果是什么······17

吃酸性食物有什么讲究······18

如何赶走恼人的孕吐······19

准妈妈早孕反应吃什么······20

孕早期如何食用大蒜······21

孕早期如何避免感染······22

准妈妈怎样做"心理体操"······23

准妈妈为何不能吃桂圆······24

准妈妈为何会头昏眼花······25

怀孕早期的宝宝是什么样的······26

准妈妈该怎样进补······27

准妈妈如何消除紧张情绪······28

孕早期能否吃甲鱼······29

准妈妈，你知道微笑的魅力吗······30

孕早期的准妈妈应该怎么睡······31

孕早期阴道出血怎么办······32

孕早期外出应注意什么······33

准妈妈服用芦荟是否越多越好······34

1个月的宝宝是什么样呢······35

准妈妈习惯性流产怎么办······36

孕早期需要做哪些检查······37

准妈妈要做口腔检查吗······38

爸爸妈妈谁的遗传大······39

准妈妈该选择什么样的散步环境呢
······40

准妈妈提物的重量多少为宜······41

孕早期能不能吃涮羊肉······42

如何促进宝宝的大脑发育······43

孕早期如何预防先天性畸形······44

准妈妈食欲不振怎么办······45

孕早期怎样做爽口小凉菜······46

吃核桃是否多多益善······47

准妈妈不要忽视早期胎教哦······48

准妈妈怎样吃鱼······49

防辐射服真的管用吗······50

患有心脏病的准妈妈怎样度过孕期
······51

遇到尴尬尿失禁怎么办······52

准妈妈眼睛肿了怎么办······53

准妈妈是在吃两个人的饭吗······54

孕早期注意补充维生素 D······55

孕早期如何选内衣······56

孕早期度夏有哪些小窍门······57

孕早期可以大笑吗······58

辣椒会造成流产吗······59

怀孕后为什么还会来"月经"呢······60

两个月的宝宝是什么样呢……61

好习惯对宝宝的影响有多大……62

什么叫形象意念……63

孕早期遇到这样的麻烦怎么办……64

触觉和听觉会给宝宝带来什么影响……65

孕早期能不能吃兔肉……66

准妈妈游泳要注意些什么……67

孕早期怕流产不运动行吗……68

你适合做准妈妈保健操吗……69

你需要告诉医生什么……70

孕早期怎样吃西红柿才科学……71

孕早期与宝宝最好的沟通是什么……72

准妈妈睡不够怎么办……73

孕早期准妈妈胃气虚弱怎么办……74

准妈妈冬天为何要多晒太阳……75

准妈妈如何度过多变的金秋……76

准妈妈为什么宜吃些野菜……77

准妈妈肝热气逆怎么办……78

孕早期怎样吃才更健康……79

孕早期能不能吃冰激凌……80

第一次产检查什么……81

准妈妈怎么解决胃灼痛……82

孕早期头痛怎么办……83

怀孕后还能去美容院吗……84

孕早期胀气怎么办……85

3个月的宝宝是什么样呢……86

准妈妈怎样喝水才健康……87

早期胎教从什么时候开始……88

胎教有什么意义……89

未出世的宝宝真的能接受教育吗……90

为宝宝买些什么样的胎教用品呢……91

最好的胎教是什么……92

孕早期如何用药……93

准妈妈还需要用化妆品吗……94

高龄准妈妈有哪些危害……95

准妈妈如何护肤……96

准妈妈做家务的时候要注意什么……97

准妈妈进厨房时需要注意什么……98

冬季哪些准妈妈需注意血压变化……99

准妈妈如何看孕检B超……100

标准体质指数是多少……101

准妈妈如何让自己更美丽……102

准妈妈体重与什么有关……103

你知道什么是胎动吗……104

准妈妈何时能感觉到胎动……105

胎动消失预示着什么……106

孕中期产检都查什么……107

孕中期如何做脚部保健……108

准妈妈如何应对乳房肿胀……109

孕中期铁对准妈妈有多重要……110

什么是"空气维生素"……111

准妈妈怎样选服装……112

肚皮两侧瘙痒是怎么回事……113

孕中期需注意哪些生活细节……114

准妈妈使用家电要注意什么……115

孕中期皮肤干燥怎么办……116

孕中期重点补什么……117

准妈妈每天需要补什么……118

孕中期怎样过个怡然之夏……119

4个月的宝宝什么样呢……120

注意孕中期的身体不适……121

孕中期能完全放松了吗……122

准妈妈怎样满足自己的胃口……123

孕中期如何做碗可口汤……124

巨细胞病毒感染……125

孕中期的准妈妈可以睡席梦思床吗
……126

准妈妈脸上为什么长粉刺……127

孕中期最适宜的运动方式……128

注意小宝宝的情绪……129

宝宝宫内缺氧时会怎么样……130

准妈妈患梅毒会传染给宝宝吗……131

准妈妈有哪几种性格……132

孕中期可以加大运动量吗……133

准妈妈心情不好时怎么办……134

素食准妈妈该吃什么……135

准妈妈可以吃热性调味品吗……136

准妈妈得了抑郁症怎么办……137

大腹便便的准妈妈怎样安全过冬……138

孕中期的准妈妈如何护理秀发……139

准妈妈怎样选择"精神食谱"……140

5 个月的宝宝什么样呢……141

准妈妈可以跳舞吗……142

孕中期必备体操有哪些……143

什么是舒缓运动……144

孕中期能否做引产……145

孕期体重增长的误区……146

安胎有什么大学问……147

孕中期怎样服用叶酸……148

吃酱油会使宝宝皮肤变黑吗……149

孕中期如何选用化妆品……150

孕中期如何选外衣……151

孕中期如何选一双合适的鞋……152

准妈妈的声音有多重要……153

准妈妈怎样做好乳头保护……154

准妈妈爱学习对宝宝有益吗……155

母婴血型不合要做什么检查……156

如何预防溶血症……157

短途旅行有什么好处……158

孕期皮肤瘙痒是怎么回事……159

胎教的原则有哪些……160

什么是行为胎教……161

什么是美感胎教……162

什么是联想胎教……163

什么是日常生活胎教……164

准妈妈怎样教腹中宝宝学习呢……165

游戏胎教训练……166

进行语言胎教时要注意什么……167

孕中期日常保健要注意什么……168

为什么孕中期宜外出……169

孕中期肚子痛……170

孕中期过性生活要注意什么……171

性生活该选择怎样的体位……172

准妈妈为何要常洗手……173

准妈妈能用凉水冲脚吗……174

准妈妈脚踝肿得厉害正常吗……175

准妈妈可以开灯睡觉吗……176

准妈妈洗澡的安全细节……177

导致早产的原因有哪些……178

准妈妈为什么腿抽筋……179

6 个月的宝宝什么样呢……180

准妈妈为什么会多梦……181

怀孕晚期的准妈妈为什么不宜远行
……182

高危妈妈要注意什么……183

妈妈吃什么对宝宝有益智作用……184

难产与年龄有关系吗……185

超声波主要检查什么……186

准妈妈如何锻炼腿力……187

腹型明显大于妊娠月时怎么办……188

准妈妈能否接受免疫预防注射……189

准妈妈怎样补充糖类……190

准妈妈处于乙肝高发区时怎么办……191

宝宝在肚子里也有自己的习惯……192

准妈妈为什么要注意嘴部卫生……193

痔疮造访准妈妈的原因是什么……194

准妈妈怎样预防痔疮……195

孕期胆结石是怎么形成的……196

准妈妈为啥爱出汗……197

孕晚期的产检都查什么……198

孕晚期准妈妈可以接受药物治疗吗
……199

宝宝有味觉吗……200
宝宝有嗅觉吗……201
孕晚期要注意哪些问题……202
准妈妈不要滥用利尿药……203
能否用锑剂治疗妊娠期血吸虫病……204
准妈妈如何让肚子不走形……205
准妈妈每天吃几个鸡蛋为宜……206
准妈妈该怎么睡……207
准妈妈为何会肚子酸胀……208
准妈妈子宫内感染后会怎么样……209
什么是生理性腹痛和病理性腹痛……210
准妈妈中药禁忌有哪些……211
宝宝体重怎么测……212
服用中药要了解性味……213
准妈妈的智齿能拔吗……214
准妈妈为什么怕花粉……215
怎样判断宝宝宫内发育迟缓……216
准妈妈如何处理湿头发……217
准妈妈得了急性阑尾炎怎么办……218
妊娠糖尿病与妊娠合并糖尿病有何不同
……219
甲状腺功能亢进对妊娠有何影响……220
维生素 B_2 缺乏如何食疗……221
准妈妈能涂清凉油吗……222
准妈妈为何易患鼻炎……223
8 个月的宝宝什么样呢……224
分娩可以不痛吗……225
临近预产期如何做运动……226
准妈妈为何要防潮……227
准妈妈为何不宜提前入院……228
怀孕期间的羊水多少为好呢……229
孕晚期重点补什么……230
脐带绕颈真的很可怕吗……231
剖宫产的宝宝就聪明吗……232
孕晚期如何进行胎教……233

孕晚期就可以"遛遛"吗……234
准妈妈如何食疗消肿……235
孕晚期准妈妈为何呼吸加重……236
是什么让准妈妈疼痛难忍……237
怎样可以减少分娩疼痛……238
感染尖锐湿疣后怎么办……239
宝宝用品有哪些……240
分娩前哪些征兆容易被忽视……241
分娩真的可怕吗……242
临产月有哪些"软件"准备……243
站着分娩有什么好处……244
难产能预防吗……245
剖宫产有哪些适应证……246
临产月准妈妈要注意什么……247
9 个月的宝宝什么样呢……248
临产前胎位不正怎么办……249
为什么要选一间温馨的产房……250
准妈妈应该在什么时候去医院……251
生宝宝是怎样的一个过程呢……252
临产前听胎心有什么作用……253
为什么说巧克力是助产大力士……254
让丈夫陪着一起进产房……255
呼吸对分娩有何作用……256
临产前要注意检查什么……257
什么是宝宝监测仪……258
去医院前能否化妆……259
分娩时该准备些什么……260
性生活有利于早些分娩吗……261
你会找一个称心"导乐"吗……262
阵痛时可以大量饮水吗……263
临产月是否要时刻垫卫生巾……264
宝宝即将出世,准妈妈该怎么做……265
准妈妈便秘……266
母婴同室有哪些好处……267

预产期是否应该用泻药……268

遇到"急产"怎么办……269

见红后家里没人陪伴该怎么办……270

破水后想上厕所怎么办……271

准妈妈应怎样用"心"面对分娩……272

宝宝出生后为什么会大声啼哭呢……273

宝宝出生后的第一件事情是什么……274

宝宝出生时会是什么样子呢……275

做妈妈后的第一天要注意什么……276

生了宝宝后头发真的会变少吗……277

如何提高母乳质量……278

宝宝为啥精力旺盛或疲惫不堪……279

附录：孕产历程一览表……280

打算要宝宝前须知

孕育一个健康宝宝的起点，是开始于受精卵形成的那一庄严而又神圣的时刻吗？现代医学研究告诉人们，每一对夫妻在精子和卵子结合前的 3 ～ 6 个月，就应做好一切准备。这样，才可能得到一个最健康、最富有活力的小生命。

要想拥有一个健康的宝宝，孕前一些生活的细节不容忽视，如新婚、旅游、长时间紧张工作等对怀孕均无益处。因为生活无规律、心情紧张、性生活太过频繁等，都会影响精子和卵子的质量。

建议夫妻俩一起去医院做孕前检查的咨询；

接受必要的预防接种；

把心爱的宠物托付给亲友；

检查有没有弓形虫等感染；

开始停服避孕药；

开始戒烟、戒酒。

孕 1 周

此时，保持良好的生活习惯，戒烟戒酒不熬夜，计划排卵期，它是受孕的关键时期。

怀孕健康 小贴士

计划怀孕前的 3 ～ 6 个月，准爸爸就要开始进行慢跑、游泳、太极拳等运动。适当的体育锻炼可以帮助准爸爸提高身体素质，确保精子的质量。因此，对于任何一对计划怀孕的夫妻而言，应该进行一定时期的有规律的运动后再怀孕。

— 准妈妈小常识 —

最佳受孕年龄，一般女性在 25 ～ 30 岁，男性在 26 ～ 30 岁。此时夫妻双方身体发育成熟，激素分泌旺盛，宝宝发育环境好，有利于宝宝生长发育。

最佳受孕季节，应选在 5 ～ 6 月，这个季节有充足的蔬菜、水果和日照，有利于宝宝生长发育。应避免在初春或深冬季节。

最理想的受孕日，一般应安排在月经周期第 14 天左右同房。有研究表明，月经周期第 17 天以后同房受孕流产率较高（月经周期第 1 天为月经来潮的第 1 天）。

怀孕的心理准备

女性怀孕期间的心理状态与情绪变化直接影响着宝宝的发育，影响着宝宝成年后的性格、心理素质的发展。由此看来，怀孕期间有一个良好的心理状态是非常有必要的。现在，我们来想一想下面的几个问题，这在孕育一个小生命之前是必须回答的。

你有和小朋友相处的经验吗？你喜欢和他们相处吗？虽然对待其他宝宝的态度和对待自己的宝宝不尽相同，但仍可以作为有用的参考。

你觉得怎样才能成为好父母？这可能是对你为人父母的重要指引。

对于你自己的父母，你觉得他们所给你的最重要的东西有哪些？这些也将可能是你最想给自己宝宝的东西。好了，如果你觉得自己已经充分做好了为人父母的准备，那就开始我们的孕前保卫战吧！

— 准妈妈小常识 —

孕育宝宝的过程，往往离不开家人、朋友、社会上一些机构的帮助。当你遇到麻烦和困难时，他们会给你帮助。当你感到失落时，会从他们那里得到安慰。尤其不能忽视和准爸爸之间的感情交流，同时还要和父母保持密切的联系。

做一个准妈妈，最重要的一点就是别忘记和准爸爸多多沟通，谈谈有宝宝后的生活，比如"应该准备些什么""宝宝出生后，由谁来带""因为宝宝，可能需要增加的一些开销"，以及"对宝宝如何进行教育"等。

怀孕健康 小·贴士

怀孕会使女人在体形、情绪、饮食、生活习惯、对准爸爸的依赖等诸多方面发生变化，所有这一切都是正常的、必须经历的自然过程。所有想当妈妈的人都应以平和自然的心境来迎接怀孕和分娩的到来。

盆腔积液会影响怀孕吗

盆腔积液有生理性积液和病理性积液两种情况：生理性的盆腔积液多发生在排卵后或早孕期，多可自行消失，不必进行治疗。病理性积液多是盆腔炎或子宫内膜异位症。盆腔炎的原因多与患者不良卫生习惯有关，如经期或产后1个月内有性生活、妇科手术后1个月内洗盆浴等。人工流产、引产消毒不良引起的医源性感染，也可引起盆腔积液。盆腔炎症引起的积液最好做后穹隆穿刺检查，鉴定一下液体性质。如有慢性感染病症，可能是妇科系统如卵巢、输卵管的炎症，也可能是由结核或者肿瘤引起的。盆腔炎要早治，拖久了会影响生育，甚至导致不孕。

如果患有盆腔炎，应通过特殊的化验检查致病菌，然后对症用药。如果怀疑是结核性的，应抗结核治疗。抽取积液是检查或对症治疗的手段，不应常做。因为单纯的抽积液不但不会治好盆腔积液，还会使积液增多。

怀孕健康 小贴士

在怀孕的时候，指甲也同头发一样会发生明显的变化。这是由于准妈妈体内过多的激素分泌促使指甲生长得更快、更坚硬，有的还出现指甲容易劈裂等现象。这时应经常修剪指甲并避免涂抹指甲油。

— 准妈妈小常识 —

准妈妈在怀孕之后，一定要控制好自己的情绪，将个人的喜、怒、哀、乐等激动情绪减至最低限度。多看美丽的风景、图画，多接触美好的事物，避开令自己情绪激动的东西，不要阅读恐怖、悲伤的书籍或看恐怖电影，如此使自己心境平和舒坦，让宝宝在母体内轻松成长。

孕期随笔

....

....

....

新生命的诞生

　　一个精子和一个卵子结合形成受精卵，新生命就在这么简单的过程中开始了。然而，这一"简单"的过程却历经了很多艰辛。首先，女性的卵巢必须能够产生并排出正常的卵子，输卵管能通过排出的卵子，并将其送到正常的受精部位——输卵管壶腹部；同时，男性能够产生质量和数量都正常的精子；夫妻间有正常的性生活，能使精子到达女性的生殖器——阴道；而且，精子能够穿透女性的子宫颈黏液进入子宫、输卵管；到达输卵管壶腹部的精子与卵子相遇，精子能够穿透卵子的透明带，使卵子受精；输卵管的环境适合受精卵的早期发育，并且输卵管的蠕动和纤毛的运动能将发育中的早期胚胎送入已经同步发育且做好准备的子宫内膜并着床。

怀孕健康 小·贴士

　　虽然说很多人都觉得要宝宝是一个有计划的事情，但是在现实中，宝宝的造访往往在意料之外。面对这样的情况，很多家长都会有这样或者那样的担心，现在就来详细为大家解惑。

　　(1)吃了紧急避孕药后怀的孩子最好不要：因为大多数口服避孕药都含有抑制排卵的雌激素和使精子不易通过宫颈黏液，子宫内膜细胞不易接受胚胎着床的孕激素。所以，虽然现在还没有确切的证据表明这些激素会引起胎儿发育问题，但这些激素已对宫内环境造成影响，所以从优生的角度出发，在口服避孕药期间怀孕的最好不要。

　　(2)带环受孕应人工流产并取出节育环：有的准妈妈虽然带有节育环，但仍然怀孕，这种情况下由于节育环属于宫内异物，它的存在会增加流产的危险性。据统计，带环怀孕的妇女中约有半数会发生流产、早产，甚至死胎。而随着胎儿的发育长大，还有可能发生节育环套住宝宝肢体的现象。另外，节育环在阴道中还有引发炎症的风险。因此，凡带环怀孕的准妈妈应及早进行人工流产并取出节育环。

　　(3)用避孕套、阴道隔膜、安全期避孕及体外排精等避孕方法怀的孩子可以要：避孕套、阴道隔膜、安全期避孕及体外排精等避孕方法，都是通过阻断精卵相遇而避孕的。避孕失败，实际上是精子和卵子相遇的结果，这时精子和卵子并未受到损伤，一般继续怀孕对胎儿没有影响，准妈妈当然不需要终止妊娠。

怀孕记录

准妈妈在怀孕时期都需要记录什么呢？

★末次月经日期：这一日期可以帮助医生计算预产期，并依此判断宝宝生长发育情况。

★早孕反应：记录早孕反应开始的日期及发生的程度、饮食调理的方法、进食数量，以及医生治疗的情况等。

★体重和腰围：准妈妈要注意自己体重的变化，一方面供医生参考，一方面根据体重变化调节饮食。

★检查情况：每次产前检查后，记录检查日期、血压、尿蛋白及血红蛋白检验结果，记录有无水肿及宫底高度。

怀孕健康 小贴士

准妈妈不宜吃辣，辛辣食物刺激胃，易引发消化功能紊乱，如胃痛、消化不良、便秘、痔疮等。怀孕后胎儿的成长，本来就影响了准妈妈的正常消化、排便，若吃辣习惯继续保持，就会出现严重消化不良、便秘、痔疮等，而且也影响胎儿营养的供给，甚至造成难产。所以，孕前半年就应该停止吃辣。

孕期随笔

— 准妈妈小常识 —

研究发现，准妈妈吃鱼越多，怀孕足月的可能性越大，出生时宝宝也会更健康、更精神。但要少食用罐头金枪鱼、鬼头刀、鳕鱼等，因为这类罐头鱼的水银含量很高，食用量应以每月1次为限。

孕早期的身体变化

在怀孕初期征兆并不太明显，很多准妈妈有疲劳和发热的现象，或是出现下腹疼痛、情绪不安、容易生气，乳头敏感，一触及就会疼痛等变化。此时许多人会将发热和疲劳误认为是感冒，将下腹疼痛误认为是便秘，从而服用一些感冒药和泻药。其实，这些是宝宝对准妈妈的一种呼唤，宝宝发出的信息，是受精卵在子宫内膜着床时产生的激素所引起的，也就是说，还没有安定下来的宝宝在告诉准妈妈："妈妈，请注意，我在这里。"

怀孕初期，人的情绪极易波动，这对准妈妈自身和宝宝都不利，因为此时受精卵刚刚种植在子宫中，还很脆弱，极易受到外界因素的干扰而导致胚胎发育异常，甚至流产。所以刚刚怀孕的准妈妈，一定不要做力所不能及的事情，睡卧需要安静，不要有恐惧、害怕的情绪。

怀孕健康 小贴士

除了明确早孕反应不是病外，准妈妈可采取一些转移注意力的方法，如和家人一起逛公园、观花赏景，以减轻孕期反应。还可以多听一些轻松愉快的音乐，使躁动不安的心情得以缓解。

— 准爸爸小常识 —

在准妈妈脾气多变的怀孕初期，准爸爸起着不可忽视的作用，此时的准爸爸应该更加体贴和关心准妈妈，对准妈妈因怀孕反应造成的烦恼多谅解和忍让，并给予精神上的抚慰，努力调节好日常生活，帮助准妈妈顺利度过这段焦虑的日子。

孕期随笔

....

....

准妈妈该选择什么样的工作环境

如果准妈妈的工作环境中有一些有害的化学物质、重金属物质，在准备怀孕时就应该远离此环境，因为这些有害物质可能会造成流产、早产或宝宝畸形等。特别是在怀孕早期，必要时可提出更换工种或适当休息。如果不知道周围环境中是否存在有害物质，可向专业人士请教，务必保证自己工作环境的安全。如果实在无法避开可疑的有害物质，就应该严格遵照安全操作规程，穿防护服、戴隔离帽和口罩，避免粉尘的吸入，避免皮肤的接触。关于孕期长期接触计算机是否增加畸形的发生，目前尚无定论，不过整个孕期每天较长时间地同计算机打交道，对准妈妈来说不是特别合适，最起码会造成过度的疲劳。

怀孕健康 小贴士

准妈妈怀孕后，常出现消化功能减弱、食欲不振、食量相对减少等情况，这就更需要在吃东西时尽可能地多咀嚼。把食物嚼得很细，做到细嚼慢咽，能使唾液与食物充分混合，同时也能有效地刺激消化器官分泌消化液，从而更好地消化，更多地吸收。

怀孕注意

怀孕以后，由于体内雌激素水平较高，使子宫及盆腔的血液供应增多，宫颈及阴道黏液分泌的液体增多，因此准妈妈白带较多。白带多为黏性、透明、稀薄似蛋清。

— 准妈妈小常识 —

准妈妈切忌喝没有烧开的自来水。因为自来水中的氯与水中残留的有机物相互作用，会产生一种叫"三羟基"的致癌物质。准妈妈也不能喝在热水瓶中贮存超过24小时的开水，因为随着瓶内水温的逐渐下降，水中含氯的有机物会不断地被分解成为有害的亚硝酸盐，对准妈妈身体的内环境极为不利。

准妈妈还能工作吗

刚刚怀孕的准妈妈，身体没有多大变化，还不想放弃自己的工作，那么可以在医生的建议下继续工作，但前提条件是：你的工作环境相对比较安静、卫生，危险性比较小，身体状况良好，这样，准妈妈才可以选择边怀孕边工作，无须早早地待在家里等待宝宝的出生。但是，如果准妈妈的工作是要长期使用电脑，或经常在工厂的操作间中或是暗室等阴暗嘈杂的环境，准妈妈就必须调动工作或选择暂时离开，在安静、卫生的家中度过孕期。

如果准妈妈的工作是长期坐在办公室中，那么准妈妈可以在预产期的前一周或两周回到家中静静地等待宝宝的诞生。如果准妈妈是饭店服务员、销售人员，或每天工作至少需要行走4小时以上者，建议准妈妈在预产期的前两周半就停止工作，在家中等待宝宝的降临。

— 准妈妈小常识 —

调查显示，60%～90%的女性在怀孕初期的清晨都会出现头昏、恶心、呕吐、乏力等症状，一部分人在白天工作的时候也会出现不同程度的身体不适。医生的建议是在办公室里准备好毛巾、呕吐袋，同时尽量让自己的位子离洗手间近一些，以方便呕吐时尽快到达。通常怀孕反应在怀孕3个月以后会自行消失，如果早孕反应持续并未见好转，建议尽快到医院咨询医生，以免耽误某些隐藏的病情，千万不可掉以轻心！

孕2周

保证三餐饮食规律，营养均衡，补充叶酸，远离辐射，远离汽车尾气。

怀孕健康小贴士

工作时如何照顾自己怀孕的身体呢？

★ 穿舒适柔软的平跟鞋，减少脚部压力。

★ 穿舒适柔软的、保暖的衣服。

★ 适当的休息。工作一段时间后要适当地做伸展运动、抬腿运动，并适当按摩小腿部以放松压力。

★ 多喝水，准备一个能装水的大杯子，并随时保持充盈状态。

孕早期该怎样补充营养

孕期，怎样才能得到更好的营养补充，这是每位准妈妈都关注的问题。除了基本的营养物质，即优质蛋白质及蛋白质补充品、脂肪及脂肪补充品的补充之外，矿物质（无机盐）和维生素，以及微量元素、糖类（碳水化合物）、膳食纤维的补充也是至关重要的。因为它们是机体血液、组织器官正常运转的基础。发现自己怀孕后，就必须定时定量地补充所需的矿物质和微量元素，即钙、铁、锌、碘、镁、锰、钾、铜、磷。这样，才不至于在非常时期影响到宝宝的发育和成长。

镁：保持骨骼和牙齿的坚固度，调节胰岛素和血糖的含量，对控制胆固醇和心律失常也有一定的调节作用。

钾：维持体液平衡，对调节血压、神经系统和肌肉的收缩具有重要作用。同时，孕期由于准妈妈体内的血液量增加，为了维持额外增加的血液量，需要更多的钾、钠协同作用。

铜：形成红细胞的基础物质，为组织的生长、新陈代谢及头发的生长提供营养。特别是对宝宝的心脏、骨骼、神经系统的完善起重要作用。

磷：帮助血液凝固和维持正常的心脏搏动，还可以帮助肌肉完成收缩，同时，能坚固牙齿和骨骼。

铁：铁是制造血红蛋白的基本元素，铁能够帮助维系健康的免疫系统。怀孕后，身体里的血液量会比平时增加将近 50% 左右。因此，孕妇需要补铁，以便制造更多的血红蛋白。

钙：胎儿得不到足够的钙，很容易发生新生儿先天性喉软骨软化病。孕期钙摄入量少者，还容易发生妊娠高血压综合征。

怀孕健康 小·贴士

或许在这个特殊的时期，准妈妈会非常讨厌一些食物，也会非常喜欢一些食物，但是千万不能因自己的喜好而只去选择自己想吃的东西，这样很容易偏食。为了宝宝的健康成长，准妈妈一定要做到营养均衡，这样宝宝和妈妈才会更健康。

准妈妈的营养补充直接影响到宝宝的发育，一旦出现营养不足，将导致宝宝的发育缺陷。为了未来宝宝的身体健康，准妈妈的各项营养一样也不能少哦！

第10天

准妈妈该不该吃营养剂

腹中的小生命使准妈妈的健康成了全家人关注的焦点，他们会把最好吃的、最好喝的全给她，还禁不住想问，孕期营养补充剂还要吃一些吗？在这里，医生告诉我们，补充营养剂也要有个标准，对于那些挑食、偏食、怀孕呕吐严重、缺乏矿物质来源的准妈妈都应该适量补充些营养剂，这样体内的营养才会达到均衡，身体才会健康。

营养补充剂分为复合剂与单剂两类。那么，它们分别适合于哪些准妈妈服用呢？专家告诉我们：复合剂适用于多种营养素不足和摄入量不够或膳食不平衡的准妈妈；单剂适用于膳食比较平衡而个别营养素不足的准妈妈。比如，有的人没有吃奶制品的习惯，摄入钙的量不足，且钙充分吸收受很多因素影响，所以当个别营养素不足时需要补充单剂。

怀孕健康 小·贴士

营养补充剂不能替代膳食营养源。

补充营养素，应在营养保健医生的指导下科学、合理地进行。

如计划怀孕，应先去医院检查身体，了解一下自己的身体状况。若需要补充营养素，就要尊重医生的嘱咐，吃一些补充剂并科学、合理地安排饮食。

孕期随笔

— 准妈妈小常识 —

营养素的摄入并不是多多益善，人体所必需的营养素需控制在科学合理的范围内。过量补充营养素会适得其反。孕早期，摄入异常多的维生素A类食物可导致自发性流产和多种先天缺陷；铁、钙等摄入过量也会引起中毒；碘摄入过量可诱发新生儿甲状腺素不足，影响宝宝智力等。各种营养素之间都存在协同或拮抗作用。比如，钙和磷摄入量的比值最好是10：2，如果钙摄入过量，便会影响磷的吸收。同样磷摄入过量，也会影响钙的吸收。

孕早期重点补什么

在孕早期，因为妊娠反应的关系，大多准妈妈都没什么食欲，所以营养是很缺乏的。其实维生素是综合作用而不是补充某一种的问题，因此要全面科学地补充。如果补充不当不仅对胎儿的发育没有帮助，还会导致准妈妈体重过重，诱发孕期综合征。

叶酸是重点补充的营养素，这种物质在胚胎形成期可以很有效地降低畸形、神经管疾病和死胎率。

叶酸的补充计量是每天400微克，其次还可以补充些维生素B_6，帮助缓解孕吐。

— 准妈妈小常识 —

准爸爸摸着准妈妈的肚子与宝宝打招呼、讲故事并唱歌给他听、教他简单的知识及常识等，这对宝宝脑部的发育会有很大的帮助，宝宝也能感受到来自准爸爸的关怀和用心。怀孕时期准爸爸厚重的说话声，可以刺激宝宝的听觉发育，也可以增进宝宝的舒适感和安定感，使宝宝有"被爱"的感觉。

怀孕健康 小·贴士

准妈妈感冒应对策略

米醋萝卜：萝卜250克，米醋适量。萝卜洗净，切片，用醋浸1小时，当菜下饭。

橘皮姜片茶：橘皮、生姜各10克，加水煎，饮时加红糖10～20克。

怀孕注意

有利于宝宝视力发育的饮食：

丰富的钙质对眼睛是有好处的，钙具有消除眼睛紧张的作用，如豆类、绿叶蔬菜、虾皮的含钙量都比较丰富。烧排骨汤、松鱼，糖醋排骨等食品可以增加体内钙的含量。

维生素B_1是视觉神经必需的营养素之一，维生素B_1不足，眼睛容易疲劳，容易引起角膜炎。另外，可以多吃些芝麻、大豆、鲜奶、麦芽等食物。

孕期随笔

准妈妈为什么要及时补充叶酸

如果打算要一个小宝宝的话，叶酸是要及时补充的。别看它在人体内似乎不太起眼，可它却是蛋白质和核酸合成的必需因子，血红蛋白、红细胞、白细胞快速增生，氨基酸代谢，大脑中长链脂肪酸如DNA的代谢等都少不了它。它在人体内具有不可或缺的作用。因此，在怀孕的前3个月，每天都要补充400微克叶酸，因为这个时期是宝宝的大脑和中枢神经系统生长发育的关键时期。如果在此关键时期补充叶酸，可使宝宝患神经系统疾病的危险减少50%～70%。

宝宝在妈妈体内不断地生长发育，妈妈通过胎盘将叶酸转运给他，随着胎盘组织与子宫的不断增长，宝宝对叶酸的需求量越来越大，如不能有意识地补充，会使叶酸水平降低。

— 准妈妈小常识 —

准妈妈在怀孕早期有时会疏忽大意，并不确定自己已经怀孕了，可能会错过补充叶酸的最佳时机。因此，专家建议，可能怀孕或者计划要个小宝宝的女性应提前3个月注意每天补充叶酸，以防止小宝宝来"报到"时，自己还没做好准备，而措手不及。

孕期随笔

怀孕健康 小贴士

含叶酸的食物很多，但由于叶酸遇光、遇热就不稳定，容易失去活性，所以人体真正能从食物中获得的叶酸并不多。例如：蔬菜贮藏2～3天后叶酸会损失50%～70%；煲汤等烹饪方法会使食物中的叶酸损失50%～95%；盐水浸泡过的蔬菜，叶酸损失也很大。

因此，准妈妈要改变一些烹调习惯，尽可能减少食物中的叶酸流失，还要加强富含叶酸食物的摄入，必要时可补充叶酸制剂、叶酸片、多种维生素片等。

孕早期怎样保护腹部

准妈妈在被家人"重点保护"的同时，自己也要倍加小心，避免宝宝受到丝毫的伤害。所以，在乍暖还寒的春天里，很多准妈妈会特别注意腹部的保暖，有的准妈妈为避免受寒还会在肚子上捂个热水袋。

但怀孕初期，宝宝尚未成形，胚胎在子宫壁内还不稳定，假使准妈妈身体的温度高过38.9℃，即会导致胚胎内染色体断裂或宝宝脑神经系统缺陷（如无脑症）。况且身体持续高温会使准妈妈血管扩张，血液大量流到皮肤表层，增加心脏的负荷，可能导致有心脏病的准妈妈心脏病复发。而子宫、胎盘血流量则会因此减少，使得胚胎的养分供给锐减。

医生指出，准妈妈不能在腹部放热水袋，尤其是怀孕3个月以内，腹部更不能过热，最好保持常温。因为科学研究和临床实践都已经证实，宝宝在前3个月对高温极为敏感，如果准妈妈腹部温度太高，很有可能会造成宝宝发育畸形或者流产。

怀孕健康 小贴士

准妈妈在怀孕初期应避免长时间处于密闭的高温场所，如果偶尔想在家泡个热水澡，切记水温应低于38℃，时间控制在15分钟之内，并保持通风，以利散热。此外，生病发热也要立即就诊治疗。

— 准妈妈小常识 —

怀孕初期，孕吐症状可能会在一定程度上影响准妈妈的胃口。在饮食上，一般不提倡大补营养，主要以自己的喜好为主，想吃什么就吃什么。吐得比较严重的准妈妈，要注意吃一些清淡、容易消化的食物。

孕期随笔

腹痛出血是怎么回事

不明原因的腹痛出血，预示着会有以下危险：

宫外孕：如果是出现单侧的下腹部剧痛，并伴有阴道出血或出现昏厥的现象，可能是宫外孕，应立即到医院就诊。

流产：准妈妈在孕期前几个月，如果出现阵发性小腹痛或有规律的腹痛、腰痛、骨盆腔痛，问题可能就比较复杂。如果同时伴有阴道点状出血或感觉腹部明显下坠，可能预示着先兆流产。此时，准妈妈应该少活动、多卧床、不要行房事、不要提重物，并补充水分，及时就诊。如果疼痛加剧或持续出血，需要立即就医。

流产的原因主要有以下 5 个方面：

★胚胎发育不正常是早期流产（孕 12 周以前流产）的最常见的原因。

★准妈妈患有全身性疾病，如贫血、慢性肾炎等，或有生殖道畸形，或受到病毒感染，都可能会导致流产。

★外界因素，如准妈妈腹部受到外伤，或性交刺激子宫收缩。

★内分泌功能失调，如准妈妈体内黄体功能失调及甲状腺功能低下。

★母体怀孕后，由于母婴双方免疫不适应而导致母体排斥宝宝。

怀孕健康 小贴士

为满足宝宝骨骼发育的需要，准妈妈要补充比常人更多的钙质。钙在体内的吸收离不开维生素 D，维生素 D 又需要在阳光的紫外线照射下，在体内进行合成。因此，准妈妈必须注意多晒太阳，平均每天不应少于半小时。

— 准妈妈小常识 —

有些准妈妈认为在孕早期出现腹痛可能是偶然性的，不要紧，只要躺在床上休息一下就好了。这种盲目采取卧床保胎的措施并不可取，应及时到医院检查治疗，以免延误病情。

孕早期如何饮食

在怀孕早期，宝宝的各脏器都处于分化形成的阶段，宝宝的生长速度缓慢，需要的热量和营养物质不显著，并不需要特殊的补给。但这期间准妈妈的食欲往往不佳，容易出现偏食、呕吐等现象，影响正常的进食，妨碍营养的消化和吸收，会导致怀孕中、后期宝宝的营养不良。因此，在这个阶段的膳食尽量要少食多餐，尽量多吃。以重质量、高蛋白、富营养、少油腻、易消化吸收为原则。

对于重症呕吐的准妈妈，要及时去医院就诊，通过输液补充营养。怀孕反应重的可适当加服维生素 B_1、维生素 B_6，均每次 10 毫克，每日 3 次，连服 7～10 天，以帮助增进食欲，减少不适感。

充足的睡眠对准妈妈是十分重要的，如果嗜睡情形影响了生活或是作息，建议准妈妈可以少食多餐，维持体内一定浓度的血糖。此外，疲倦时不妨小睡片刻，但最好不要超过 1 小时，以免夜里失眠。

怀孕健康 小·贴士

准妈妈不能空腹。空腹时心情往往不好，易出现恶心、呕吐等现象，所以要常备些点心。

不宜食用油腻、油炸、辛辣等不易消化和刺激性强的食物，以防消化不良或便秘而造成先兆流产。

进食时，最好将饮食中的固体食物与液体食物分开，即在正餐完毕隔些时间再喝水或汤。

— 准妈妈小常识 —

孕早期，准妈妈会特别"挑食"，所以，准爸爸要不怕麻烦，多给她做些能缓解妊娠反应的食物，如酸菜汤、醋熘白菜等。

孕 3 周

营造浪漫的夫妻氛围。远离部分化妆品，如口红、指甲油、美白祛斑霜等。

孕期随笔

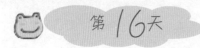

第16天

准妈妈学点营养学

常言道，民以食为天，而食的本质是给人体提供数量充足、比例合理的营养素，使人健康长寿。准妈妈怀孕以后，宝宝在子宫内生长发育，需要有足够的热量及营养素的供给，供给的惟一途径即母体。怀孕期间如摄取营养素不当，不仅会妨碍宝宝的正常发育，还可以引起宝宝不同程度的器官畸形。因此，准妈妈应该学一点儿营养学知识，孕期就能较好地做到合理营养及平衡膳食，具体地说，就是注意每种营养的充足供给，既不过少也不过多，且每种营养素比例要适当，保持一定的平衡。

— 准妈妈小常识 —

香浓的咖啡、清新的茶香，为人们增添了许多生活情趣，并已成为我们日常生活饮食的一部分，对于职业女性来说更是缓解压力的良方。

有人说，怀孕以后的准妈妈不能喝茶，因为它将影响宝宝的发育，导致畸形，影响宝宝智力。其实，这是一种偏见。最近研究表明，茶叶中所含的多种成分对人体都有好处，如茶多酚具有收敛、解毒、杀菌、生津的作用。茶素还可降低血脂，茶叶中的氟化物对牙齿有保护作用。另外，茶叶中含有多种维生素，可补充人体的需要，因此适量喝茶是有益的。

但是，在孕期的前3个月，每天喝超过3杯的咖啡或茶，会使流产的几率增加1倍！因为茶和咖啡都含有咖啡因，而咖啡因可能会造成宝宝畸形和流产。

怀孕健康 小·贴士

刚刚怀孕的准妈妈，一定要在信誉好的医院为自己建立一个"准妈妈保健卡"，这样就可以在医生的指导下健康安全地度过整个孕期。

孕期随笔

....

....

....

孕早期误吃药物的后果是什么

若准妈妈在不知道自己已经怀孕的情况下，服用了一些药物该怎么办呢？由于很多不确定因素的存在，一些药物对宝宝的影响迄今也不能完全确定。而且，由于胎盘屏障可以阻止某些有害的大分子药物进入宝宝的血液循环，因此，药物对宝宝的实际致畸作用及潜在的影响是难以估计和预料的。惟一的途径就是不要完全从药物的药理作用及作用机制出发，而主要从服药时间及有关症状来加以考虑。一般而言，服药时间发生在怀孕 3 周（停经 3 周）以内，称为危险期。此时囊胚细胞数量较少，一旦受有害物质的影响，细胞损伤则难以修复，不可避免地会造成自然流产。若无任何流产征象，一般表示药物对胚胎未造成影响，可以继续怀孕。

— 准妈妈小常识 —

老人们常说"酸儿辣女"，那么这种说法到底对不对呢？医生告诉我们：决定宝宝性别的关键是人体内的染色体。人类共有 23 对（46 条）染色体，精子和卵子中各有 23 条。女性卵子中的 23 条都是 X 型的，而男性精子中的 23 条染色体有两种类型，即 X 型和 Y 型。如果 X 型精子与卵子结合，将来形成 46XX，宝宝即为女孩；如果 Y 型精子与卵子结合，将来形成 46XY，宝宝即为男孩。精子与卵子的结合是偶然的，几率各占 50%。

怀孕注意

造成肥胖的真正元凶：

任何甜味剂，包括白糖、红糖、糖浆等。糖分含量高，最易促胖，而且大量糖分的摄入还会影响牙齿的健康。因此，需要调味的话可使用少量天然砂糖。

糖果及巧克力。糖果中的香料和色素，巧克力中的咖啡因，以及它们含有的大量糖分，对健康均无益。

怀孕健康小贴士

电视机打开的时候，由于电子流对荧光屏的不断轰击，荧光屏表面会不断地发出肉眼看不见的对人体有影响的静电荷和 X 射线，这些射线会有一部分射到显像管外边，对宝宝和准妈妈是有害的，容易使准妈妈流产或早产，还可能使宝宝致畸，特别是在怀孕 1～3 个月内。所以，如果看电视，距荧光屏的距离在 2 米以上较好，并注意开启门窗，看完电视后最好洗一下脸。长时间看电视要时常调整姿势。

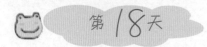

第18天

吃酸性食物有什么讲究

从营养角度来看，准妈妈多吃些酸性食物有助于满足自身和宝宝营养的需要。一般怀孕2个月左右，宝宝骨骼开始形成，构成骨骼的主要成分是钙，要使游离钙形成钙盐在骨骼中沉积下来，必须有酸性食物参与。此外，准妈妈多吃些酸性食物有利于铁的吸收，促进血红蛋白的生成。维生素C是准妈妈所必需的营养物质，而富含维生素C的食物大多呈酸性。由此可见，准妈妈喜欢吃酸性食物是符合生理需要的。但是，有的准妈妈喜欢吃自己腌制的酸菜、醋制品等，此类食物虽然有酸味，但营养成分几乎没有，且含有致癌物质，所以尽量少吃人工腌制的酸性食物。

近年来的科学研究证明，不当食用酸性食物和酸性药物可造成畸胎。在怀孕的最初半个月左右，不食或少食酸性食物或酸性药物最好。

— 准妈妈小常识 —

准妈妈合理地补充维生素C可预防宝宝先天性畸形，但摄入过多则可能致畸，每日100毫克维生素C即可满足需要。准妈妈服用维生素D过量，也可引起宝宝血钙过高，主动脉、肾动脉狭窄，以及智力发育迟缓等。

孕期随笔

怀孕健康 小贴士

可乐或人工添加甜味果汁饮料，它们含有的食用添加剂对宝宝健康有不利影响。因此，要饮用100%的天然果汁、纯净水、矿泉水或直接吃水果。

人造奶油含有色素及添加剂，营养成分不高，且容易产生饱腹感，影响其他营养物质的吸收，建议不吃。

冰激凌、冰冻果汁露热量高，且含各种添加剂，应少吃。

如何赶走恼人的孕吐

孕吐，通常又称为"害喜"，是指怀孕初期准妈妈所产生的恶心、呕吐等现象，通常在清晨起床时症状最为严重。这是因为准妈妈在怀孕以后，体内的激素分泌增加，容易引起恶心、呕吐。另外，在怀孕期间，准妈妈体内会分泌大量的黄体素来稳定子宫，减少子宫平滑肌的收缩，但与此同时也会影响肠胃道平滑肌的蠕动，造成消化不良，出现反胃、吐酸水的现象。那么准妈妈该怎样度过这个"难关"呢？

★如果准妈妈对姜的味道不排斥，则可食用姜汤，以改善恶心、呕吐的情况。

★保持室内空气流通，新鲜的空气可减少恶心的感觉。

★睡觉时可将枕头垫高，减少发生食物逆流的情况。

一 准妈妈小常识 一

也许你还不知道，今天你怀孕了，你的宝宝将由百万亿个细胞组成，他身体里的细胞可分为两大类，一类称为"体细胞"，如肌肉细胞、骨骼细胞、神经细胞；另一类叫做"生殖细胞"，就是精子细胞或卵细胞。

怀孕健康 小贴士

几种治疗感冒的食疗小偏方：

萝卜白菜汤：白菜心250克，白萝卜60克，共加水煎好后，放红糖10～20克，吃菜饮汤。

菜根汤：白菜根3片，洗净、切片，加大葱根7个，煎汤后加白糖，趁热服。

萝卜汤：白萝卜150克，切片，加水900毫升，煎至600毫升，加白糖5克，趁热服1杯，半小时后再服1杯。

怀孕注意

怀孕早期，胚胎生长缓慢，准妈妈的营养需要量与孕前大致相同，应该少吃多餐，进食易消化、富有营养、合口味的食物。要注意水和无机盐的补充，多吃水果、蔬菜、汤、牛奶等。绝对不能随便服用减轻早孕反应的药品或营养滋补剂。

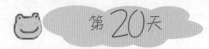

准妈妈早孕反应吃什么

- 醋蛋汤 -

原料：鸡蛋2个，白糖30克，米醋100克。

制法：将鸡蛋磕入碗内，用筷子搅匀，加入白糖、米醋调匀，待用。锅置火上，加清水适量，用旺火煮沸，淋入调匀的鸡蛋液，煮沸即可。此汤每日1次，连服3天。

功效：能有效缓解怀孕呕吐。

- 糖醋胡萝卜 -

原料：胡萝卜250克，白糖25克，米醋13克，食盐、香油各适量。

制法：将胡萝卜去根、叶，洗净，用刀刮去皮，切成6厘米长的细丝。将胡萝卜丝放小盆内，撒上食盐拌匀。把盐渍的胡萝卜丝用清水洗净，沥干水，放入碗内，加入白糖、醋、香油拌匀即可。

功效：增进食欲，缓解准妈妈怀孕呕吐，适合怀孕早期食用。

怀孕注意

体虚的准妈妈，夏季可以吃一些非凉性的蔬果，如榴梿、樱桃、莲雾等，但西瓜、哈密瓜等凉性食物，要视情况而定。如果准妈妈非常喜欢吃瓜类的食物，可在盛夏中午吃西瓜或其他瓜类，但是到了晚上就不适合吃这些属于凉性的瓜类，以免引起腹泻或痰多易咳。

- 准妈妈小常识 -

准妈妈一定知道，宝宝是在羊水中经由胎盘吸收母体的养分及排泄废物的，如此一来宝宝喝羊水似乎不太干净。其实在宝宝的小肠中，有个过滤器，能将尿液完全过滤为干净无害的液体。

怀孕健康 小贴士

准妈妈不要把自己限制在从办公室到家的两点一线中，更不要因为即将为人母而不知所措。有空学着给未来的宝贝做个布艺玩具，或去学学插花、织织毛衣，这些意外的成功会为你注入新的信心。

孕早期如何食用大蒜

大蒜中的植物杀菌素对多种病毒、细菌都有杀灭作用。在怀孕早期，准妈妈孕吐过后，口腔内会滞留一些细菌，这时可以把一瓣大蒜放在嘴里嚼3～5分钟，口腔中的细菌会全部被杀灭。此外，大蒜还有降血糖的作用，有糖尿病的准妈妈可以适量吃些大蒜，对身体十分有益。不过，大蒜不宜多食，以免刺激胃肠道引起不适。特别提醒，患十二指肠溃疡的准妈妈应少吃大蒜。

— 准妈妈小常识 —

黏附在电话机上的细菌和病毒有480种以上，尤其是使用率高的公用电话，所黏附的细菌和病毒更多。人们打电话时，随着喷到话筒上的唾液，将口腔中潜藏的病菌传送到话筒上，很多疾病都易通过电话机来传播。

怀孕健康小贴士

大多数准妈妈在怀孕期间都会便秘，要想更好地预防便秘，准妈妈要做到以下几点：

★多吃膳食纤维含量高的食物，如莴苣、芹菜。

★避免喝茶过量，少吃或不吃巧克力、土豆。

★每天做一些轻微的运动，如广播体操。

★养成规律的生活作息习惯。

怀孕注意

准妈妈在怀孕时期，可适时听一些优雅、动听、抒情的音乐，同时用心领略音乐的语言，并有意识地产生联想。联想大自然充满生机的美，联想美好的明天，联想一切美好的事物。如一曲优美的"摇篮曲"，仿佛摇篮轻摆，使你对宝宝的未来充满热诚、亲切的祝福！

孕期随笔

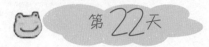

第22天

孕早期如何避免感染

　　孕早期，准妈妈要注意避免感染，特别是病毒感染。如果准妈妈患风疹，就可能导致宝宝先天性心脏病、小头畸形、神经性耳聋、智力障碍等。如果孕早期准妈妈感染风疹病毒，可能引起宝宝唇裂等，所以孕早期，准妈妈要注意卫生，避免接触有病的人群，防止感染各种传染性疾病。

— 准妈妈小常识 —

　　花草能给人美的享受，室内放上几盆花，如摆放一两盆吊兰等花草，可愉悦准妈妈的心情，有益身心健康。但在准妈妈房间，应避免摆放过多的花草，不要放松、柏之类的植物，以及杨绣球、五彩球、仙人掌、报春花等植物，因为前者散发的松香味会影响准妈妈的食欲，后者易导致过敏反应。

怀孕健康小贴士

　　准妈妈居住的房间室温宜控制在20℃～22℃。温度太高易使人头昏脑涨，全身不适；温度太低，会影响人的正常生活和工作。

孕4周

　　不吃生食，远离宠物，避免吃药。每天一个水果或者一杯鲜榨果汁。

怀孕注意

　　牛奶1次饮量不超过200毫升。过量的牛奶会造成胃肠蠕动紊乱，产生肠胀气和上腹部不适。

　　先热牛奶后加糖。有些人喜欢喝甜牛奶，习惯在纯鲜牛奶加糖后加热，此时牛奶中的赖氨酸与果糖在高温下会产生一种有毒物质——果糖基赖氨酸。所以，应该在牛奶煮热后，晾片刻，再加糖为好。

孕期随笔

准妈妈怎样做 "心理体操"

当证实怀孕以后，准妈妈一定会惊喜不已！度过了短暂的兴奋期后，各种压力也会从不同的方向朝你走来，那么，如何从压力的包围中突围呢？

要布置一个温馨的环境。在房间的布置上，有必要做一些小小的调整。可以在一些醒目的位置贴一些美丽动人的画片，如把喜欢的漂亮宝宝的照片贴在卧室里。

通过语言传递心声。每天要花几分钟的时间同宝宝说几句悄悄话，比如"宝贝，我爱你""你知道吗？我是你的妈妈"等。另外，别忘了动员准爸爸也一起来做"心理体操"。

记心情日记。在孕期，准妈妈将拥有很多的空闲时间。每天都写上一段日记，记录一下每天的心情，这些珍贵的细节，将使你获得更多的快乐。

怀孕后，一部分准妈妈由于内分泌的变化，会产生紧张心理，尤其是有早孕反应的准妈妈，由于恶心、呕吐、眩晕、食欲不振等因素而产生种种烦恼：担心怀孕失败，甚至厌恶怀孕，害怕宝宝畸形，担心流产及恐惧分娩的痛苦。这些紧张情绪都对胎宝宝不利。

怀孕健康 小贴士

如果自己心情不好，可以先客观地分析是什么事情影响了自己的情绪。比如，有可能是怀孕初期的恶心、没有食欲、睡眠不好等，这些都是怀孕初期最常见的自然生理反应，怀孕 3 个月之后就会自行消失。所以准妈妈如果学习一定的孕期知识，遇到这样的情况就能从容面对，而不会临阵惊慌。

— 准妈妈小常识 —

多喝些水，可以降低"外来毒素"的浓度，促使它们从尿液中排出，同时可以避免准妈妈因剧烈呕吐而导致身体脱水，而且水还可帮助代谢，会降低血液中激素的浓度，以降低身体的不适。所以，多喝水是缓解孕期呕吐的一项简便而有效的方法。

准妈妈为何不能吃桂圆

桂圆在常人看来是一种营养价值极高的食品，然而对于准妈妈来说，它却是一种禁果。中医学认为，准妈妈的主要生理变化呈"阳常有余，阴常不足"。准妈妈怀孕以后，阴血聚以养胎，大多导致阴血偏虚，滋生内热，故往往出现大便燥结、口苦口干、心悸燥热等胎热盛和肝火旺的症状。而桂圆极易助火，准妈妈吃后不但会增添胎热，而且易导致气机失调，引起胃气上逆、呕吐，时间长了还会引起腹痛、见红等先兆流产症状。所以，准妈妈在怀孕期间是不能吃桂圆的。

怀孕健康 小贴士

准妈妈应每天做脸部按摩，以加快血液流通，增进新陈代谢，保持皮肤细嫩。

按摩的要领：

用洗面奶把脸洗净、擦干，均匀地搽上按摩膏。

用双手的无名指分别沿脸颊四周做大圈按摩，共按摩8圈，然后至太阳穴处轻轻压一下。

用双手的无名指自下巴沿着嘴角，向上按摩至唇上，再从唇上按摩至下巴。

用双手的食指和中指放在颈部由上向外按摩，自颈部逐步按摩至耳后，一共按摩6圈。

然后用热毛巾敷一下。

— 准妈妈小常识 —

加酶的洗衣粉会分解皮肤表面的蛋白质，亦可透过皮肤被人体吸收，损害造血系统和肝脏功能。怀孕初期的准妈妈抵抗力比较弱，对酶的反应很敏感，所以最好不用加酶的洗衣粉。

孕期随笔

....
....
....
....
....
....
....

准妈妈为何会头昏眼花

在怀孕早期，准妈妈如发生头昏眼花，可能是由以下几种因素造成的。

准妈妈的自主神经系统失调，调节血管的运动神经不稳定，可在体位突然发生改变时，因一过性脑缺血而出现头晕。

怀孕后，为了适应宝宝的生长需要，准妈妈体内血容量增加，血循环量增加20%～30%，其中血浆增加40%、红细胞增加20%左右，血液相应地稀释，形成生理性贫血，使准妈妈感到头晕或站立时眼花。

由于孕吐的原因，准妈妈进食少，因此常伴有低血糖，容易引起头晕和眼花。特别是在突然站起、长时间站立、洗澡或在拥挤的人流中更易发生。

－ 准妈妈小常识 －

人体内微量元素可分为四类：

必需微量元素：铁、锌、铜、锰、铬、钴、硒、镍、钒、锡、氟、碘、锶等。

可能必需微量元素：砷、铷、硅、硼等。

无害微量元素：铝、钡、钛、铌、锆等。

有害微量元素：铋、锑、镉、汞、铅、铍等。

与宝宝生长发育关系密切的微量元素：铁、锌、铜、碘、氟、锰、钴。

其中钴参与酶的合成，碘是甲状腺素的重要成分。

怀孕健康 小贴士

中医学认为，准妈妈怀孕以后，全身处于阴血偏虚、阳气偏盛的状态，所以建议在怀孕初期的准妈妈服用一些红参，体质偏差一些的可服生晒参。

怀孕注意

牛磺酸对准妈妈的视力有着不可忽视的影响。大多数的动物食品中都含有一定量的牛磺酸，人体自身亦能合成少量牛磺酸，但是对于处在怀孕初期的准妈妈来讲，这一点点的牛磺酸是远远不够的，这就需要从食物中获取，而且是动物性的食物。

怀孕早期的宝宝是什么样的

宝宝在准妈妈身体内的生长速度非常快。怀孕后的前8周，宝宝就由一个单细胞发育成一个有2亿个细胞的成形人体，称为胚胎。8周后即称为宝宝。

怀孕6周以后，胚胎的脊柱和脑部开始形成，心脏开始跳动，用B超就能测出胚胎和心脏的活动，此时准妈妈可能有早孕反应。7周以后，四肢开始形成。8周后，胚胎有了眼睛，但没有脸和外耳道。同时，胚胎开始蠕动，但准妈妈还感觉不到。12周时，宝宝大约有7厘米长，20克重，可看出人形，头与身体其他部位相比显得较大。用多普勒听诊仪可听到胎心。经腹部在耻骨联合上方可摸到子宫底。

怀孕健康 小贴士

在怀孕最初的3个月，准妈妈的身体变化还不怎么明显，看上去与普通女性一样。对准妈妈来说，完全不必把自己当做一个特殊的人来看待，平时想吃什么就吃什么，做些开心的事情，忘掉不舒服；身体不适时，就躺下休息；尽量保持原来的生活节奏，让自己更从容、惬意。

— 准妈妈小常识 —

在早孕阶段，许多准妈妈会出现浑身乏力、疲倦，或没有兴趣做事情，整天昏昏欲睡，提不起精神等情形。这是孕早期的正常反应之一，怀孕3个月后会自然好转。值得提醒的是，怀孕最初的3个月是最容易失去宝宝的3个月，为了安全，准妈妈的一举一动都要格外当心。

怀孕注意

怀孕早期养胎法：怀孕第一个月，准妈妈应"寝必安静处，无令恐畏，饮食精熟"。意思是准妈妈从怀孕后第一个月起，就应注意睡眠的环境要安静，无噪声打扰，更不能受到惊吓；饮食上注意摄取富有营养的食物，并且要煮熟煮透。

准妈妈该怎样进补

为了宝宝营养充足，准妈妈进补并非"什么有营养就吃什么"。专家提醒，人参、蜂王浆、蜂王浆冻干粉等滋补品，准妈妈不宜服用，因为其中可能含有雌激素，会引起宝宝性早熟。

大部分女性在怀孕后阴血偏虚，内热较重，如过多食用性温、大热的食物，易"火上加火"，严重者可出现见红、腹痛等先兆流产和早产症状。

口鼻干燥、面色赤红、手足心热等阴虚体质者，可多食滋阴清热的食物，如海参、甲鱼、鸭肉、兔肉、银耳、黑木耳、豆腐、荸荠、百合、菠菜等；至于肢体畏寒、面色发白等阳虚寒性体质者，建议可适当补充牛肉、羊肉、鸡肉、黄鳝、带鱼、大枣、板栗等温性食物。

冬天的阳光是最廉价的"补品"。准妈妈经常晒太阳可降低患骨质疏松症的风险，减少宝宝佝偻病的发生率。在冬季，准妈妈要多晒太阳，可增强准妈妈的抵抗力，预防各种感染。此外，多晒太阳还能保证宝宝骨骼和牙齿的正常发育。另外，阳光中的紫外线有杀灭病原微生物的作用。常晒太阳还能防止准妈妈情绪波动，避免冬季抑郁症发生。

— 准妈妈小常识 —

怀孕后，准妈妈的口味和胃口多少会起一些变化。在孕初期，许多准妈妈变得"爱吃"起来，这并没多大关系，想吃就吃，在怀孕初期没必要压抑自己的食欲。当然，食物最好以清淡、易消化的为主。平时可随身携带一些食物，方便感觉饿的时候吃，切记要遵循少食多餐的原则。

怀孕健康 小·贴士

准妈妈不宜多吃黄油。黄油又名奶油，其实就是脂肪块，脂肪容易滞留在血管壁上，从而妨碍血液流动。大脑中有为数众多的毛细血管，通过这些毛细血管向脑细胞输送营养成分，如果脂肪使毛细血管不畅通，就会引起大脑缺乏营养物质，对身体健康不利。

要准备做孕检啦！

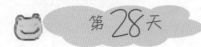

第28天

准妈妈如何消除紧张情绪

很多第一次怀孕的准妈妈在得知自己怀孕以后都会很紧张，再加上孕早期的身体很脆弱，稍不小心就会造成流产。其实，准妈妈没必要让自己的情绪这么紧张，虽说孕早期是一个"脆弱"时期，但如果过度给自己施加压力，造成精神紧张，就更容易引起流产。所以，准妈妈要把心放"宽"些，该工作的继续工作，别让自己的神经绷得太紧。

怀孕健康 小贴士

虽然怀孕早期用药不当容易引起胚胎组织畸形，但准妈妈一旦患了感冒还是要赶快去看医生，不要在家里硬挺着。"讳疾忌医"容易使病情加重，延误治疗时间，这样也会损害胚胎组织。

— 准妈妈小常识 —

准妈妈的皮肤在怀孕期间会发生很大变化。在怀孕初期，有的人由于激素的原因，皮肤色素沉着明显。有的人在孕初期会长出痤疮，而有的人以前有痤疮，现在反而没有了，脸变干净了。

怀孕注意

准妈妈要勤刷牙。孕吐后，口腔内会有很多残留物。另外，刚怀孕的准妈妈喜欢吃酸的食物，这些酸的食物最容易把牙齿弄坏。

孕 检

今天的检查是初步孕检，主要是确定怀孕，咨询附近适合分娩或者建档的医院。考虑到孕期如有不适去医院更方便，最好就近选择可以建档和检查的医院，等到分娩的时候再将档案转走。

孕早期能否吃甲鱼

甲鱼味道鲜美，营养价值高，人人想吃，但非人人皆宜，准妈妈也一样。中医学认为，甲鱼的主要功能是滋阴养血，还有软坚散结的作用，最适合阴虚内热的人食用。而久病体虚、阳虚怕冷、消化不良、食欲不振的人均应慎吃。此外，怀孕合并慢性肾炎、肝硬化、肝炎的准妈妈吃甲鱼有可能会诱发肝性脑病。由此种种，都说明准妈妈适量吃甲鱼是有益的，但不宜多吃，更不能在早孕反应时吃，以免影响消化功能。

— 准妈妈小常识 —

不少准妈妈不知道在怀孕时期是否可以去游泳。其实不论会不会游泳，准妈妈都可以利用下午阳光不强的时候，选择泳池中水只到腰部的区域做原地踏步或柔软操，让下肢伸展约30分钟。最近的研究发现，准妈妈游泳消肿的成效不错，如果不能去游泳池，也可以试着在自家的浴盆中，以温水浸泡下肢，由于水压的关系，对下肢消肿也有帮助。

怀孕健康小贴士

准妈妈不宜多吃精白糖和精绵白糖。因为精白糖可以直接进入血液中，使血流不能畅通。过多吃精白糖渍制的食物，也会产生这种不良后果。精白糖进入脑细胞，会带进水分，使脑细胞呈"泥泞"状态，这不仅有损大脑，还会导致脑出血、脑血栓的发生。

孕期随笔

....
....
....
....

孕5周

此时如果出现身体不适的症状，不要盲目服药，可能是宝宝降临了。可以测试怀孕，如果还没测到怀孕，可以等几天再测试。

准妈妈，你知道微笑的魅力吗

平时，宝宝在子宫内只能听到低沉而单调的心跳声和沙沙的血液流动声。准妈妈爽朗的笑声、愉快的谈话声或歌唱声，会引起宝宝的特别注意和精神兴奋。久而久之，宝宝不但记住了准妈妈的声音，而且对宝宝的智力发育与心理健康发展有良好的启迪作用。因此，一些不够快乐的准妈妈要加强心理调整，正确对待怀孕过程中出现的生理变化，经常听一些意境美妙的轻音乐，以愉悦身心。

怀孕健康 小·贴士

怀孕最初的 3 个月，由于胎盘还没有完全形成，所以准妈妈体内孕激素分泌量还不够多，最容易发生流产。如果性生活过频或动作不轻柔，容易刺激子宫收缩而引发流产。因此，要尽量减少性生活或停止性生活，尤其是以往发生过习惯性流产的准妈妈。

— 准妈妈小常识 —

怀孕最初的 3 个月，正是胚胎分化和形成各个组织器官的时期，而手机在工作状态中可能会产生一定的电磁辐射，容易使正在发育中的胚胎受到损害。特别是在汽车里接通手机时，电磁辐射强度会突然增大很多倍。因此，怀孕早期的准妈妈最好尽量少使用手机。

怀孕注意

在米和面精制过程中，损失了很多有益于大脑的成分，剩下的基本上就是糖类。糖类在体内只能起到"燃料"作用，而大脑需要的是多种营养素。因此久吃精白米和精白面不益于宝宝的大脑发育。

孕期随笔

....

....

....

....

孕早期的准妈妈应该怎么睡

准妈妈在怀孕早期（1～3个月），宝宝在子宫内的发育仍然以居住在母体盆腔内为主，外力对准妈妈身体直接压迫或自身压迫都不会很重，因此准妈妈的睡眠姿势可以随意些，主要是采取舒适的体位，如仰卧位、侧卧位等均可。但是，一些不良的睡眠习惯一定要改掉，如趴着睡觉，或搂着东西睡觉等。还要养成有规律的睡眠习惯，晚上按时睡眠，早晨按时起床。另外，除了睡觉和休闲看书躺在床上以外，其余时间尽量不要留恋床铺，尤其是早晨醒来以后不要赖床。

另外，怀孕早期的胚胎组织很脆弱，容易受到一些外来刺激的影响。如果准妈妈爱穿高跟鞋或穿得鞋子不合脚，一旦摔倒就很容易引发流产。

怀孕健康 小贴士

准妈妈不要在油烟较多的地方停留过久，厨房一定要通风或装抽油烟机；淘米、洗菜也要注意不用凉水。

孕期随笔

— 准妈妈小常识 —

生活中常用的电热毯虽然电流很小，但由于使用时紧贴着准妈妈的身体，对怀孕早期正处于发育阶段的胚胎组织可能存在潜在的危险。一些资料表明，准妈妈在怀孕最初的3个月使用电热毯，自然流产的发生率大为增高。

31

第32天

孕早期阴道出血怎么办

在怀孕初期，有些准妈妈常会有血状的阴道分泌物，或阴道出血，有的还伴有轻微的下腹疼痛，这样的情况称之为"先兆流产"。

临床上，怀孕早期约有1/4的准妈妈可能会出现阴道出血，其原因可能是生理性的着床出血或病理性的子宫颈病灶。特别是性行为后出血，更应确诊是否有子宫颈息肉或子宫颈出血。大部分的出血会维持数天甚至数星期，医生会嘱咐病人多卧床休息并停止性生活，必要时给予黄体酮或针对子宫颈病灶做处理。

怀孕健康 小贴士

怀孕早期由于内分泌发生改变，准妈妈的角膜组织轻度水肿，戴隐形眼镜容易加重角膜缺氧。加之孕期泪液分泌量减少，黏液成分增加，容易引发眼睛出现异物感、干涩等不适。所以准妈妈最好戴框架眼镜。

— 准妈妈小常识 —

60% 左右的胚胎萎缩是因为受精卵染色体异常，或受精卵本身有问题所致。在怀孕 6～7 周时进行超声检查仍不见胎心出现，就要考虑是否是"萎缩性胚囊"。

怀孕注意

准妈妈每天需要在室内度过很长时间，而资料显示，室内的冰箱所产生的噪声一旦超标，将会严重损害胚胎的生长发育，成为致畸的一个祸因。另外，电冰箱的制冷剂氟利昂也有致畸作用，可能会对稚嫩的宝宝造成严重伤害。

孕期随笔

....

....

....

....

孕早期外出应注意什么

怀孕早期很多准妈妈都还在坚持每天上班。但如果在颠簸不平的路上骑车、乘坐公交车或从事乘务员工作等，容易因剧烈震动或过于劳累而使盆腔充血，对胚胎组织造成刺激，引发自然流产或先兆流产等不良结果。因此，孕早期骑车或乘车时应尽量避开不平的道路，以免发生意外。

另外，上街购物是散步的一种方式，外出走走，可使准妈妈心情舒畅。但要注意：

★要选择不太拥挤的地方，不要在人流高峰时间出去，避免挤公共汽车。

★不宜行走过多，速度不宜太快，每次行走不应超过1千米。

★去大商场不要爬楼梯。

★1次购物不要太多，应不超过5千克。

★不要骑自行车出去，特别是在怀孕初期，因骑自行车腿部用力的动作太大，易引起流产。

怀孕健康 小贴士

准妈妈感冒要分两种情况来对待：感冒但不发热，或发热时体温不超过38℃。可以不用治疗，对宝宝也不会产生影响。如果准妈妈有咳嗽等症状，可在医生指导下服用一些不会对宝宝产生影响的药物。

高热达39℃以上，且持续3天以上。可分两种情况来处理。第一种情况，处在排卵以后两周内，用药对宝宝没有影响；第二种情况，在排卵期以后两周以上，用药会对宝宝造成影响，最好终止怀孕。

感冒中的准妈妈心情会特别低落，这时就需要准爸爸无微不至的关怀，比如，督促准妈妈按时吃药、做些营养餐、让她好好地睡一觉等，从而帮助准妈妈顺利度过感冒期，恢复健康。

— 准妈妈小常识 —

早孕阶段尤其是怀孕15～56天时，胚胎的器官正处于高度分化形成中。一旦接受X射线照射，特别是腹部，极易发生胚胎畸形，如发生小头、痴呆、脑水肿、小眼睛等发育上的缺陷。因此，在怀孕前2个月应绝对禁止X射线照射。

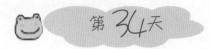
准妈妈服用芦荟是否越多越好

是药三分毒，芦荟是人们熟知的药食两用植物，可用于治疗热结便秘、小儿惊痫、疳热虫积、癣疮、痔瘘、萎缩性鼻炎等疾病。现代科学研究发现，芦荟中含有包括微量元素、氨基酸、有机酸、维生素、缓激肽、蒽醌类、酚类、苷类、糖类等在内的70余种成分，长期食用可提高人体免疫力，有抗癌的功效，外用还可起美容、治疗烫伤的作用。但是，由于芦荟在体内分解后产生的芦荟大黄素对肠黏膜有较强的刺激作用，所以如果1次服用芦荟过多，就有可能引起消化道不良反应，如恶心呕吐、腹痛腹泻，甚至出现便血，严重者还可能引起肾功能损伤。芦荟还能使女性骨盆内脏器充血，促进子宫的运动，极易引起准妈妈早期流产。

怀孕健康 小贴士

流产虽是"小月子"，也应按足月产"大月子"一样调养，应进食鸡蛋、牛奶、排骨、鸡、鱼等营养丰富、易消化的饮食。严禁用冷水洗头、擦澡、洗手、洗衣物及蔬菜等，否则受冷水刺激可诱发关节炎，遗留受冷部位关节、肌肉疼痛的疾病。

— 准妈妈小常识 —

猫狗身上潜藏的病毒、弓形虫、细菌等感染准妈妈后，可经血液循环到达胎盘，破坏胎盘的绒毛膜结构，造成母体与宝宝之间的物质交换障碍，使氧气及营养物质供应缺乏，宝宝的代谢产物不能及时经胎盘排泄，致胚胎死亡而发生流产。

怀孕注意

确诊怀孕后，准妈妈在怀孕12周时需到街道医院进行初次产前检查，并建立准妈妈联系保健手册。以后的产前检查，可以选择在二级医院或决定分娩所在的医院里进行。

1个月的宝宝是什么样呢

怀孕1个月以后，胚泡这时候称为胚芽，它在子宫中就像苹果的种子一样。胚胎细胞的发育非常快。这时，它们有3层，称三胚层。三胚层是胎体发育的始基，每一层都将形成身体的不同器官。

三胚层最里层形成一条原始管道，它以后发育成肺、肝脏、甲状腺、胰腺、泌尿系统。中层将发育成骨骼、肌肉、心脏、睾丸或卵巢、肾、脾、血管、血细胞和皮肤的真皮。最外层将形成皮肤、汗腺、乳头、乳房、毛发、指甲、牙釉质和眼的晶状体。这3个细胞层分化成一个完整的人体。

怀孕健康 小贴士

装修时一定要注意选择有环保标识的产品，并且装修好的房屋最好在有效通风换气5个月后再入住。另外，香味浓烈的香水中含有一些人工芳香剂，容易刺激准妈妈的呼吸道、皮肤神经系统，引起过敏反应，如皮肤瘙痒；还会引起头晕、咳嗽，甚至头痛等不适。另外，浓烈的香水还容易使宝宝出生后易患腹泻和耳部感染。因此，孕期最好避免使用这样的香水。

—准妈妈小常识—

高度近视是常染色体隐性遗传病，也就是有关近视的一对基因都是本病的致病基因才发病。如果只是其中一个基因是致病的，而另一个基因是正常的，则不发病，只是致病基因携带者。譬如，准爸爸和准妈妈都不是近视眼，而他们都携带着一个高度近视基因，他们本人不显示近视，但他俩各一个致病基因遗传给宝宝，使宝宝具备了两个近视基因，故而使宝宝成了近视眼。

孕期随笔

....

....

....

....

....

35

准妈妈习惯性流产怎么办

有习惯性流产史的准妈妈发生流产以后，不宜马上怀孕，最好间隔1年以上，让子宫获得较好的修整与休息。再次怀孕后，除按时应用保胎药物外，还要避免体力劳动，注意卧床休息，暂停性生活，这些措施对于防止再度流产非常必要。

中医学认为，习惯性流产是气虚肾亏所致，在治疗上常选用补气固肾的药物。中药保胎的方剂甚多，常常根据准妈妈的具体情况辨证施治，常用方剂主要由菟丝子15克、桑寄生30克、补骨脂9克组成。每日1剂水煎，分2次服用。

怀孕健康小·贴士

碘是甲状腺素的组成成分，是维持人体正常新陈代谢的重要物质。膳食中缺碘，可使甲状腺分泌的甲状腺素减少，降低机体能量代谢。怀孕期母体缺碘，可引起宝宝甲状腺发育不全、发育迟缓、智力低下或痴呆等。成人每日碘的供给量为100～140微克，准妈妈和乳母应适当提高。

— 准妈妈小常识 —

准妈妈多吃酸性食物有利于铁的吸收，促进血红蛋白的生成。不少准妈妈此时喜吃酸性食物，或是平时不喜欢吃的东西突然很想吃了，而平时喜欢吃的东西却不爱吃了，这种在食物嗜好上的转变，也是孕吐反应的表现。

怀孕注意

准妈妈不能滥用保胎药保胎，在怀孕时期常用保胎药的指征是"流产"。按临床经过将流产分为习惯性流产、先兆流产、难免流产、完全流产、不全流产、稽留流产、感染流产7种。其中，使用保胎药指征的有习惯性流产和先兆流产两种，因为其他流产吃了保胎药也不能继续保胎。

孕6周

估算预产期，开始储备怀孕知识，在医院或者小区可以积极地与准妈妈们交流。

要准备做孕检啦！

孕早期需要做哪些检查

妇科检查了解阴道、宫颈情况，排除准妈妈的生殖器官发育异常；观察阴道黏膜是否充血，阴道分泌物的颜色、量是否正常，是否有异味；看看宫颈是否糜烂，有没有宫颈息肉存在。

白带检查　了解阴道内是否有滴虫、真菌存在，必要时还要进行衣原体、支原体、淋球菌检查。若存在以上微生物，容易引起上行性感染，诱发流产。

宫颈刮片检查　了解宫颈表皮细胞的形态，排除宫颈肿瘤的发生。

妇科三合诊检查　了解子宫大小是否与停经月份相符合，胚胎是否正常发育。

怀孕注意

准爸爸对准妈妈的身体、饮食、衣履、出游等方面的照顾必须谨慎。生活要有规律，要时刻注意冷暖风寒，督促准妈妈随气候的寒热增减衣服。要注意营养的摄入，饭菜要多样化，并要摄取蛋白质量高、富含多种维生素及各种矿物质的饮食，以保证宝宝的正常发育。为了防止外伤，要尽量避免让准妈妈挤公共汽车。准妈妈怀孕晚期，最好接送她上下班。此外，不可在准妈妈面前抽烟，以免准妈妈和胎宝宝被动吸烟。

— 准妈妈小常识 —

避免宝宝低体重或长成巨大儿。准妈妈营养不足，会影响宝宝的生长，使低体重儿的发生率增加。反之，则会使巨大儿的发生率增加。

避免宝宝骨骼和牙齿发育不良。宝宝的骨骼和牙齿的钙化，是在胚胎2个月时开始进行的，8个月后增长迅速。决定人类牙齿整齐、坚固的关键时期是在胎宝宝期和婴儿期。

怀孕健康小贴士

产前检查应从月经停止及发生早孕反应时开始。在怀孕5个月左右，要做1次较全面的检查，并做详细记录。每次产前检查的记录都要妥善保存，作为分娩时医生诊断的依据。

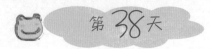

准妈妈要做口腔检查吗

准妈妈怀孕以后，体内的雌激素、黄体酮等激素水平显著增高，促使牙龈毛细血管扩张、淤血。如果牙齿或牙龈局部有刺激物，炎症细胞和液体渗出就会增多，容易诱发怀孕牙龈炎。如果准妈妈原本有牙龈炎，会使局部的炎症反应加重。在怀孕期间还容易发生龋齿，在怀孕后随着宝宝对钙的需求加大，会使准妈妈体内的钙逐渐减少，从而导致牙齿的龋蚀速度加快，以往看不见的小龋洞也有可能会很快发展成大龋洞。无论是牙龈炎还是龋齿，一旦发生在孕期都会造成治疗困难。新的研究还表明，孕期发生牙龈炎或龋齿，容易导致宝宝畸形、流产或早产。

怀孕健康 小贴士

孕前做1次口腔检查，并进行全口洗牙。拔除有炎症的牙齿或无法保留的残冠残根，以免孕期无法处理。

孕前口腔检查应包括的内容主要有：牙体牙髓（也就是常说的虫牙、牙痛等）检查，口腔外科及必要的放射科检查，黏膜科的检查和牙周的检查等。牙周情况的检查最好由牙周科医生完成，因为牙周病的很多症状如刷牙出血等很容易被忽略，而准妈妈的特殊生理改变可使原有的牙周疾病加重。

准妈妈小常识

虽然人体在接受X射线照射时，每次的照射量并不是很大。但X射线对人体的生殖细胞却有很大的杀伤力。即便是照射量很小，也足以导致卵子的染色体发生畸变，或基因发生突变。因此，凡是接受过腹部X射线照射的女性，不宜马上受孕。至少要过4～6周才较安全。

孕检

今天的孕检是超声波检查，目的是看胚胎情况。此时通过超声波检查，大致能看到胚囊在子宫内的位置，若仍未看到，则要怀疑是否有宫外孕的可能。准妈妈若无阴道出血的情况，仅需看看胚囊着床的位置。若有阴道出血时，通常是"先兆流产"。

爸爸妈妈谁的遗传大

相貌是准爸爸遗传的大。美国心理学家的解释是，可能由于准爸爸给予子女遗传上的特征，使宝宝的脸无论怎么看都更像爸爸。

身高是准妈妈的遗传大。在营养状况正常的前提下，父母的遗传是决定宝宝身高的主要因素，其中准妈妈的身高尤其关键。妈妈长得高，宝宝也大多长得比较高。

智力是准妈妈的遗传大。就遗传而言，妈妈聪明，生下的宝宝大多聪明，如果是个男宝宝，就会更聪明。这其中的原因在于，人类与智力有关的基因主要集中在 X 染色体上。女性有 2 个 X 染色体，男性只有 1 个，所以妈妈的智力在遗传中就占有了更重要的位置。

性格是准爸爸的遗传大。有专家提出，爸爸能传授给孩子许多生活上的重要的教训和经验，使孩子的性格更加丰富多彩。

— 准妈妈小常识 —

在准妈妈怀孕的前 3 个月内，准爸爸要做些什么呢？

首先，带准妈妈买一双舒适好穿且防滑的平底鞋。

其次，准妈妈怀孕到 3 个月时，陪她做产前检查，找好做产检及分娩的医院。

最后，调适好自己的情绪，让彼此都有愉快的心情。

怀孕健康 小贴士

准妈妈争取多吃一点儿，不要因呕吐而拒食。准妈妈为了自己也为了宝宝，想吃什么就吃什么，能吃多少尽量吃。自己可寻找规律，吃什么吐，吃什么不吐，什么时候吐，什么时候好些。抓住一切时机，争取多吃一点儿。

孕期随笔

....

....

....

....

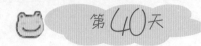

准妈妈该选择什么样的散步环境呢

散步是一项很适宜准妈妈的运动，然而散步需注意选择合适的场所。

很多准妈妈喜欢在马路上散步，但在机动车辆密集的地方，汽车尾气中含有大量的一氧化碳、铅、氮和硫的氧化物。尾气中的铅被吸收到准妈妈血液后，可以通过胎盘屏障进入宝宝体内，影响胎儿大脑的发育。另外，在距离地面3～5米的空气中，还有肉眼看不到的粉尘颗粒，里面含有有毒的元素及物质，会影响胎儿造血和泌尿功能的发展。

准妈妈应多在幽静的绿荫路上散步，有条件者最好经常置身于返璞归真的大森林中做"森林浴"，这样既可使准妈妈的精神得到放松，又可得到充足的"空气维生素"——空气负离子。

怀孕健康 小·贴士

准妈妈在怀孕期间，有时候会感觉胃中食物反流至食管，灼热难受，这时只要准妈妈注意以下几条，灼热症状就会减轻很多：

★饭后3小时内忌躺卧及弯腰。

★睡前3小时内忌食白开水以外的饮料、食物。

★少吃或不吃巧克力、油腻食物、胡椒等刺激性食物，不抽烟，不喝酒。

★睡觉时将床头垫高6～10厘米。

—准妈妈小常识—

经常半夜才睡觉的准妈妈，会打乱人体生物钟的节律，使只有在夜间才分泌生长激素的垂体前叶功能发生紊乱，从而影响宝宝的生长发育，严重时会导致生长发育停滞。同时，准妈妈也会因大脑休息不足而引起脑组织过劳，使脑血管长时间处于紧张状态，出现头痛、失眠、烦躁等不适症状，还有可能诱发妊娠高血压综合征。

孕期随笔

准妈妈提物的重量多少为宜

孕早期，许多准妈妈一味地拒绝干重活。其实这也不是绝对的。只要重量控制在5千克之内，就不会对身体有影响。若重量超过5千克，准妈妈就要注意了，因为承受太重的东西容易导致流产。

— 准妈妈小常识 —

在怀孕期间，准妈妈有时会感到鼻塞，这时该怎么办呢？不要着急，以下是一些有效防止鼻塞的小窍门：

避免接触污浊的空气，室内有人吸烟时要立即离开。

每天用淡盐水清洗鼻腔数次。

吸入温热的蒸气，可以用热毛巾敷鼻或吸入大量的浴室蒸气；还可以在脸盆中倒入开水，放入少许的迷迭香浴盐，将头、面靠近脸盆，用浴巾将头、盆蒙住，利用开水的蒸气熏一熏，效果也不错。

怀孕健康小贴士

在怀孕期间，准妈妈是宝宝的惟一供应站，宝宝需要的每一份热量、维生素、蛋白质，都来自妈妈摄取的食物。当然准妈妈也不要太担心自己，良好的饮食，意味着可获得充足的养分，以应对怀孕期间身体所承受的沉重负担，可以减少心情不安及疲劳。

怀孕注意

准妈妈的情绪会直接影响宝宝的发育和身心健康，因此，准爸爸要注意劝慰准妈妈切不可因怀孕反应、体形改变、面部出现色素沉着等而怨恨宝宝。要多让准妈妈看一些激发母子感情的书刊或电影电视，引导准妈妈爱护宝宝。准爸爸要同准妈妈一起想象宝宝的情况，描绘宝宝的活泼、自在、健康、漂亮，这些对增进母子感情是非常重要的。

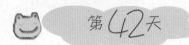

孕早期能不能吃涮羊肉

有些准妈妈在怀孕前爱吃涮羊肉，怀孕后还想吃。这时候该怎么办呢？医生在此提醒准妈妈，别让嘴馋影响了肚里的宝宝。因为据有关部门检查测定，羊群中弓形虫的感染率为67.4%，弓形虫的幼虫往往藏匿在受感染的羊肉细胞中。吃涮羊肉时，短时间加热并不能杀死寄生在肉片细胞内的弓形虫幼虫，进食后幼虫可在肠道中穿过肠壁随血液扩散至全身，并通过胎盘传染给胎宝宝，严重者可发生流产、死胎，或影响宝宝大脑的发育。所以，孕早期准妈妈严禁吃涮羊肉。

怀孕健康 小贴士

对于许多准妈妈来说，每天喝茶或咖啡已经成了习惯，要一下子戒掉并不容易，下面的办法可以帮助减少咖啡因的摄取。

★茶或咖啡不要泡得太浓太久，因为越浓的咖啡或茶，所含的咖啡因就越多。

★在购买饮料前注意看标示，若饮料含有咖啡因则不要购买。

★尝试喝不含咖啡因的花草茶，或用水煮低咖啡因的咖啡，以尽量降低咖啡因的摄取量。

孕7周

害喜的症状可能更加明显，大部分的准妈妈会出现嗜睡等早孕症状，这是宝宝向你发出的休息的信号。准备好抑制孕吐的食物，如哈密瓜、黑豆、蜂蜜等。

— 准妈妈小常识 —

我们都知道，孕吐会损害准妈妈的牙齿，但是有一点准妈妈要知道，那就是在吐完以后，准妈妈千万不要马上刷牙，应该先用温水、牛奶或是含有氟化物的漱口水漱口，然后再刷牙。

怀孕注意

准爸爸要注意准妈妈的性情和心理变化，不要与准妈妈斤斤计较，注意调节婆媳关系，尽量多花些时间陪准妈妈消遣、娱乐。

如何促进宝宝的大脑发育

怀孕早期，是宝宝大脑发育的关键时期。那么在这个重要时期，准妈妈如何做才能更好地促进宝宝大脑良好的发育呢？这就要求准妈妈适量的做一些轻度运动，千万不要陷入"孕早期一动就会流产"的误区里。专家指出，运动能使准妈妈充分地吸入氧气，充足的氧对宝宝的大脑发育有利。所以，准妈妈适量的活动可使宝宝的大脑发育更好。不过，需要注意的是剧烈的运动反而会抑制宝宝大脑的发育。准妈妈一定要量力而行。

— 准妈妈小常识 —

准妈妈应该记住的时间：

★最后 1 次月经的日期。

★早孕反应和初次胎动的时间。

★不规律宫缩、规律性宫缩和见红的时间。

★准确记住这些时间对于正确地推算预产期及掌握产程进度有着重要的意义。

怀孕健康 小贴士

平时，准妈妈可以每天帮自己准备一盒水果点心。如果是上班族，可将水果、点心带到公司放在冰箱里，觉得饿了就可以随时拿出来待退冰后食用，让自己及宝宝每天都能摄取足够的营养。

怀孕注意

准妈妈不可以喝绿茶。虽然说绿茶含有天然的抗氧化成分，可以防癌、美白、预防感冒，在日常生活中是一种有益于身体健康的饮料。但对准妈妈而言，却是碰不得的！因为，孕早期正是准妈妈身体进行新血管增生来孕育小宝宝的时候，如果在这时喝绿茶，就会对宝宝的生长发育产生不良影响。

孕早期如何预防先天性畸形

据统计，25%的宝宝先天性畸形是由遗传因素引起的，如近亲结婚、家族中遗传病等；2%～3%是由孕期服药引起的；6%由环境因素引起，如病毒感染（如风疹病毒、流感病毒），酗酒，X射线照射，工业废气和废渣及农作物中的农药等；65%～70%原因不明。对于生过先天性畸形儿、家庭有遗传性疾病史、35岁以上的初产妇、有过死胎和多次流产等的准妈妈要到医院做详细的检查；对于一般的孕早期准妈妈，在怀孕的前3个月内要到产科做血压、尿蛋白及血红蛋白、体重、身高、骨盆等全身检查，以及妇科检查，为的是及早发现疾病，及早进行防治，并决定怀孕是否可以继续。

怀孕健康 小贴士

怀孕以后，准妈妈应避免有毒害作业环境。特别在怀孕早期，是宝宝致畸敏感期，更应加倍注意。同时也不要从事长时间站立、连续巡回、弯腰、负重攀高等作业。准妈妈也不宜在阴冷潮湿、高温暑热等环境中工作。同时，应禁止准妈妈加班加点及加夜班。对怀孕反应较重的准妈妈，应尽量减少工作时间，给予工间休息。

孕期随笔

....
....
....
....

— 准妈妈小常识 —

有流产征兆就应保胎，这似乎是理所当然的，但是原因不明就保胎常常会徒劳无益。流产中有一半以上存在胚胎发育不良的问题，发育好的胚胎是不容易流产的，由于偶然意外如跌撞、挤压等导致流产的只是极少数。有些流产是由于准妈妈患有全身性疾病，如细菌、病毒感染所致的急性传染病、肾病、糖尿病等。在不明原因的情况下，盲目地注射黄体酮不仅效果不佳，还会引起宝宝性器官的畸形发育。

准妈妈食欲不振怎么办

当准妈妈怀孕以后，最让人感到不适的莫过于食欲不振。那么该怎样引起食欲，让母体与宝宝都能得到均衡的营养，相信是准妈妈最为关心的事情了。现在，就让产科医生和美食家告诉你吃点什么，让自己食欲大增。

产科医生说：放松心情，喝点果汁快速补充水分与糖分；少量多餐，避免脱水。

美食家说：水果是开胃必备武器，多备点水果是最好的提高食欲的武器！

— 准妈妈小常识 —

在整个怀孕期间，从最后1次月经的第一天算起，到分娩一共280天，共40周，28天算1个怀孕月，也就是孕月；每个月4周，医生习惯用孕周做计算，也用孕月（这个月不是日历的"月"）。根据怀孕期各阶段的不同特点，一般将怀孕分为3个阶段：怀孕前期3个月，即1～12周，称为怀孕早期；怀孕中期4个月，即13～27周，称为怀孕中期；怀孕晚期3个月，即28～40周，称为怀孕晚期。

怀孕健康小贴士

平时吃得偏咸的准妈妈，在孕期应注意饮食不宜过咸，特别是汤里不要放太多的盐。每天盐的摄入量在2～5克为宜。如果平时口淡，则按平时习惯即可。如果出现下肢水肿，甚至出现妊娠高血压综合征，则必须按医嘱少吃盐。

怀孕注意

宝宝被孕育后，最期待的就是被接纳，并在爱的环境中长大，所以进行胎教的首要关键就是"爱"。爱是天然而来的，所以不管父母的学历背景如何，对宝宝都要有一份爱。同时，建议准父母对宝宝的性别不要过于期待，以平常心接纳。

45

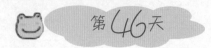

孕早期怎样做爽口小凉菜

- 小黄瓜拌粉皮 -

常见的凉拌菜，但是酱料最好自己调，用香油、陈醋、食盐来调配味道，这样可以增加食欲，抑制孕吐的感觉。

- 凉拌苦瓜 -

挑白一点儿的苦瓜，烫过后，先过冷水再冰镇，然后切成薄片。可搭配的酱料有色拉酱、西红柿酱。

- 凉拌洋葱 -

洋葱切丝，泡在冰水（含冰块）中，再与生菜、荷兰甜椒（黄、橙、红色，可单用，可混用，更添五彩颜色）拌为生菜总汇。至于酱料可以自调，如用酸奶，撒上一些红葡萄干、松子仁、核桃仁（最好用小火先烤一下或以无油的方式炒一炒），清甜香味的口感，极具开胃效果。

- 小西红柿色拉 -

红色小西红柿不酸，也具有膳食纤维。可用红、黄小西红柿，配上生菜、苜蓿芽，蘸上喜欢的色拉酱。

怀孕健康 小·贴士

少吃不健康食物。高热量、高油脂、盐分太高的食物，往往不只造成准妈妈发胖，对于宝宝的营养吸收也没有好处，所以最好少吃有害健康的食物。此外，尽量避免太刺激、太辛辣的食物，生海鲜食物及烟酒等。

- 准妈妈小常识 -

在清洗猪的肾脏时，可以看到白色纤维膜内有一个浅褐色腺体，那就是肾上腺。它富含皮质激素和髓质激素。如果准妈妈误食了肾上腺，其中的皮质激素可使准妈妈体内血钠增高，排尿减少而诱发怀孕水肿。髓质激素可促进糖原分解，使心跳加快，诱发妊娠高血压或高血糖等疾病。同时可以出现恶心、呕吐、手足麻木、肌肉无力等中毒症状。因此，吃腰花时，一定要将肾上腺割除干净。

吃核桃是否多多益善

孕早期，一些老人讲准妈妈要多吃核桃，这样生出来的宝宝才聪明。其实，这样说是没有科学依据的。核桃无疑是补脑的首选食品，它所含的磷脂也具有增加细胞活力、促进毛发生长、提高脑神经的功能，这些都对孕早期宝宝的生长发育有着不可替代的作用。但是，医生在这里提醒准妈妈，核桃并不是多多益善，因为它的脂肪含量很高，不易消化，尤其是肠胃功能不好的准妈妈更不宜多吃。

怀孕健康 小贴士

准妈妈知道怎样吃金橘吗？以下是几种又健康又爽口的吃法。

- 直接吃金橘 -

既开胃，又润喉爽声。

- 金橘柠檬茶 -

准妈妈不适合冰饮，泡一壶温的金橘柠檬茶喝，能大大提高食欲。但是，切记不要空腹喝。

- 以金橘蜜饯制作食品 -

闲时买本烘焙书来看，用金橘和蜜饯来自制烘焙蛋糕、小西点，为孕期增添乐趣。

- 金橘果冻 -

盛夏时，可在菊花茶中加入金橘，做成果冻，不仅消暑，也有开胃之用。

孕期随笔

准妈妈小常识

金橘含丰富维生素C，还含有挥发油等活性物质，可防风寒、润喉，并降低感冒的发生率。金橘蜜饯可以开胃，饮金橘汁能生津止渴，对保护呼吸道也有帮助。

怀孕注意

"孕吐"，是指怀孕初期准妈妈所出现的恶心、呕吐等现象，通常在清晨起床时症状最为严重。孕吐现象通常持续3～4周，过了第6周之后，恶心、呕吐等症状就会慢慢缓解，甚至消失。准爸爸也应该给予妻子更多的关爱，一方面给妻子做些她喜欢吃，或者感兴趣的饭菜，照顾好她的饮食生活；另一方面还要耐心地与她交流，帮助她缓解紧张情绪、忧虑心态，帮助她度过"孕吐"关。

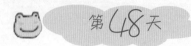

第48天

准妈妈不要忽视早期胎教哦

古人说，妊娠三月，"当此之时，未有定仪，见物而化""欲子美好，数视璧玉；欲子贤良，端坐清虚。是谓外象而内感者也""无悲哀，无思虑，无惊动"。这时准妈妈仍要注意休息，使身体和情绪适应妊娠的变化。在休息时可听听音乐，读读散文。虽然不一定要像古人说的那样多看一些璧玉使宝宝漂亮，端坐清静，使宝宝品性贤良，但是可以通过母亲对美的追求，使心情愉悦恬静，对宝宝的形神完美发育起到积极的作用。

怀孕健康 小·贴士

每天2杯牛奶。早晚各喝1杯牛奶，以补充准妈妈及宝宝所需的钙质。牛奶购买很方便，找一家便利商店或在家中冲泡准妈妈奶粉都可以。

在怀孕早期，最好是准爸爸下厨做饭，要选择清淡爽口、营养丰富、易于消化的食品，并注意少食多餐。要尽可能多准备几种小吃、小菜，供准妈妈任意选择。

— 准妈妈小常识 —

准妈妈不可忽视查风疹病毒（RV）、弓形虫（TOX）、巨细胞病毒（CMV）、单纯疱疹病毒（HSV）。准妈妈在妊娠4个月以前如果感染了以上病毒，都可能使胎儿发生严重的先天性畸形，甚至流产。最好是在怀孕前进行此项检查，如果检查呈阳性，经治疗后再怀孕。

怀孕注意

孕期内，准妈妈生病，可能需要穴位按摩，或者有的准爸爸因为妻子心情不好，防止妻子患产前抑郁症，也会给妻子做按摩。其实，这样做是不对的，因为这种做法会刺激准妈妈的穴位，使其子宫收缩，所以像乳头、腹部、臀部、足底这些敏感部位，都尽量不要按压。

孕期随笔

....

....

....

....

....

准妈妈怎样吃鱼

研究表明，准妈妈多吃鱼有利于宝宝发育，特别有利于脑部神经系统的发育，生出来的宝宝会更聪明。但环境污染问题日趋严重，准妈妈们都担心鱼类的污染会不会给宝宝发育造成一些负面影响。有关研究人员特别针对在怀孕期间，吃过含汞鱼的准妈妈及宝宝进行调查。研究数据显示，被调查者体内的汞含量比平均值高出 10 ~ 20 倍。但是，就儿童的认知、语言、阅读、数学、视觉、社交适应能力来看，却无显著的负面影响。因此只要注意鱼体卫生和标准重金属含量就可以了。

— 准妈妈小常识 —

陈皮就是所谓的"风干橘子皮"，取自一种特殊品种的橘子，奇酸无比，但是去肉取皮，放在夏日阳光下暴晒，年复一年，竟也能治各种疑难杂症。特别是晒过几十年以上的老陈皮，效果更是不凡。提醒准妈妈，如果去中药店购买，必须指明"广皮"。

怀孕健康 小贴士

现代准妈妈多是职业女性，很多时候三餐饮食都需要依赖外食，建议在外食的选择上，要考虑所吃的食物是否卫生清洁。此外，可以选择自助餐，尽量挑选多样化的食物，特别是较少油的蔬菜类，留意一下自己每天的饮食是否达到均衡的标准。

怀孕注意

在准妈妈怀孕之后，性生活常常陷入困顿与不和谐的境地。准妈妈性欲下降，对性生活不感兴趣，或害怕性生活损害宝宝，而时常拒绝准爸爸的性要求。准爸爸会感到性压抑、困顿、烦躁，甚至夫妻之间经常发生摩擦、口角。其实，只要充分了解女性在怀孕阶段的生理特点，夫妻间加强相互理解、相互爱护，就能正确处理好这一矛盾。

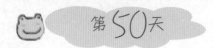

第50天

防辐射服真的管用吗

辐射分为电离辐射和非电离辐射，电离辐射最常见的就是医院里照片子用的X射线，所以医院都会在放射科的墙上贴上防辐射材料。非电离辐射比起电离辐射对人体的危害要小，家用电器、手机这些物件都是辐射源。

由此，防辐射服便应运而生，实验表明，防辐射服对超高电磁波有一定的阻碍作用。不过我们还是会多多少少受到一些辐射的伤害，比如手机。实际上，我们生活中发光发热的东西都会产生不同程度的辐射，这些辐射也是不可避免的。个人体质不同，辐射对其伤害程度也不同。准妈妈防辐射服的功效到底有多大，目前还有很大争议。

怀孕健康 小贴士

- 白粥 -

煮粥时，加上数片陈皮，让白粥平添一份淡淡的清香。

- 煮麦片粥 -

麦片粥是一道健康食物，若煮粥时再加上新疆葡萄干，口感甜而不腻。

- 陈皮红豆紫米粥 -

先将陈皮和红豆一起煮到沸，再加入1/3的紫米，继续熬煮到沸。紫米味香微甜，黏而不腻，补血益气，暖脾胃，不会令人产生胀气。

- 萝卜牛腩宝 -

如果想多补充一点儿铁质，陈皮还可与牛腩、萝卜、八角一起煮，营养丰富，口感独特。

准妈妈小常识

据观察，进入怀孕期7周后，用多种维生素就没有什么益处了，但可以肯定的是，多种维生素中的叶酸是有一定作用的。莴苣中有丰富的叶酸，在怀孕期多吃莴苣，无疑有助于宝宝脊髓的正常形成。

孕8周

做好孕期笔记，记录自己的孕期问题到医院时问医生。

另外，准妈妈还要注意控制洗浴时间在20分钟内，水温不要过高。

孕期随笔

患有心脏病的准妈妈怎样度过孕期

如果准妈妈患有心脏病，那么也不必烦恼和担心。医生会告诉你只要在怀孕期间，积极配合他们了解自身的疾病现状就可以了。例如，目前属于哪种心脏病，其疾病程度如何，目前治疗情形与自身状况如何，是否存在恶化的危险因素等。在了解了这些情况以后，医生还会根据相应的病情做出一些观察治疗方案，你就可以做一个无忧无虑的准妈妈了。

— 准妈妈小常识 —

不要小看橙皮，酸酸甜甜的味道对食欲不振的人来说，宛如人间美味。只要在剥柳橙皮时，将那层白色薄膜撕去，就可避免苦涩味道，然后将皮切丝撒在起司蛋糕上，直接让酸甜滋味在口中发酵。或是用开水冲泡代茶饮，其味清香宜人，能开胃、通气、提神（柠檬皮的处理也是一样）。

另外，橘子酒不仅可去油腻，独有的宜人香气，对振奋食欲也颇有帮助。

怀孕健康 小贴士

医生建议准妈妈在孕期最好多休息，每晚至少睡10个小时，每餐饭后躺下休息半小时。平时可以做轻松家事和散步，不可做粗重工作或剧烈运动。避免高热量食物，并且必须控制体重增长（最好控制在11千克左右）。避免高盐饮食，减少体内水分积存过多。注意铁和钙的吸收，避免贫血，因为贫血会增加心脏负荷，从而造成心力衰竭。

怀孕注意

专家认为，新生儿爱哭爱闹，与准妈妈孕期中有过长时间焦虑有关；幼儿神经质与暴躁，可追溯到准妈妈怀孕时经常发怒或感到恐惧。因此，准妈妈除应注意营养和休息外，还应控制过激情绪，制怒节哀，无忧少虑，应有选择地参加文娱活动，丰富生活。另外，还要使自己的生活，自己的情绪更"外向"一些，要脱离过去的生活环境，使生活更积极，更充满乐趣。

遇到尴尬尿失禁怎么办

在怀孕的喜悦中也会有不和谐的插曲。准妈妈可能会忽然发现自己竟像刚出生的宝宝，连最基本的小便控制能力都没有了，不禁感到尴尬、无措，难道是身体出了什么问题？其实不是，这是由于准妈妈刚刚受孕，尽管子宫大小未有改变，但孕激素绒毛膜促性腺激素会引起盆腔充血，在盆腔中占据了大部分的空间，并压迫了紧靠在前面的膀胱而引起尿频。怀孕12周以后，子宫体进入腹腔，对膀胱的压迫有所缓解，一部分准妈妈会感到尿频症状减轻，但还有一部分准妈妈并未有改善。这时可使用卫生巾或卫生护垫，并做骨盆放松练习，有助于预防压力性尿失禁。

— 准妈妈小常识 —

怀孕早期是宝宝在准妈妈子宫内发育的关键时期，尤其是在受孕后3～8周这段时间，胚胎细胞快速分裂，宝宝的各个器官逐步形成。因此，胚胎期又称为致畸敏感期。神经系统最敏感期是在受孕后15～25天；心脏为20～40天；眼睛为24～39天；四肢为24～46天；外生殖器官是36～55天。到怀孕8周后，宝宝各个脏器萌芽已分化完成。

怀孕注意

应保持准妈妈的房间整洁、安静、幽雅、舒适。可在房间挂几张活泼可爱的娃娃画像，对优化准妈妈的心境有积极作用。还可以选择美术及书法作品，使整个居室充满美的享受。也可以养几条金鱼，种几盆花或者在卧室和餐桌上的花瓶里插一两束鲜花。

怀孕健康小贴士

准妈妈在日常生活中要注意尽量使腹部放松，避免增加腹压的动作，因为腹部紧张，增加腹压和振动身体均易发生流产。上下楼梯，提携重物，往高处伸手取物，或者长久站立、穿高跟鞋或步行3千米以上路途等，都可能导致可怕的后果。

孕期随笔

准妈妈眼睛肿了怎么办

不少准妈妈在怀孕以后，总是眼睛肿肿的，一脸倦容，怎样才可以恢复神采呢？医生告诉我们，怀孕的确是件辛苦的事，由于循环负荷加重，容易引起水肿现象，这时可以将两块湿海绵冷冻 20 分钟，轻轻搭在眼睛上，可以迅速消除肿眼泡。此外，具有润滑作用的滴眼液对疲惫的眼睛是一种良好的活力剂。同时宜补充大量的水分，在脱水状态下，滴眼液没什么作用。

怀孕健康小贴士

丰富饮食知识的最大好处就是，当准妈妈特别想吃某种高糖、高脂肪的食物时，可以轻而易举地找到令你满意的、合适的替代品。例如，当你想吃蛋糕时，就可以选择用全麦饼干和 1 杯脱脂奶来代替；如果你想喝可乐时，那就饮 1 杯新鲜的果汁尝尝吧！

孕期随笔

怀孕注意

在平日里，准妈妈可以化点淡妆，但绝不能浓妆艳抹，因为化妆品中含有对人体不利的成分。所以在选择化妆品的时候，应选择透气性好、油性少的产品，否则天气热时不利于排汗，会影响准妈妈的代谢功能。

— 准妈妈小常识 —

黄瓜富含糖类、膳食纤维、镁、钾、维生素 C、叶酸、钙、维生素 A 等营养素。刚怀孕的准妈妈吃生黄瓜容易反胃，所以可以通过一些简单的制作，使黄瓜的味道更美，而又不失营养。

- 自制酸黄瓜 -

黄瓜洗净后，切成细条，用食盐腌 15 分钟，渍水，加入少许食醋、糖搅拌。用保鲜膜封住碗口放入冰箱内，30 分钟后即可。

准妈妈是在吃两个人的饭吗

当准妈妈身体内孕育着一个小生命时，常常会误以为宝宝也会分享自己进餐中的一部分，也就是我们常说的"一个人要吃两个人的饭"，真的是这样吗？其实不然，吃好一个人的饭才是最重要的。下面提供一些加餐的小建议，可以让准妈妈每天轻松地增加300卡的热量，又不会发胖。

1片涂有1勺花生酱的全麦面包，1杯脱脂牛奶。

半个甜瓜（100克），半个香蕉，半杯葡萄汁（100毫升）。

玉米饼加1/2碗的蔬菜沙拉。

另外，午餐时喝上1碗汤或晚餐时吃1大块鸡肉，也是个不错的选择。

— 准妈妈小常识 —

TORCH代表五类病原体的感染性疾病。这5种疾病的特点是准妈妈感染后自身症状很轻，但可引起宝宝感染。这五类疾病是：T，弓形虫感染；O，梅毒螺旋体、单核细胞增多性李斯特菌感染等；R，风疹病毒感染；C，巨细胞病毒感染；H，单纯疱疹病毒感染。

怀孕注意

年轻人体力、精力都非常旺盛，因而对性的要求也非常强烈，但当准妈妈怀孕时，就要尽量克制自己。特别是在怀孕早期及晚期不要过性生活。这时，做准爸爸的不妨陪准妈妈经常出去散散步、聊聊天，说一些能让准妈妈感觉心里温暖的话。

怀孕健康 小贴士

在怀孕期间，准妈妈脸上会出现色斑加深的现象，这是内分泌变化的结果，也是正常的生理现象，而非病理现象，没有必要在脸上抹祛斑霜，等到分娩后色斑一般都会慢慢自然淡化。

孕期随笔

....

....

....

孕早期注意补充维生素D

准妈妈肚子里的小生命也有可能背上一个小小的"罗锅"哦！具体背罗锅的原因很多：

一是准妈妈患有某些慢性疾病，这些疾病影响维生素D的吸收；二是不注意营养平衡，维生素D摄入不足；三是孕期晒太阳过少。

准妈妈体内维生素D缺乏，影响钙的代谢，使母体钙平衡失调。从而影响宝宝的正常发育，就有可能发生先天性佝偻病，即"罗锅"。

怀孕健康小贴士

准妈妈看电视要注意以下问题：

★每次看电视不超过2小时。

★人与电视的距离要超过2米。

★不要看影响情绪的节目。看电视是为了休闲，如果看电视造成紧张、恐惧、烦闷则不利于自身和宝宝的情绪。

★看电视时坐姿要端正。

★看电视时要少吃零食。

★看电视时室内要通风。

★电视音量不要放得太大。

怀孕注意

一般而言，女性容易缺乏逻辑性的感知，容易表现出情绪上的纷乱和困惑。她们在情绪不佳时，经常过多地表现为躯体性不适。怀孕以后的准妈妈，由于神经内分泌的改变及躯体变化，使女性的特征性心理表现得更为明显。准爸爸应能理解准妈妈生理、心理上的改变，帮助她调整心态。

— 准妈妈小常识 —

准妈妈应多接触琴棋书画；多看画展、花展、科技展；阅读一些轻松乐观、文字优美的文学作品；学习插花、摄影和刺绣等知识和操作，陶冶自己的情操，与宝宝进行心灵和情感的交流。

孕期随笔

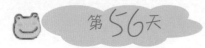

孕早期如何选内衣

内衣是紧贴皮肤的衣服，所以选择的时候一定要谨慎。

要选择吸湿性、通气性、保温性和伸缩性良好的内衣，最好使用纯棉织品，尽量不用化纤制品。

因为内衣要勤换勤洗，所以应选购易洗及柔软的衣料。

应选择容易脱穿的内衣。

内衣内裤应宽松，避免束身太紧，否则不但会影响血液循环，还可能引起水肿。

刚买回来的内衣，应先水洗1次再用，以洗去在其加工处理时所沾染的各种化学物品，防止引起皮肤炎症。

怀孕健康 小·贴士

在炎热的环境下，充足的水分非常重要。准妈妈需要补充比平时更多的水分以免脱水。体内缺少水分的初期症状是感到口干，小便的次数减少，尿液赤黄；而当准妈妈感到极度口渴时，就已经处于脱水状态，皮肤会失去弹性，按压并迅速放开时，皮肤不能马上恢复原状。严重者还有可能感到眩晕或者头痛。另外，想要补充水分，一定不要选择茶和咖啡。

— 准妈妈小常识 —

一般来说，有以下情况的准妈妈要做绒毛膜细胞检查：

★ 35岁以上的高龄准妈妈。

★ 以前生过一个染色体异常儿的准妈妈。

★ 有某些遗传病家族史的准妈妈。

★ 夫妻双方有一方有染色体平衡易位者。

★ 有多次流产、死产史的准妈妈。

孕期随笔

....

....

....

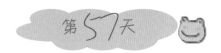

孕早期度夏有哪些小窍门

★如果无法一个人冲凉或者泡个澡，那么可以尝试用凉水冲刷手腕，保持几分钟，直到感觉凉爽为止。

★可以使用矿泉水喷雾剂，它可以保持面部的湿润和凉爽。无论何时，都应该在手袋里放上一小罐。

★选择较薄的被褥。夏天，使用较薄的棉织被子要比夏季用的薄羽绒被好得多。

★选一双透气性好的舒适休闲鞋，再配上一罐足底降温喷雾剂，防止双脚又热又湿。

★离空调远一些，但可以在身边放一部小电扇来降温。

★用海绵吸收适当的凉水，轻轻放在脖子后面，可以有效降温。

★活动时适当增加休息时间，心静自然凉，在平静的时候，人的身体能更好地控制体温。

★制作1个简单的冰水罐。灌一小瓶水，注意水不要太满，放在冰箱里冻上一晚。再灌上一瓶普通的水，与先前准备好的冰水一道放在随身包中，这样就可以有冰水喝了。注意，不要忘记用普通水罐随时补充冰水罐中的水。

怀孕健康 小贴士

- 养血安胎汤 -

原料：鸡1只，姜2片，石莲子、川续断各12克，菟丝子、阿胶各18克，食盐适量。

制作：鸡洗净，放入沸水中煮3分钟，取出放入炖盅内待用。石莲子、川续断、菟丝子放入煲汤袋中，同放入瓦煲内，注入清水，煎30分钟。将煎汁加入炖盅内，再放入姜片及阿胶，加盅盖隔水炖3小时，下食盐调味，即可趁热食用。

准妈妈若有习惯性流产、怀孕后食欲不振、腰痛或下腹坠胀等现象，可吃此汤养血安胎。

孕9周

胸部变得明显比以前大了，可以开始穿准妈妈内衣了，保证充足的睡眠，不要睡太软的床。

孕期随笔

....

....

....

....

孕早期可以大笑吗

俗话说："笑一笑，十年少。"笑声传递给人们的是好心情。但是医生在此提醒怀孕初期的准妈妈，切记不可大笑。因为大笑时，准妈妈腹腔的内压会增大，很容易导致宝宝流产。尤其是在怀孕的前3个月内，准妈妈一定要注意控制自己的情绪，不要大笑，以免造成不可挽回的后果。

一 准妈妈小常识 一

从孕早期开始，乳腺即开始增大，准妈妈常感觉乳房发胀。同时乳头也逐渐增大，并有勃起性。因为乳腺腺体及组织增大，可摸到乳房中有一些硬结。在孕期，准妈妈要注意保护好乳房，科学地选用合适的乳罩。

怀孕健康小贴士

随着肚子的一天天变大，准妈妈会发现自己的皮肤又干又痒，勤洗澡也不能解决这个问题。实际上不用担心，在洗澡的时候，滴几滴杏仁油，效果就会立竿见影。

孕期随笔

怀孕注意

在孕期，准爸爸应尽可能地多做家务，尤其是当准妈妈有孕吐反应、感觉不适时，更要多干些家务活。在准妈妈去医院做检查时，准爸爸最好陪着去，在医院里帮着挂号、拿化验单，在路上注意安全等。

当准妈妈知道自己怀孕的时候，大多已是怀孕的第二个月了，在这1个多月的时间里，腹中的小生命已经快速地发育。所以，从计划怀孕开始，准妈妈就要保持良好的心态，这一点十分重要。

辣椒会造成流产吗

有人以为，辣椒会刺激子宫和胎盘，造成流产。其实，这是缺乏科学道理的。一般来说，身体健康的准妈妈，为增进食欲，帮助消化，缓解早孕反应，根据自己的喜好适当吃一些辣椒是没有什么害处的，有些辣椒含辣椒素较少，如柿子椒，青嫩鲜美，味淡而微甜，且营养丰富，可适当多吃一点儿。不过，有痔疮、溃疡病、急性或慢性咽炎的准妈妈，最好不吃或少吃，因为辣椒有刺激血管扩张的作用，对健康不利。

— 准妈妈小常识 —

实验证明，在怀孕的最初 3 个月，准妈妈操作电脑，宝宝平均所受到的照射剂量是 0.006 拉德，这与孕期允许的最大照射量 0.5 拉德相差甚远。所以说，电脑显示屏所发出的 X 射线不会对宝宝造成不良影响。但是人们发现，除了 X 射线外，电脑显示屏周围还会产生超低磁场。在体外实验中，这种磁场可以在细胞膜水平上干扰细胞的代谢和增殖，从而影响胚胎的正常发育。

怀孕健康 小贴士

有些准妈妈会把不注意引起的晒斑当做妊娠斑看待，结果产后却怎么也消不掉了。准妈妈防晒时，应尽量选择纯植物的防晒产品，这样才不会伤及皮肤。

怀孕注意

准妈妈在怀孕早期感染弓形虫可造成流产或死胎，怀孕晚期感染可引起宝宝先天性疾病。因此，准妈妈不要吃生的或未煮熟的肉类；切生肉时不要用手接触口和眼，切完后要彻底洗手；不要玩猫及接触小动物。

孕期随笔

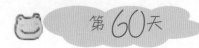

第60天

怀孕后为什么还会来"月经"呢

孕后还来月经，是孕卵着床后所发生的孕卵植入性出血。怀孕初期，当卵子受精植入后，绒毛膜促性腺激素开始在尿中出现，怀孕第八周达到高峰。这种激素的作用与黄体生成素相似，能使卵巢黄体发育为怀孕黄体。怀孕黄体继续分泌雌、孕激素，从而使子宫内膜成为蜕膜，保证受精卵的继续发育生长。

如果准妈妈体内的绒毛膜促性腺激素不能使卵巢黄体转化为怀孕黄体，同时真蜕膜与包蜕膜未完全融合，有小部分子宫内膜仍处于活动状态，受卵巢激素的影响，就会每月出现比月经量少甚至不易觉察的出血。但到怀孕3个月后，主要由胎盘分泌性激素，代替了卵巢的功能，此时真蜕膜与包蜕膜融合，就不会再来"月经"了。

— 准妈妈小常识 —

洗热水澡时，高热可造成宝宝神经细胞死亡，使脑神经细胞数目减少，而脑神经细胞死亡后是不能再生的，只能靠一些胶质细胞来代替。这些胶质细胞缺乏神经细胞的生理功能，因而影响智力和其他脑功能，使宝宝智力低下，反应力差。

怀孕健康 小贴士

尽管已经知道预防便秘要多食用膳食纤维，但这还不够，还要补充水分，充分发挥纤维效力。便秘原因之一是水分不足导致粪便硬固，所以，需要补充水分，每天喝水以6杯为宜，早晨醒来先喝1杯水作为一天的开始。

怀孕注意

长期大量食用鱼肝油和钙质食品，会引起食欲减退、皮肤发痒、毛发脱落、感觉过敏、眼球突出等症状。同时，血中钙浓度过高，会出现肌肉软弱无力、呕吐和心律失常等，这些对胎儿生长发育都是没有好处的。

孕期随笔

两个月的宝宝是什么样呢

第二个月末，准妈妈肚子里的子宫已经如拳头般大小了，而且子宫底上缘可以在耻骨联合上缘摸到。让我们告诉你在这4周里，宝宝的发育情况：

第五周胚胎中手掌的5个手指已经清楚成形了。

第六周胚胎的肝脏开始制造红细胞，脑部也开始控制肌肉和各器官的活动。

第七周胚胎已经开始做一些自主的动作，颚骨上长出牙龈及牙床。

第八周胚胎已经长大至3厘米左右，可以说宝宝已具有一切成长为人的条件了。

— 准妈妈小常识 —

准妈妈怀孕以后，尤其是在怀孕8周以后，准妈妈的乳房明显增大，这是由于怀孕期胎盘分泌大量的雌激素及孕激素刺激腺管及腺泡的发育所致。另外在胰岛素、皮质醇、甲状腺素、垂体生乳素及胎盘生乳素的共同参与下，使乳腺腺泡及腺管增生、脂肪沉积、结缔组织充血。准妈妈在怀孕几周后即感觉乳房发胀，或有刺痛感及触痛。乳头很快增大，乳晕着色。怀孕后乳房的这些变化都是正常现象，目的是为产后做好充分的泌乳准备。

怀孕健康小贴士

避免提重物或令身体肌肉过分紧张，但应保持每天适当运动，如每天坚持20分钟的愉快步行。

怀孕注意

怀孕期间，汗腺及皮脂腺分泌增多，阴道分泌物也增多，因此应勤洗澡，勤洗外阴，勤换内衣。水要温热，并注意不可让污水流入阴道而引起感染。如果乳头内陷，可经常用手向外轻轻牵拉或用吸乳器吸引，使乳头突出，为宝宝吸吮做好准备。

孕期随笔

好习惯对宝宝的影响有多大

我们每一个人都有各自的生活习惯，有的人习惯于早睡早起，而有的人喜欢晚睡晚起，但不论我们每个人有什么习惯，养成一种良好的生活习惯是不容易的，有的人可能一辈子生活都没有规律。准妈妈的习惯将直接影响到宝宝的习惯。如果有些准妈妈自身生活无规律、习惯不良，那么从怀孕起就要从自身做起，养成一个良好的习惯，才能培养出具有良好习惯的宝宝。

准妈妈小常识

水果可以入菜吗？当然了，美味的水果能做出不同口味的可口菜，会令准妈妈更开胃。比如，可用菠萝、柠檬、柳橙做材料来烹煮食物，以增加准妈妈食欲，亦可加醋以增添菜色美味。

怀孕健康小贴士

怀孕以后，准妈妈总会觉得嘴里少点什么，那么不妨试一试下面这招。

- 菊花饮 -

取白菊花、茶各5克，开水泡后当茶饮。需要注意的是，脾胃虚寒的准妈妈不宜喝，因为这道茶性微寒，不利于准妈妈的健康。

怀孕注意

依据《本草纲目》记载，柚子有解酒毒，治疗喝酒者口气，去除肠胃中恶气，改善准妈妈食欲不振、口味淡的作用。但是，柚子是寒性食物，凡脾胃虚寒者不宜食用。而且柚子能滑肠致泻，不适合经常腹泻、腹痛者食用。柚子味酸易聚痰，故风寒感冒、痰喘者都不适合。

孕期随笔

什么叫形象意念

我们常说，准妈妈与宝宝具有心理与生理上的相通，其实从胎教的角度来看，准妈妈的想象是通过自己的意念构成胎教的重要因素，再转化、渗透到宝宝的身心感受之中。同时准妈妈在为宝宝形象的构想中，会使情绪达到最佳的状态，而促进体内具有美容作用的激素增多，使宝宝面部器官的结构组合及皮肤的发育良好，从而塑造出自己理想中的宝宝。

怀孕健康 小·贴士

★不使用劣质陶瓷盘、碗、杯等。

★夜晚不要在灯光下睡觉。

★睡觉宜使用全棉布包裹的棉絮被褥，不宜用化纤或混纺织物制品，避免刺激敏感的皮肤引起瘙痒。

★每天起床后将被褥翻开，让被褥上的潮气挥散，因为睡觉时汗液会蒸发出多种废物吸附于被褥上。

★注意清除水果和蔬菜上的农药，以免引起宝宝中毒。

孕期随笔

— 准妈妈小常识 —

1个成熟的卵子，重量只有0.0000005克，经过"十月怀胎"，成长为重量达3千克左右的成熟宝宝。也就是说，在短短的266天内，从一个成熟的卵子发育为一个成熟的宝宝，重量增加60亿倍以上。

怀孕注意

宝宝在宫内生长的速度有一定的规律性，子宫底的高度随怀孕月份的增加而变化，准妈妈体重也随月份增加而增加。如果子宫增大速度与怀孕月份不符则有两种可能，一是子宫增大速度过慢，可能是宝宝发育迟缓或胎死宫内；一是子宫增大过快，可能是多胎怀孕、羊水过多或葡萄胎等，应请医生诊断。

孕早期遇到这样的麻烦怎么办

孕早期，准妈妈总会遇到这样那样的小麻烦，那么准妈妈又该如何应对呢？下面几招会告诉你答案。

麻烦1 嘴里感觉有金属味道：每天晚上都生吃一点儿圆生菜，不仅怪味没有了，感觉还会很清新，彻底告别金属味。

麻烦2 流口水：嘴里不时地吸吮些薄荷叶，会很管用的。

麻烦3 出汗：很简单，换身薄棉内衣，只用纯棉床单，感觉就会好很多。

麻烦4 打鼾：去药店买些通鼻子的药，不用吃，只要拿在鼻子前闻一闻，鼾声就会去无踪。

麻烦5 胃灼热：只要注意在吃东西的时候不要喝水，饭后再喝点淡淡的茶，这个问题就会迎刃而解了。

怀孕健康 小·贴士

水果中的无机盐含量比蔬菜低，因此不能代替蔬菜。提倡准妈妈每天吃500克的绿色蔬菜，再根据主食量的多少进食水果，但不要以水果代替主食和蔬菜，选择水果要以含糖类较少的水果为好。

— 准妈妈小常识 —

由于重金属污染，食用海鲜可能影响宝宝神经系统发育，因此在不了解鱼肉安全性时，以每周吃1次小鱼较安全，且以清蒸为佳。

怀孕注意

在未怀孕时，女性一般每天需要消耗2 200千卡的热量，怀孕后，由于宝宝、胎盘、乳腺等额外需要，每天能量需要增加到2 500～3 000千卡。把整个孕期每天额外增加的能量累积起来，每个准妈妈在怀孕期间每天大约要增5 200千卡的热量。这些能量都要依靠准妈妈的饮食来提供。

孕10周

做一些清爽开胃的食物来吃，每天早餐前一杯水。如果实在没有食欲，也要尽量吃点蔬菜、水果。

很多准妈妈害怕体重不增加甚至降低，只要腹中的胎宝宝在正常成长，这都不用担心。

触觉和听觉会给宝宝带来什么影响

相对视觉而言，宝宝的触觉和听觉发育早一些。由于黑暗的宫内环境限制了视力的发展，所以宝宝的触觉和听觉就更为发达。有人通过宝宝镜观察发现，当接触到宝宝手心时，他马上就能握紧拳头做出反应，我们的运动胎教正是由于宝宝有了触觉才能实行的。通过抚摸训练，使宝宝的身体活动，手脚的灵活性得以锻炼。宝宝还能听到声音，研究人员曾把一只微型话筒由阴道插入到子宫。研究人员吃惊地发现，宝宝生活的空间竟是一派喧哗和吵闹。在宝宝整个发育过程中，听觉给宝宝带来的影响最大。

— 准妈妈小常识 —

准妈妈腹部膨大，活动不便，操劳过度或激烈运动，会使宝宝躁动不安，甚至流产。准爸爸要自觉地多分担家务事，不要让准妈妈做重活，要让她有充足的睡眠和休息。在乘汽车、逛商店时，要保护准妈妈，避免腹部直接受到冲撞和挤压。

怀孕健康 小·贴士

桑寄生煮鸡蛋可益血安胎，对准妈妈怀孕期间的腰痛也有良好的作用。桑寄生是寄生在桑树上的一种槲科植物，性味苦，甘、平。它有补益肝肾，强壮筋骨，养血祛风，安胎催乳的作用。《本草经》中载"安胎，充肌肤，坚发齿"。每次用桑寄生15～30克，鸡蛋1～2个，先将鸡蛋煮熟去壳，然后同煮后食用。

怀孕注意

蔬菜中的糖类含量约2%，而水果中糖类约10%，水果中的糖类不仅高于蔬菜，而且还含有能直接被吸收到消化道的单糖，使体内糖吸收增加。孕期活动量减少，进食过多的水果可使过多的糖储存于体内，出现肥胖，多余的糖也可通过胎盘进入宝宝体内储存，也使宝宝偏胖。

65

孕早期能不能吃兔肉

相传，怀孕期间，准妈妈如果吃了兔肉，就会生下"兔唇"的宝宝，这是毫无科学依据的。"兔唇"在医学上称为"唇裂"，是怀孕期间受到某些不良因素的影响而导致宝宝发育异常的一种先天性畸形，与吃兔肉没有任何关系。相反，兔肉具有蛋白质多、脂肪少、胆固醇低的特点，是人脑及其他神经组织发育所不可缺少的物质。此外，兔肉肉质细嫩、结缔组织少、膳食纤维多，比猪肉、鸡肉更容易消化吸收，是一种特别适宜准妈妈食用的肉类。

— 准妈妈小常识 —

对于准妈妈来说，鸡蛋是一种很好的营养品。在100克鸡蛋中，含有蛋白质14.7克、脂肪11.6克、热量170千卡、钙55毫克、磷270毫克、铁2.7毫克、胡萝卜素1 440毫克等，营养丰富，又易消化吸收。中医学认为，鸡蛋性味甘、平，有滋阴润燥、养血安胎的功效。

怀孕健康小贴士

夏日的室内温度在25℃～30℃最为理想。除室温之外，还有湿度、风力、辐射等，这些统称为"室内小气候"。准妈妈的居室湿度要保持在50%左右，经常通风，但不宜总开电扇直吹。在室外避免中午阳光直射。

怀孕注意

阴道是内生殖器官与外界相通的部位，细菌易侵入。它的位置对子宫十分不利，阴道后方就是肛门，粪便里有大量细菌，极易污染阴道。特别是准妈妈患有外痔，大便后如不清洗，容易弄脏内裤、污染阴道及泌尿道。

孕期随笔

准妈妈游泳要注意些什么

一般来说怀孕期在 16 周之内，也就是 4 个月内的准妈妈要多做有氧运动，游泳就是首选项目。别以为准妈妈游泳不安全，事实上游泳对准妈妈来说是相当好的有氧运动，它能让全身的肌肉都参加活动，从而促进血液流通，让宝宝更好地发育。同时，孕早期经常游泳还可以改善准妈妈的情绪，减轻早孕反应，对宝宝的发育有很好的作用。不过，准妈妈在游泳时，一定要选择卫生条件好、人少的游泳池，下水前先做一下热身，下水时戴上泳镜，还要防止别人踢到腹中的胎宝宝。

怀孕健康 小·贴士

除了游泳，像快步走、慢跑、跳简单的韵律舞、爬爬楼梯等一些有节奏性的有氧运动可以每天定时做一两项。但是，像跳跃、扭转或快速旋转的运动都不能进行，骑车更应当避免。日常的家务劳动如擦桌子、扫地、洗衣服、买菜、做饭都可以适当做些。

孕期随笔

— 准妈妈小常识 —

准妈妈适当运动是必要的，但在进行运动之前必须有几个重要的认知，那就是你的基本健康状况、对于所从事运动的专精程度、运动的种类、运动时的环境，以及运动的时间长短等。

怀孕注意

一般来说，准妈妈在运动时，脉搏不要超过 140 次 / 分钟，体温不要超过 38℃，时间以 30 ～ 40 分钟为宜。运动开始时要根据自己感觉的舒适程度及时调整，找到适合自己孕期的一系列运动组合。

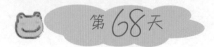

第68天

孕早期怕流产不运动行吗

有些女性在怀孕后十分害怕早产或流产，因而活动大大减少，不参加文体活动，甚至从怀孕起就停止做一切工作和家务，体力劳动更不敢参加。其实这样做是没有必要的，这对母婴健康并不利，甚至有害。

当然，准妈妈参加过重的体力劳动、过多的活动和剧烈的体育运动是不利的，但是如果活动太少，会使准妈妈的胃肠蠕动减少，从而引起食欲下降、消化不良、便秘等，对准妈妈的健康也不利，甚至会使宝宝发育受阻。因此，准妈妈在怀孕期间应注意做到适量活动、运动和劳动，注意劳逸结合，掌握在与平常差不多的活动量就可以了。

怀孕健康 小贴士

大多数医生认为，在怀孕的前3个月内，不应该做剧烈运动，因为有流产的风险。计划运动前应征求医生的意见，如果在怀孕前就定期参加体育运动，那么在怀孕的前3个月和中间3个月内继续进行，应该无妨。

— 准妈妈小常识 —

准妈妈怀孕的前3个月是流产的危险期，所以要运动也应该尽量避开这个危险阶段。对于有过特殊流产史的准妈妈和有宫颈松弛症的准妈妈来说，这段时间更要注意保胎，尽量卧床静养。有宫颈松弛症的准妈妈，可以到医院进行宫颈缝扎术，等到怀孕足月或有临产先兆时，再拆除缝线，宝宝就能顺利娩出。

孕期随笔

....

....

....

....

....

你适合做准妈妈保健操吗

许多刚怀孕的准妈妈为了增强体质，使分娩过程更顺利，都纷纷追捧"准妈妈保健操"。到底准妈妈保健操是否适合每一位准妈妈呢？对此，医生告诉我们：准妈妈保健操产生的目的，确实是为了使准妈妈更健康。然而，有过两次以上自然流产史，或人工流产手术操作不当留有后遗症的准妈妈，以及宫颈松弛的准妈妈，都不宜做这套操。因为对于她们来说，这种运动量和运动幅度很可能会导致流产，会对身体造成不同程度的伤害。所以，准妈妈不要一味地"追潮"去做保健操，应该向你的妇产科医生问清楚自己是否适合做，以防万一。

— 准妈妈小常识 —

在整个孕期，卵巢中的卵泡停止发育，不再排出新的卵子；卵巢排卵后的黄体变为怀孕黄体，功能是分泌孕激素以维持怀孕，在怀孕10周后怀孕黄体逐渐退化，其功能被胎盘所替代。

怀孕健康 小贴士

准妈妈在孕期可多吃些粗粮，如糙米。每100克糙米胚芽中含有蛋白质3克，脂肪1.2克，维生素B$_1$、维生素B$_2$各2.5克，维生素C 50毫克，维生素A 50毫克，叶酸250毫克，锌20毫克，镁15毫克，铁20毫克，磷15毫克。

孕期随笔

怀孕注意

有人称糖为"慢性糖"，是因为它能将能量细水长流地提供给大脑，是大脑供能的最佳源泉，但是如果摄入过量的糖，又会损害脑的功能，容易造成神经敏感和神经衰弱等各种大脑功能障碍，宝宝出生后易出现哭闹、吃奶差等现象。所以，准妈妈在怀孕期间摄入糖的量要适度。

第70天

你需要告诉医生什么

怀孕快到 3 个月时，准妈妈要再去医院检查 1 次。这时，医生需要了解你的一切情况。比如，你的身份、你的年龄，这些都是很重要的。他还希望了解你的职业，你是在办公室工作，还是做搬运之类的重体力活；是整天都站着，还是经常旅行等。此外，还有一些生活细节，包括你每天上下班使用的交通工具，是住在平房，还是住在没有电梯的高层楼房；在城市还是在乡村；在偏远的地方，还是离商业中心很近的地方；你是一个人生活，还是与准爸爸一起生活；生活条件比较拮据，还是足够舒适……总之，你的整个生活情况都要向医生说明。

怀孕健康 小·贴士

如果有的准妈妈是严格的素食主义者，每天只吃富含蛋白质的食物，以及新鲜水果和蔬菜，不吃奶制的各种食品，那么建议准妈妈服用钙片、维生素 D 及维生素 B_{12}。

孕期随笔

怀孕注意

准爸爸在准妈妈感到身体不适时要多加照顾，使她感到体贴与关爱。在她懒散时，动员她出去散散心。要尽可能多地抽出时间和准妈妈在一起，与她一起谈谈宝宝的相貌和宝宝的未来。一起去散散步，看看轻松愉快的电影，使准妈妈得到更多的爱，使她因怀孕带来的心理压力得到舒缓。

— 准妈妈小常识 —

红薯中含有黏蛋白，这是一种多糖和蛋白质的混合物，属于胶原和多糖类物质。这种物质可以促进胆固醇的排泄，防止心血管的脂肪沉淀，维护动脉血管的弹性，从而能有效地保护心脏，预防心血管疾病。

怀孕一天一页　70

孕早期怎样吃西红柿才科学

西红柿，又名番茄。它富含维生素C、胡萝卜素、蛋白质、微量元素等。除了价廉物美、酸甜可口之外，还有健身之功效。但是，在孕期内的准妈妈可不能随便吃，尤其是在孕早期，准妈妈如果想吃西红柿一定要遵守以下的几条规则。

选择个头大、圆润、丰满、外观漂亮的西红柿。不要吃长有赘生物的西红柿，因为这个赘生物是肿瘤。

不吃未成熟的西红柿，因为青色的西红柿含有大量的有毒番茄碱，食用后，会出现恶心、呕吐、全身乏力等中毒症状，对宝宝的发育有害。

不能空腹吃西红柿，因其含有大量的胶质、果质、柿胶粉、可溶性收敛剂等成分。这些物质容易与胃酸起化学反应，结成不易溶解的块状物，阻塞胃出口而引起腹痛。

怀孕健康 小贴士

洋葱不仅能增加食欲，对身体也有许多好处，如预防感冒。所以，准妈妈赶快行动起来吧！

孕11周

避免过量的运动，较累的活可以交给准爸爸。

孕期随笔

....

....

....

....

怀孕注意

当怀孕以后，准妈妈体内分泌一种叫松弛素的激素。这种物质能促使耻骨区和子宫颈为分娩做准备。但同时它还会使韧带松弛，容易受伤。尤其是骨盆、下背及膝关节容易过度牵拉或扭伤。所以，准妈妈活动时动作应轻缓，不宜急躁。

— 准妈妈小常识 —

怀孕以后，准妈妈体内激素的分泌使头发的脱落速度降低，生长速度加快，但这种变化并非永久性的，多数准妈妈在孕后期都会恢复正常。

第72天

孕早期与宝宝最好的沟通是什么

宝宝在3个月的时候就有了触觉，也就是在他身体表面已经分布着神经末梢。无意中碰到时，他会做出反应，同时在这个时期，他的大脑也在快速发育，细胞的数量决定大脑的容量。科学家们认为，可以利用宝宝的触觉，对他进行良性的刺激，使他通过建立触觉神经通路，把信息传到大脑皮质，使神经元有更多的分支来传递信息。实践证明，凡是接受抚摸刺激的宝宝，他的灵敏度高，而且肌肉力量强壮，出生后抬头、爬行、行走动作都要比没有接受抚摸刺激的宝宝早。所以，准妈妈别忘了及早抚摸你肚里的宝宝，好好"沟通"。

— 准妈妈小常识 —

乙型肝炎是一种传染性疾病，其病源是病毒，它可以透过胎盘而影响肚子里的宝宝，严重的甚至会引起早产。肝炎病毒还可以通过哺乳传染给宝宝。因此，准妈妈如果确诊患有乙型肝炎，应及早对宝宝进行特殊处理。

怀孕健康小贴士

在怀孕初期的3个月里，怀孕呕吐和身体不适使准妈妈心烦意乱，不能集中精力，并表现出健忘。这时所能想到的也只是腹中有宝宝，有时甚至连工作或与医生的约诊都会忘得一干二净。这时，建议备一个记事本或备忘录，将每天或近期应办的事情记下来，以弥补由于健忘而造成的疏忽。

怀孕注意

油条是许多家庭早餐桌上的常见食品，但准妈妈要少吃。主要是由于油条的制作过程中需加入明矾，明矾是含铝的无机物，每500克面粉的油条，大约用15克明矾。如果准妈妈每天吃两根油条，等于吃了3克明矾，积蓄起来其摄入铝的含量是相当惊人的。这些铝会通过胎盘，侵入宝宝的大脑，致使宝宝大脑功能发生障碍。

准妈妈睡不够怎么办

怀孕初期，准妈妈常常会感到精神不济，动不动就想睡觉，其实不必太担心，嗜睡是正常的生理现象。医生指出，准妈妈的基础新陈代谢增加，怀孕期母体分泌系统发生变化，体内热量消耗快，血糖不足，都是嗜睡的原因。不过，足够的睡眠对准妈妈来说是十分重要的，但如果嗜睡情形影响了生活作息时间，那么准妈妈就要注意了。建议维持好体内的血糖浓度，疲倦时小睡片刻，但最好不要超过1个小时，以免夜里失眠。

— 准妈妈小常识 —

准妈妈在怀孕期间为什么会更易感到热呢？专家告诉我们：当女性怀孕以后，其体温升高主要有两方面原因，一是体内孕酮激素的作用，二是宝宝所产生的热量。当然，准妈妈自身也会产生相应的机制来降低体温，如加强血液循环，将更多的热量带到体表，使体温降低。

怀孕健康小贴士

这期间是最易引起怀孕反应的时期，准妈妈的反应会对宝宝产生负担。尽量多摄取维生素 B_6 和维生素 B_{12}，它们会帮准妈妈渡过难关。另外，维生素 E 对预防流产很有效，建议多吃胚芽米饭。

孕期随笔

怀孕注意

宝宝发育需要适宜的环境，也需要各种刺激和锻炼。宝宝除生理需要外，还需要一些与精神活动有关的刺激和锻炼。例如，准爸爸可与准妈妈开适度的玩笑，幽默风趣的话会使准妈妈的感情更丰富；陪准妈妈观看欢喜的影视剧；让准妈妈与久别的亲人重逢；让准妈妈参与社交活动；陪准妈妈做短途旅游等。总之，让她的情绪出现短暂的、适度的变化，为未出世的宝宝提供丰富的精神刺激和锻炼。

孕早期准妈妈胃气虚弱怎么办

怀孕 2 ~ 3 个月时，准妈妈会出现呕恶不食、脘腹胀闷，或食入即吐、全身乏力、头晕思睡、舌苔白、舌质淡、脉滑无力等状况，这时可选用一些健胃和中、降逆止呕的食品调治。

- 姜汁米汤 -

取生姜汁 5 ~ 7 滴，入米汤内，频频饮服。

- 橙子煎 -

橙子 1 个，洗净，切 4 瓣（带皮），加蜂蜜少许，煎汤，频频饮服。

- 砂仁藕粉 -

砂仁 1.5 克，木香 1 克，共研面，与藕粉、白糖一起冲食。

- 扁豆汁 -

白扁豆 10 克，煎汁，砂仁粉 1.5 克送服。

怀孕健康 小·贴士

站立工作不要持续超过 40 分钟；午间可小睡一会儿；不要以为是"一人吃两人饭"而大吃两份食物；定期测体重，如此就可成为一个快乐的准妈妈。

— 准妈妈小常识 —

计算预产期，只需在末次月经第一天加上 9 个月零 1 周即可。例如：末次月经是 1 月 1 日，加 9 个月为 10 月 1 日，再加 1 周（7 天），为 10 月 8 日。10 月 8 日就是预产期。

真正分娩可能发生在预产期的前后 2 周内。

每 3 周来 1 次月经的准妈妈，其怀孕期限应为 40 周（280 天）-1 周 =39 周。

每 4 周来 1 次月经的准妈妈，其怀孕期限应为 280 天 =40 周。

每 5 周来 1 次月经的准妈妈，其怀孕期限应为 40 周（280 天）+1 周 =41 周。

如果你的月经周期不太规则，或者记不清末次月经的日期，就应在怀孕早期根据妇科检查来推算。

准妈妈冬天为何要多晒太阳

冬季，许多准妈妈害怕外感风寒，所以很少出门，更不用说经常到外面晒太阳了。然而，最新研究表明，准妈妈是最需要接受冬日阳光洗礼的人群，原因有三：

预防骨质疏松：常晒太阳可降低准妈妈骨质疏松症的风险，减少佝偻病患儿的发生率。

增强免疫力：常晒太阳还可以增强准妈妈的抵抗力，预防各种感染。

避免抑郁症：冬季是抑郁症的高发期，常晒太阳有利于防止准妈妈情绪波动，避免冬季抑郁症的发生。

－ 准妈妈小常识 －

怀孕以后，由于体内存在过多体液，准妈妈的脚会胀大，有可能穿鞋的号码会加大 1～2 号。所以，建议准妈妈在怀孕以后多穿便鞋，它会有效地遏制脚的增大。

怀孕健康 小贴士

在怀孕期间，准妈妈既要注意摄入充分的营养，又要注意饮食的节制。无论餐桌上摆的是美味珍馐，还是粗茶淡饭，最好只吃七八成饱。另外，如有条件，在怀孕期最好由三餐改为五餐，少吃多餐，不仅有利于消化吸收，还会减少体内脂肪积聚，防止发胖。

怀孕注意

患有高血压的准妈妈很容易出现妊娠高血压综合征。若有这样的情况发生，准爸爸应陪同准妈妈积极治疗，在孕期需注意保健，采取低盐饮食，并定期做好检查和咨询。

孕期随笔

准妈妈如何度过多变的金秋

加衣服，注意保暖，适当做一些户外活动，但要避免或少去人多拥挤的地方。即使在室内活动，居室也要保持空气流通，预防一些致畸病毒（如风疹、巨细胞病毒）的感染，因为这类病毒对胚胎有致畸的作用。特别在怀孕早期，如有可疑风疹或巨细胞病毒感染的可能，最好去医院做有关病毒的特异性检查。

怀孕健康 小·贴士

准妈妈睡眠长期采用仰卧位，可造成失眠。

孕期随笔

怀孕注意

准爸爸要多与准妈妈谈论宝宝情况，多关心准妈妈的怀孕反应情况，与准妈妈谈论宝宝在准妈妈子宫中安详舒适、自由自在的样子。要经常和准妈妈猜想宝宝的脸蛋长得多么漂亮，眼睛多么明亮，增加母子生理、心理上的联系，增进母子的感情，消除准妈妈因怀孕反应所引起的不愉快。

— 准妈妈小常识 —

很多准妈妈相信多喝牛奶，出生的宝宝的皮肤就会变白，而多喝暗色饮品或者吃咖喱等，则会让宝宝的皮肤变黄变黑。实际上，宝宝的皮肤颜色是受父母的遗传基因影响，在怀孕的那一刻已由其基因决定，与怀孕期间的饮食关系不大。

准妈妈为什么宜吃些野菜

野菜营养丰富，与栽培蔬菜比较，蛋白质高20%，无机盐（矿物质）达数十种之多。以蕨菜为例，其铁质、胡萝卜素、维生素C的含量分别为大白菜的13倍、1.6倍、8倍。再说马兰头含铁量是苹果的30倍，是橘子的10倍，都超过芹菜与白菜。至于叶酸，每100克红苋菜叶叶酸含量高达420微克，超过栽培蔬菜中含叶酸之冠的菠菜。故孕期添一碟野菜，无疑为宝宝增加了一条营养供给的渠道。野菜污染少，对母胎双方都较安全，味道也佳，可激发食欲，减轻厌食症状，有利于优孕。

一 准妈妈小常识 一

在感冒的早期，可采用下列方法来治愈。感冒初期喉头又痒又痛时，立即用浓盐水每隔10分钟含漱1次，10次左右即可见效。喝鸡汤可减轻感冒时的鼻塞、流涕等症状，而且对清除呼吸道病毒有较好效果。在保温茶杯内倒入42℃左右的热水，患感冒者将口、鼻部置入茶杯口内，不断吸入热蒸气，一日3次。

怀孕注意

我们都知道体内铁的贮备充足与否，关系着准妈妈自身和宝宝的健康。传统观点多主张补充一定量的铁元素。但最新研究表明，对于健康的准妈妈，此举大可不必，因为怀孕可刺激母体对铁的吸收，以满足宝宝的需要。

怀孕健康 小贴士

准妈妈就座时最好选择有靠背的椅子，坐下来身体挺直地靠在椅背上。这样一方面可以避免身体弯曲而增加腹部的压力，另一方面可把身体的重量转移于椅背，从而得到充分的休息。端坐时，不妨用小椅子来垫脚，两腿适当地分开，以免压迫腹部。切忌双腿交叠，因为这会阻碍血液的运行，影响宝宝的发育。

孕期随笔

第78天

准妈妈肝热气逆怎么办

中医学认为，孕早期，准妈妈出现的肝热气逆以肝胃热居多。一般症状有呕吐苦水或酸水、胸胁及脘腹胀满、嗳气、善叹息、头晕且涨、烦急易怒、苔微黄、舌边尖红、脉弦滑，这时可选用以下清热和胃、凉血安胎的食品调治。

- 西瓜汁 -

西瓜绞汁，频频饮服。

- 雪梨浆 -

大雪花梨 1 个，切薄片，水煮片刻，放凉后，不拘时频饮。

- 绿豆饮 -

绿豆 50 克，煎汤，频频饮服。

- 枇杷饮 -

鲜枇杷叶（刷去毛）10 克，鲜芦根 10 克，共水煎取汁，代茶饮。

怀孕注意

超声波检查发现，12 周的宝宝已经有咬手指头的情形产生。另外，任何在胎内与宝宝嘴巴接触的东西，他都会舔，这种"吸吮"的能力表示宝宝已有皮肤的感觉。

孕 12 周

大部分的准妈妈在本周进行第一次正式的产检，建档。

孕期随笔

- 准妈妈小常识 -

孕吐并消化不良者，可服用 B 族维生素每次 1～3 片，每日 3 次；干酵母片 0.3 克，可在用餐时与稀盐水同服，每日 3 次。

怀孕健康 小·贴士

阳光为光线，光线有散射、反射、折射的特性，所以阳光能间接地进入室内，虽然窗户玻璃可以阻挡中波紫外线，但长波紫外线仍能穿透玻璃进入室内，长波紫外线对人体一样有害。日光灯也可放出中波紫外线，虽然量没有阳光那么多，但也有害。因而白天处于室内有窗户的地方时，如不拉上窗帘，仍然需要搽防晒用品。

孕早期怎样吃才更健康

脱脂牛奶：怀孕的时候，准妈妈需要从食物中吸收的钙大约比平时多 1 倍。多数食物的含钙量都是很有限的，因此孕期喝更多的脱脂牛奶就成了明智的选择。

瘦肉：怀孕期间，准妈妈体内血液总量会增加，因此对铁的需求就会成倍地增加。而瘦肉中的铁是供给这一需求的主要来源之一，也是最易被人体吸收的。

香蕉：香蕉可以快速地为准妈妈提供能量，帮其击退随时出现的疲劳。而且在准妈妈被呕吐困扰的时候，很容易让她的胃接受。

全麦饼干：这种小零食有很多用途。例如，早上在床上细细地咀嚼，能够非常有效地缓解孕吐反应；办公室里当准妈妈突然有了想吃东西的欲望，它就在其身边，方便而且不会引人注意。它是一种货真价实的迷你食品，并且会保证准妈妈一天的血糖平稳、精力充沛。

全麦面包：把准妈妈每天吃的精粉白面包换成全麦面包，就可以保证每天 20 ～ 35 克纤维的摄入量。同时，全麦面包还可以提供丰富的铁和锌。

怀孕健康 小贴士

在怀孕期间，准妈妈的口腔保健确实是个很普遍的问题。其实也不难解决，在这期间，只要坚持用温水和较软刷毛的牙刷刷牙即可，方法虽然简单，但却很有效，这样，准妈妈牙周问题所带来的困扰就会减少很多。

－ 准妈妈小常识 －

当皮肤出现斑点时，有些准妈妈会涂抹药用的退斑膏，这种药膏中最主要的成分是含有一些细胞毒性的对苯二酚。专家表示，准妈妈若是担心这种成分会对宝宝有影响，建议使用含有较天然的熊果素、曲酸或硫辛酸的产品。在选择产品时，最好能向专业皮肤科医生询问后再使用。

孕期随笔

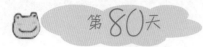

第80天

孕早期能不能吃冰激凌

冰激凌一直是食品中女性的最爱。不过在怀孕以后，很多准妈妈都担心太凉会造成宝宝流产，因此便忍痛割爱了。其实，也没有必要完全把它拉进黑名单。据科学研究，一些甜食，包括冰激凌、酸奶或者是牛奶做成的布丁，都可以成为准妈妈饭后的"小插曲"，而且最重要的一点就是，它还可以提供准妈妈每天所需钙质的1/3。因此，怀孕期间，准妈妈可以吃冰激凌，但要切记：不要让它喧宾夺主！

怀孕健康 小贴士

准妈妈洗脸时，水的最适宜温度是38℃左右。如果低于20℃，对皮肤的滋养就会不利，会引起面部血管收缩，使皮肤苍白、多皱。如果高于38℃，会引起血管和毛孔张开，使皮肤松弛无力，容易出现皱纹，使血管的弹性减弱，导致皮肤淤血，脱脂而干燥。

孕期随笔

怀孕注意

准妈妈不宜多洗头，专家建议每周洗1～2次为宜。洗头发虽可以除灰尘，止痒，有利于头部皮肤的呼吸。但是，洗头过频反而会使头发失去光泽。洗头发最好使用天然洗发液，而不要使用肥皂。因为肥皂碱性大，容易损伤发质。

一 准妈妈小常识 一

常见的物理性防晒成分：

二氧化钛：可以阻隔UVB和部分UVA，但是对长波部分的UVA无法完全保护。

氧化锌：可阻隔几乎所有波长的UVA和UVB。但是因为涂起来会出现白白的、厚厚的一层，所以限制了它的实用性。

第一次产检查什么

确诊怀孕后，准妈妈要在停经12周内到相关妇产科机构建立《孕产妇保健手册》，并进行第一次产前检查。

首次产前检查的咨询内容包括姓名、年龄、职业、结婚年龄、胎产次数、末次月经、过去及此次妊娠的经过。还要记录既往病史、药敏史、家族史、月经史、妊娠史等；了解有无影响妊娠的疾病或异常情况，在妊娠早期有无病毒感染史、用药史、放射线接触史等。

全身检查：血压、体重、身高、心、肺、肝、脾、甲状腺、乳房等，了解消化系统的变化，如恶心、呕吐、便秘或腹泻及营养情况，了解有无烟酒嗜好，有无呼吸系统的疾病。

妇科检查：子宫位置、大小，确定与妊娠月份是否相当，并注意有无生殖器炎症、畸形和肿瘤。

实验室检查：血常规、筛查地中海型贫血、血型、Rh血型、尿常规等检查，澳抗、肝功能、肾功能、梅毒筛查及心电图检查。

腹部检查：排尿后注意腹部形态，测量子宫底高度，四段触诊摸清胎位，听胎心。

骨盆测量：分为外测量和内测量，外测量粗略估计骨盆入口情况，内测量则可了解骨盆腔内状态。

绒毛膜采样：若准妈妈家族有遗传性疾病，可在这个时间段做"绒毛膜采样"。此项检查具有侵入性，常会造成准妈妈流产及胎儿受伤，做之前要仔细听从医生的建议。

其他检查：检测艾滋病毒（HIV）抗体；查风疹病毒（RV）、弓形虫（TOX）、巨细胞病毒（CMV）、单纯疱疹病毒（HSV）。

— 准妈妈小常识 —

产前要做血常规检查，判断准妈妈是否贫血，轻度贫血对准妈妈及分娩的影响不大，重度贫血可引起早产、低体重儿等不良后果。检查血型，以备分娩时输血用。准妈妈了解自己的血型也很重要，如果丈夫为A型、B型或AB型血，准妈妈为O型血，生出的小宝宝有ABO血型不合的可能，需进行相应的检查。每位准妈妈在16～20周时都要做唐氏儿筛查，这是一项染色体的检查。如出现可疑或阳性，应做羊水穿刺以确诊胎儿染色体是否正常。

准妈妈怎么解决胃灼痛

解决胃灼痛的良方有以下3种。

按时进食：吃好每一顿正餐，不要让胃空着。

少食多餐：少食多餐是防止胃烧灼痛的好办法。包括下午茶和夜宵在内，一天可进食4～5次。

拒绝刺激性：不要食用特别酸的食物、味道浓烈的食物和碳酸饮料。它们会刺激胃液分泌，加重胃灼痛。

如果准妈妈有以下两种情况，就需要去看医生了。

胃部疼痛同时伴有恶心、呕吐，更典型的症状是疼痛转至右下腹，此时要小心是否发生了急性阑尾炎。

胃部烧灼痛的同时，伴有恶心和发热，并且进食后疼痛加重，需及时就医。

怀孕健康 小贴士

常言道："爱子先爱妻。"在整个怀孕期，准爸爸应该想到的是保证准妈妈的情绪平稳，避免准妈妈被愤怒、惊吓、恐惧、忧伤、焦虑等不良情绪刺激，即使是准妈妈做错了事，也不要大发脾气，训斥准妈妈，有话慢慢讲，心平气和地说。

— 准妈妈小常识 —

宝宝的大脑发育，与宝宝日后的智力水平高低密切相关。如果准妈妈营养不良，就会使宝宝的脑细胞增殖减慢甚至停止分化，形成的脑细胞数量仅是正常的80%。

孕期随笔

....

....

....

....

要准备做孕检啦！

孕早期头痛怎么办

在怀孕期间，准妈妈有时会感到头昏或头痛，就像感冒的症状一样。其实，这是因为血压发生改变，体内分泌激素量也和原来不同，这些将影响大脑血液循环，所以会感到眩晕和头痛。这时候只要多注意休息，头痛就会缓解。因为很多时候，疲劳是诱发准妈妈头痛的导火线。所以在怀孕初期，准妈妈一定要保持充足的睡眠时间和适当的休息时间，这样就可以减少头痛发生了。医生提醒，如果怀孕5个月以后，头痛日益加重，同时伴有眼花、耳鸣、心悸、水肿或高血压，应警惕妊娠高血压综合征的发生。

孕 检

今天的孕检是第一次的正式孕检，所要检查的项目在第81天的时候已经讲解得很详细了。由于此时已经进入相对稳定的阶段，一般医院会给准妈妈们办理"孕妈妈健康手册"。日后医师为每位准妈妈做各项产检时，也会依据手册内记载的检查项目分别进行并做记录。

孕期随笔

怀孕健康 小贴士

准妈妈一定要试一试这道"竹菇蜜"，其具体做法是将竹菇15克煎水取汁，兑入蜂蜜30克服用。它可以缓解准妈妈最头疼的孕吐！

怀孕后还能去美容院吗

当然可以了，这是一个简单方便的，让自己成为靓丽准妈妈的好主意。不过，这时期的美容护理应以清洁放松为主，如电棒导入要放弃，足部反射疗法和点压式按摩都应取消，而且应避免刺激脸部的穴位，改用舒缓的按摩方式。只要准妈妈注意到这些，那就放心地去享受孕期的靓丽吧！

― 准妈妈小常识 ―

准妈妈在怀孕以后，由于唾液腺活动的增加，唾液分泌增多，会出现口臭等现象，此为准妈妈在消化系统方面的症状表现，有时还会出现胃痛、头昏、便秘和嗜睡等症状。

怀孕注意

未来的准爸爸应该学会听胎音，其最简便的方法是用耳朵直接贴在准妈妈腹壁上听取。在怀孕24周之前，胎心音多在脐与耻骨联合之间。24周之后，胎心位置随胎位而不同，可在准妈妈脐的左下或右下方。听胎心不是一下就能掌握的，要学会分辨胎心音与肠鸣音、母体主动脉音和母体心音。区别是胎心音是规律的，而肠鸣音不规律；胎心跳动快，母体的心率慢。

怀孕健康 小贴士

我们都知道，皮肤与内脏功能有着密切的关系，微循环障碍、营养不良、便秘等，都会敏感地反映在皮肤上，使皮肤粗糙，出现褐斑、粉刺等。这时只要服用一些蜂胶制品，不仅可以排除毒素、净化色素沉积、改善微循环，还能阻止脂质过氧化，减少色素沉积，使毒素、粉刺、褐斑在不知不觉中消失。许多胃病、高血脂、糖尿病患者在服用一段时间蜂胶制品后，会发现手上的褐斑明显减少、变淡，气色好转，以前比较粗糙的指甲也变得红润光滑了。

孕期随笔

孕早期胀气怎么办

怀孕期间，因体内激素改变，黄体素的分泌也明显活跃起来。这种激素虽然可以抑制子宫肌肉的收缩以防止流产，但同时它也会使人体的肠道蠕动减慢，使得怀孕初期的准妈妈不仅害喜恶心，同时还会引起整个胃肠道胀气。对于折磨人的胀气，医生告诉我们，不必太在意那些规矩，只要不过度劳累，多休息，饮食方面多注意点，基本上按照一般的生活模式进行就可以了。

怀孕健康 小·贴士

准妈妈在梳头时，可选用桃木或铁质的梳子。梳理的方法应从前额开始向后梳。梳时要紧贴头皮部位，力量均衡，动作宜缓慢柔和。一般应在2分钟内大约梳100次为1回，每日早晨起床后应坚持梳2～5回，下午亦可再梳1次。当头皮有热胀、麻木的感觉时方可停止。在梳头5～7天以后，洗头1次。这样循环坚持2～5个月即可缓解头皮瘙痒、掉头屑、脱发、失眠等，并还以一个神清气爽的孕期。

怀孕注意

在这个月里，准妈妈可以给宝宝起个小名了。每天睁开眼，呼唤着宝宝的名字时心情会变得格外好。还可以告诉他准妈妈正在做的事，如早上起床，可呼唤小名叫他和自己一起起床，早上洗脸漱口，进行早餐、中餐、晚餐、睡觉等日常生活起居均用语言传递给宝宝，持之以恒。

孕 13 周

注意补充钙质，食用富含DHA的食物。

准妈妈可以多接触一些美好的事物，音乐、散文、戏曲……

－ 准妈妈小常识 －

"怒"为七情之一，也是重要的致病原因。《黄帝内经》中云"怒则气逆，甚则呕血及飧泄矣"。中医学认为怒为肝之志，怒动于肝，则气逆而上气逼血升，血随气逆，故甚则呕血，肝木肆横，乘袭脾土，以症见飧泄。所以养胎第一要制怒。

第86天

3个月的宝宝是什么样呢

走过了艰辛的80天，到了孕期的第三个月里，准妈妈已经渐渐稳住了肚子里的小家伙，不过，想知道肚子里的宝宝现在是什么样子吗？别着急，下面就一起来听听产科医生在这四周里对于宝宝的描述吧！

第九周：宝宝的指纹开始显现了。

第十周：宝宝懂得自行吞咽，显示对外界的反应，如眯眼、皱眉头等。

第十一周：宝宝长至6厘米，并开始泌尿，而且面部轮廓逐渐出现。

第十二周：这时的宝宝已经会睡眠，醒来时可以偶尔地舒展肌肉。此时宝宝开始呼吸"羊水"，协助呼吸系统成长。

怀孕健康小贴士

按照宝宝感觉功能发育的顺序，给予宝宝适当超前的良性感官刺激，是这一时期胎教的另一个内容。怀孕3个月时，宝宝已具人形，对外界的压、触动作可以感应，准妈妈可用轻柔的手法按摩下腹部，或坐在摇椅中轻轻摇动身体，通过羊水的震荡给予宝宝触觉的刺激，以促进宝宝神经系统的发育。但注意，切勿使用暴力或过于强烈的刺激。

孕期随笔

怀孕注意

在购买新家具时，一定要注意家具的甲醛和苯的释放量，新家具最好通风一段时间再用，让家具里的有害气体尽快释放。人造板制作的衣柜使用时一定要注意，尽量不要把内衣、睡衣放在里面。布艺沙发不但要注意面料，还要注意内填充物和黏合剂有没有污染物质。

准妈妈怎样喝水才健康

准妈妈在清晨起床后应喝1杯新鲜的凉开水。白开水对人体有"内洗涤"的作用。另有研究表明，早饭前30分钟喝200毫升25℃～30℃的新鲜白开水，可以温润胃肠，使消化液得到足够的分泌，以促进食欲，刺激肠胃蠕动，有利于定时排便，防止痔疮和便秘。早晨空腹饮水能很快被胃肠吸收进入血液，使血液稀释，血管扩张，从而加快血液循环，补充细胞夜间丢失的水分。

准妈妈切忌口渴才饮水。口渴犹如田地龟裂一样，是缺水的结果而不是开始，是大脑中枢发出要求补水的求援信号。口渴说明体内水分已经失衡，脑细胞脱水已经到了一定的程度。准妈妈饮水应每隔2小时1次，每日8次，共1600毫升。

— 准妈妈小常识 —

心情不好时，准妈妈常常没心思打扮自己。这是错误的做法！孕期的你也要对自己充满信心，善于从生活中发现乐趣。越是情绪低落的时候，就越是用心将自己打扮一番，这样，自己的心情好了，别人看着也舒服。

怀孕注意

适当的按摩能令准妈妈精神放松，舒缓怀孕时的紧张和不适，但一定要选择合适的手法和部位。一般不主张对准妈妈的腹部进行按摩，进行足部反射按压和压点按摩的力度也一定要轻。

孕期随笔

....

....

....

....

....

....

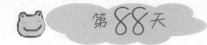

第88天

早期胎教从什么时候开始

早孕反应是正常的生理现象，怀孕3个月后会逐渐消失。在怀孕的前3个月，准妈妈的生理反应，如恶心、呕吐、乏力、食欲不振等，往往影响准妈妈的心情、情感与心理平衡，表现出烦躁、易怒或易激动、抱怨等情绪。而此阶段恰恰也是胎教的开始阶段，又是胚胎各器官分化的关键时期（胚胎于此阶段形成）。准妈妈的情绪可以通过内分泌的改变影响胎儿的发育，准妈妈在怀孕早期的不愉快心情，往往可以借助母子沟通的方式而影响胚胎。因此，保持健康而愉快的心情是这一时期胎教的关键。

— 准妈妈小常识 —

准妈妈不能喝保温杯沏的茶水。因为茶水中含有大量的茶碱、芳香油和多种维生素等。如果将茶叶长时间浸泡在保温杯的水中，多种维生素会被大量破坏，茶水苦涩，有害物质增多，饮用后会引起消化系统及神经系统的紊乱。

怀孕注意

洗澡不能代替洗会阴部。会阴部皮肤相当娇嫩，局部清洁时，务须注意以下几点：

★不可用热水烫洗。

★不可用碱性肥皂。

★不可用高锰酸钾洗涤。

★不论洗澡还是洗会阴部，准妈妈应有专用毛巾。

★洗会阴需有专用盆，不能与家人共用，以防交叉传染滴虫或真菌。

怀孕健康 小贴士

当准妈妈对能享受乐趣的活动无愉快感时，对令人愉快的环境缺乏情感反应，越来越不愿意参加正常活动，如聚会、走亲访友、串门等时，就要开始注意了。千万不要以为避免和别人接触，心情就会比较放松。其实，对人对事多付出一份关怀，你的人生观就会有极大的改变。因此，要拓展生活，在奉献中改变枯燥乏味的生活方式，追寻更有意义的空间。

孕期随笔

胎教有什么意义

不少准妈妈每天不厌其烦地跟腹中宝宝说话、听音乐、做抚摸，难免心中会问，胎教对宝宝真的有效吗？在这里，医生将为准妈妈解开这个谜团。

很久以来，胎教虽然不是神话，但的确又非常神奇；随着现代医学的不断发展，越来越多的研究表明，宝宝在母体内不仅仅是个单纯的营养索取者，随着他逐渐"长大"，他的感觉器官和神经系统无时无刻不在接收来自母体内外的信息。他能感知准妈妈的心跳，甚至还能"体察"准妈妈的情绪和精神活动。可以说，胎教虽不能创造奇迹，却可以激发宝宝内在潜能，让他在生命之初接受良好有益的教育。

怀孕健康 小贴士

工作时，准妈妈要根据自己的情况随时调整，一旦感觉累了，就要及时休息。在工休时间，可以吃一点儿水果或点心，并到室外呼吸一下新鲜空气。中午吃完饭以后，要尽可能睡上一会儿，即使没有条件，也要在桌上趴一会儿。

— 准妈妈小常识 —

X 射线是一种放射线，对人体具有一定的危害，特别是对宝宝。怀孕 3 个月以内，正是胚胎器官形成的时期，照射 X 射线有很强的致畸作用，可使流产、死胎的发生率大大提高。在怀孕中期，宝宝的骨骼、神经、生殖腺等还在继续发育，因此也应避免 X 射线检查。

孕期随笔

未出世的宝宝真的能接受教育吗

胎宝宝能接受教育吗？对于这个问题有的人认为：在子宫内的宝宝仅仅是通过母体获得营养来维持生长发育，可谓"两耳不闻宫外事"，要对他们进行教育训练，只能是出生以后的事了，所谓胎教纯属无稽之谈。其实，近20年来，由于医学的发展，尤其是超声波诊断技术的进步，使得医学工作者能够对子宫内的宝宝进行观察。结果证明，来自母体内外的种种刺激，都会引起宝宝的不同反应。宝宝大脑皮质有150亿个神经细胞，从出生到成人后不再增加，说明了胎教是有其物质基础的。

－ 准妈妈小常识 －

有研究表明，女性经过生育会对自己的能力有一个全新的认识。至少，怀孕和生育会令准妈妈产生更乐观的生活态度。当准妈妈意识到一个小生命正在体内孕育，并将被带到这个世界时，相信你无法不善待他。

怀孕注意

准妈妈怀孕以后，虽然可以做些较轻的家务事，但往往照顾不了自己，需要别人的照顾，这时，作为丈夫就应该极力配合。由于在怀孕早期，准妈妈的口味十分怪，原来爱吃的，现在一看见就恶心；原来不爱吃的，现在却爱吃得不行。她会忽然被什么味道所刺激而哇哇大吐，也会对爱吃的东西吃起来没完。这时做丈夫的要理解妻子的这种生理反应，想方设法满足她的要求，帮助她寻找爱吃的东西，不要责怪她挑剔、娇气。

怀孕健康 小·贴士

准妈妈上下班时，要注意保暖以防感冒。如果有可能，尽量不要挤公共汽车，以免人多时撞到腹部，离家较近的准妈妈，尽量步行上班。

孕期随笔

....

....

....

....

....

为宝宝买些什么样的胎教用品呢

艰难的头 3 个月就快过去了，准妈妈身体没有那么强烈的早孕反应了。这时，你就可以着手买一些宝宝胎教时用到的东西。因为此时单一的语言、抚摸等已经满足不了腹中的小生命了。所以，准妈妈可以适当买一些简单的故事书、优美和谐的音乐光盘等，以庆祝宝宝又长大了 1 个月。

怀孕健康 小贴士

如果准妈妈心情坏到无法安睡，那么晚间的放松更为重要。在惬意的温水浴中彻底放松，然后再睡个好觉，会使你迅速重获全新能量。

— 准妈妈小常识 —

实践证明，经过音乐胎教后出生的宝宝有以下优点：

适应环境能力强，好养好带。

动作协调性好，肢体功能发展快。

语言能力强，智力发展快。

胎教音乐

心情愉悦篇：柴可夫斯基的《花之圆舞曲》、莫扎特的《小夜曲》。

水之乐篇：韩德尔的《水上音乐》、德布西的《小组曲》。

平缓、安定篇：舒曼的《儿时情景》、莫扎特的《土耳其进行曲》。

怀孕注意

目前，胎教是让宝宝大脑发育较好的方式。医生告诉我们，准爸爸们这时候一定不能"偷懒"，因为有研究发现，宝宝对父亲的声音特别敏感，听到父亲的声音胎动会更多一些。所以准爸爸最好每天晚上抽出 10 分钟时间来对着准妈妈的肚子用中等音量说话或者讲故事，同时可轻轻地抚摸准妈妈的肚子。

孕期随笔

....

....

....

....

....

....

....

最好的胎教是什么

当了准妈妈之后，最需要付出的是爱心与耐心。从宝宝在你的身体里"扎根"那一天起，你就可以与他交谈，使用爱的语言，充满爱的心情，传递爱的信息。

宝宝宛如初生的"萌芽"，而准妈妈则像培育"萌芽"的大地，为了让宝宝得到最完整的爱，准爸爸也要以温柔的爱心来对待与体贴准妈妈。

与你的宝宝保持"心"的接触吧！让他每一天都能得到充足的母爱。

— 准妈妈小常识 —

呼唤胎教又可称母胎对话，是准妈妈及准爸爸与宝宝的语言沟通。准妈妈可以经常对宝宝讲一些日常用语，或有选择、有层次地给宝宝讲一些简易的儿歌。实施母胎对话时，准爸爸应积极参与，使宝宝感受到父爱，有利于宝宝出生后与父亲建立亲切、深厚的关系。

怀孕注意

准妈妈选择着装时，应以轻柔、耐洗、吸水、透气为原则，同时要考虑季节性。在冬季，准妈妈的着装要注意不让腹部和腰腿受寒，衣着要轻而暖，最好选用保暖性能好的毛料，也可以选择轻便柔软的羽绒服。

怀孕健康 小·贴士

专家建议，准妈妈在选择衣服时，不管在哪个季节，都最好避免选用化纤面料。因为化纤面料在加工时使用化学药剂处理，如直接与皮肤接触，会因准妈妈皮肤敏感性的增高而引起皮肤发炎，对宝宝也不利。无论准妈妈购买了何种面料的服装，穿新衣之前要先清洗，然后再穿。

孕 14 周

多吃膳食纤维丰富的食物，多饮水，以免出现孕期便秘。

重视皮肤护理，尤其是腹部、大腿、乳房这些容易出现妊娠纹的部位。

孕早期如何用药

青霉素：比较安全，包括广谱青霉素，如哌拉西林，口服、肌内注射、静脉滴注均可用于准妈妈。警示：按推荐剂量使用，不可超量。

红霉素：同类药还有利菌沙、罗红霉素等，分子量大，不易透过胎盘到达宝宝，对青霉素过敏者可使用，是衣原体、支原体感染的首选药。

先锋霉素：目前资料显示对宝宝无致畸作用。

螺旋霉素：治疗弓形虫感染，对宝宝无不良作用。

驱虫药：有致畸作用，应慎用。

镇痛药：扑热息痛可产生肝脏毒性；阿司匹林可伴有羊水过少，宝宝动脉导管过早关闭；布洛芬、萘普生、吲哚美辛可引起宝宝动脉导管收缩，导致肺动脉高压及羊水过少。

止吐药物：未见畸形增加报道。

维生素 A：大量使用可致出生缺陷，最小的人类致畸量为 25 000 ～ 50 000 国际单位。

怀孕健康 小贴士

享受孕期的最好方法就是放松心情。如果对性没有心情，那就尽量在你们的二人世界里制造些亲密的气氛，让准爸爸给你梳梳头发、做做脚护理，或者按摩后背和肩膀。好好利用这个机会与你的伴侣增进感情吧！

孕期随笔

— 准妈妈小常识 —

怀孕中期，准妈妈的一个意外收获就是可以毫无顾忌地享受更多的"性福"。这段时间里，你再也不用为如何避孕而烦恼，不仅性爱会得到改善，孕期激素的作用还会让你更富有魅力，这时的你会变得更性感。对很多女性来讲，至少在怀孕的部分时间里，感受到了前所未有的"性福"。

第94天

准妈妈还需要用化妆品吗

怀孕期间，准妈妈不用化妆品一样美丽动人。如果说想更加完美，那就要坚持多喝水，注意防晒，外出时使用有防紫外线作用的遮阳伞、戴遮阳帽等。夏季把散步时间放在早晨或傍晚。准妈妈因为雌激素分泌的增多，皮肤会比以往更加润洁、光滑，所以就算不使用化妆品，素面朝天也一样美。

— 准妈妈小常识 —

走过怀孕的前3个月以后，准妈妈有一种对外界兴趣逐渐恢复的感觉，宝宝作为一个独立的生命被接受了。这时准妈妈的身体形态的变化将导致情绪的变化，她们的依赖性也渐渐增加。因此，要多活动，多欣赏诗歌艺术，多做一些智力游戏，这些都有益于宝宝良好个性特征的发展。

孕期随笔

— 准妈妈小常识 —

准妈妈如果要做家务活儿或上班，应尽可能坐着进行，因为正常的姿势主要靠韧带支持，而怀孕期间，腹部重量日增，单靠韧带支持不够，还要靠部分肌肉的帮助，取坐位可缓解韧带和肌肉所受的压力，减少准妈妈患腰背痛的可能。

高龄准妈妈有哪些危害

一般而言，35 岁以上的女性怀孕称为高龄准妈妈。现代社会，由于竞争日趋激烈，生活节奏的加快，以及人们思想观念的更新，导致高龄准妈妈越来越多。医生称，随着女性年龄的增大，怀孕后发生危险的几率也越来越高。这些危险情况包括：唐氏综合征、高血压、多胎妊娠、妊娠高血压综合征、胎盘早剥的发生率较高等，且剖宫产的人数也多。所以，女性应尽量在适合的年龄里生宝宝，这样会更安全。

怀孕健康 小·贴士

祛除头痛、头晕的简便方法就是让自己睡得足、睡得香，这是大脑清醒的基础。要保证这一点，对睡眠环境有一定要求：卧室乃至整个房间要尽量保持安静；室内空气新鲜流通、湿度适宜。白天别过于忧虑，不要给自己平添心理压力，可能的话，找三五好友聊天、谈心，以放松身心。

怀孕注意

在怀孕 3 个月以后，大部分准妈妈的怀孕反应就可自行缓解和消失，这时准妈妈胃口会变好，食量大增，要注意给准妈妈增加营养，以满足准妈妈和宝宝的需要。所谓注意营养，不是在量上，主要是在质上；重要的在于多种营养素的平衡摄入，而不在于名贵与否。吃什么有利于准妈妈和宝宝，做准爸爸的还要找些书籍来认真学习。

— 准妈妈小常识 —

胎动的频率是宝宝健康的指针，平均一天的正常胎动次数，由怀孕 24 周的 200 次，增加到 32 周的 575 次是最高峰，直到足月时，会减少至 282 次，不过一般准妈妈是不会感觉到那么多的胎动的。

孕期随笔

准妈妈如何护肤

如果希望自己看起来仍然光彩照人，请阅读以下的准妈妈护肤手册。

为防止皮肤对化妆品过敏，孕期最好不用新的化妆品，而沿用已经习惯的产品。夏季为避免阳光对皮肤的直射，应选用那些专门为准妈妈设计的护肤品。

为减少腹部妊娠纹，怀孕前应注意坚持适当的锻炼，增加腹部肌肉和皮肤的弹性。怀孕后，注意适当控制体重增长的速度。孕期应多吃富含维生素C的食物，如柑橘、草莓、蔬菜等，还应多吃牛奶及其制品。

保证充足的睡眠。良好的精神状态对准妈妈的外在形象也有很大影响。

— 准妈妈小常识 —

怀孕时体内激素水平的变化，会使一些准妈妈的皮肤变得细腻、光滑。但也有些准妈妈的皮肤会变得非常敏感、粗糙，面部还会由于黑色素沉着而出现明显的妊娠斑。同时，由于孕期腹部和乳房的膨大，体重的迅速增加，腹部及乳房的皮下弹力纤维断裂，以致这些部位出现暗红色的妊娠纹。

怀孕注意

要旅游，不是什么时间都可以。怀孕初期准妈妈呕吐等早孕反应明显，加上要适应体内宝宝，如此身心大调整期间，不适宜出游；怀孕进入第三阶段，肚子太大，行动不便。所以，最佳出游时间在孕期的4～7个月当中。特别提醒：即使身体状况良好，出门旅游也不要去离家太远的地方，时间也不宜过长。

怀孕健康 小·贴士

这一时期的准妈妈做事要注意"量力"。不要像怀孕前那样毫无顾忌。要尽量避免负重和弯腰的工作。怀孕中期的准妈妈很容易感到疲劳，要注意休息，保证充足的睡眠，最好每天能午睡1～2个小时。睡姿以侧卧位为宜，左侧卧位最好。

孕期随笔

....

....

准妈妈做家务的时候要注意什么

特殊的时期需要特殊的关照，准妈妈虽然可以根据自己的身体状况适当做一些家务，但劳动时应注意自身的承受能力。

洗衣服时的注意事项：

★不宜用很冷的水洗衣，应适当兑些热水。

★洗衣时姿势要稳，不能蹲位洗衣，因蹲位可使宝宝受压，影响血液循环。

★洗衣时用力不宜过猛，搓板不要顶着腹部，避免宝宝受压。

★怀孕早期，洗衣时不宜使用洗衣粉，因为洗衣粉里的化学物质可损害受精卵。

★晒衣服时动作宜轻柔，不要向上伸腰，晒衣绳应低一些。

怀孕健康 小贴士

部分抗生素类药物因各有不同毒副作用，不主张准妈妈使用，常见的有：

四环素：可致牙齿黄棕色色素沉着，或贮存于宝宝骨骼，还可致准妈妈急性脂肪肝及肾功能不全。

庆大霉素、卡那霉素、小诺霉素：可引起宝宝听觉神经及肾脏受损。

氯霉素：引起灰婴综合征。

— 准妈妈小常识 —

怀孕令许多女性改变了很多不好的生活习惯，并发生了各种各样积极的改变。例如，专家认为怀孕是促成戒烟的最有效的办法之一，也是让女性呼吸新鲜空气并进行锻炼的极大动力。还有一些患有糖尿病的女性，会充分利用怀孕这个阶段来学习如何控制自己的病情。这些新养成的健康习惯会让妈妈们受益终身的。

怀孕注意

芳香疗法可以使准妈妈身体和精神放松。在优雅地享受芳香的同时，轻松地获得健康。但是，不是所有的香薰精油都可以使用，一定要咨询专业人士后才可使用。印第安薄荷油、芸香油、黄樟油、沙比桧油、香丹参油、香旱芹油、龙艾油等可能会引起流产，准妈妈不宜使用。

准妈妈进厨房时需要注意什么

★不应弯腰或蹲着，以免腹部受压，影响宝宝血液循环。

★厨房里由于燃烧的煤炉、液化气可释放出有害气体，煤炭燃烧过程中释放大量的二氧化硫、二氧化氮、一氧化碳，同时释放大量粉尘，煤烟里还含有致癌物质苯并芘等，所以厨房应安装抽油烟机，可减轻有害气体对准妈妈及宝宝的损害。有条件的准妈妈应少进厨房，并尽可能把停留在厨房里的时间缩短，厨房里应保持良好的通风换气。

★洗菜、刷洗碗碟时尽量不要把手直接浸入冷水里，因过凉受寒有诱发流产的可能。

★早孕反应严重者尽量避免到厨房去，因厨房的油烟和气味会加重恶心呕吐。

一 准妈妈小常识 一

呋喃坦啶：准妈妈患泌尿系感染时常选用，因可引起溶血，应慎用。

万古霉素：虽然对宝宝危害尚无报道，但对准妈妈有肾毒、耳毒作用。

环丙沙星、氟哌酸、奥复星：在动物狗实验中发现有不可逆关节炎发生。

抗结核药：使用时考虑利弊大小，根据自身情况向医生咨询。

抗真菌药克霉唑、制霉菌素、灰黄霉素：准妈妈最好不用。

抗病毒药：不主张用于准妈妈。

怀孕注意

准妈妈不要久蹲，蹲起时最好扶一下周围牢固的物体，要腿先起，以免压迫腹部或摔倒。原来骑自行车上下班的准妈妈，最好改乘汽车。

怀孕健康 小贴士

进入怀孕中期，准妈妈每日洗澡仍以淋浴为宜。衣着方面应选择吸湿、透气、手感好、易洗涤的面料，以纯棉面料为佳；衣服的样式要宽松舒适，穿脱方便，避免束缚宝宝和给准妈妈带来麻烦。在这一时期，若发生腹痛、腹坠、阴道流血或感到劳累时，要及时就医并休息。

孕期随笔

冬季哪些准妈妈需注意血压变化

冬季是妊娠高血压综合征的高发季节。其临床表现为高血压、蛋白尿、水肿，严重时出现抽搐等。以下准妈妈需注意血压变化。

★精神过分紧张或受刺激致使中枢神经系统功能紊乱者。

★寒冷季节或气温变化过大，特别是气压升高时。

★年轻初产准妈妈或高龄初产准妈妈。

★有慢性高血压、慢性肾炎、糖尿病等病史的准妈妈。

★营养不良，如贫血、低蛋白血症者。

★体型矮胖者。

★子宫张力过高的准妈妈，如羊水过多、双胎怀孕、糖尿病、巨大儿及葡萄胎等。

★家族中有高血压史，尤其是准妈妈之母有重度妊娠高血压综合征史者。

怀孕健康 小贴士

准妈妈的肌肤对太阳光特别敏感，不只是外出时要用防晒霜、阳伞、太阳帽把自己遮挡严实，哪怕就是待在家里，坐在摇椅上，就着窗外的阳光看小说时，也应该使用防晒指数适合的防晒用品作为保护。

— 准妈妈小常识 —

最近有研究表明：怀孕可以让女性体内产生一种抵抗卵巢癌的抗体，它能有效地阻止卵巢癌的发生。怀孕的次数越多、初次怀孕的年龄越早，效果越显著。

怀孕注意

当好准妈妈的保健监护。怀孕中期是宝宝发育的重要时期，这时准爸爸就要义不容辞地做好准妈妈的家庭监护喽！平日里不仅要了解宝宝的发育情况，还要及时发现异常情况，帮助准妈妈顺利度过怀孕期，让宝宝健康地成长。

孕 15 周

找些事情来做，打发无聊的时间，让生活更加充实。

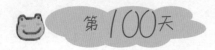
准妈妈如何看孕检B超

怀孕期间，准妈妈将做超声波检查，医院超声检查报告单一般包括以下几方面内容：胎囊、胎头、胎心、胎动、胎盘、股骨长度、羊水和脊椎、脐带。

胎囊：胎囊只在怀孕早期见到。它的大小，在孕1.5个月时直径约2厘米，2.5个月时约5厘米为正常。胎囊位置在子宫的宫底、前壁、后壁、上部、中部都属正常；形态圆形、椭圆形、清晰为正常；如胎囊为不规则形、模糊，且位置在下部，准妈妈同时有腹痛或阴道流血时，可能要流产。

胎头：轮廓完整为正常，缺损、变形为异常，脑中线无移位和无脑积水为正常。BPD代表胎头双顶径，怀孕到足月时应达到9.3厘米或以上。按一般规律，在孕5个月以后，基本与怀孕月份相符，也就是说，妊娠28周（7个月）时BPD约为7.0厘米，孕32周（8个月）时约为8.0厘米，以此类推。孕8个月以后，平均每周增长约为0.2厘米为正常。

胎心：有、强为正常，无、弱为异常。胎心频率正常为每分钟120～160次。

胎动：有、强为正常，无、弱可能胎儿在睡眠中，也可能为异常情况，要结合其他项目综合分析。

胎盘：位置是说明胎盘在子宫壁的位置；胎盘的正常厚度应在2.5～5厘米；钙化一项报告单上分为Ⅲ级，Ⅰ级为胎盘成熟的早期阶段，回声均匀，在怀孕30～32周可见到此种变化；Ⅱ级表示胎盘接近成熟；Ⅲ级提示胎盘已经成熟。越接近足月，胎盘越成熟，回声越不均匀。

股骨长度：是胎儿大腿骨的长度，它的正常值与相应怀孕月份的BPD值差2～3厘米。比如，BPD为9.3厘米，股骨长度应为7.3厘米；BPD为8.9厘米，股骨长度应为6.9厘米等。

羊水：羊水深度在3～7厘米为正常，超过7厘米为羊水增多，少于3厘米为羊水减少。

脊椎：胎儿脊椎连续为正常，缺损为异常，可能脊椎有畸形。

脐带：正常情况下，脐带应漂浮在羊水中，如在胎儿颈部见到脐带影像，可能为脐带绕颈。

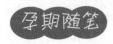
孕期随笔

标准体质指数是多少

体质指数，简称 BMI，是目前国际上最常用来度量标准体型的指数，它利用身高和体重之间的比例去衡量一个人是否过瘦或过胖。

BMI 指数 = 体重（千克）/ 身高（米 ^{2}）

输入的身高、体重后进行计算可以算出孕前的 BMI 值。

偏瘦型：BMI ＜ 18

标准型：BMI 18 ～ 24

过重型：BMI 24 ～ 27

肥胖型：BMI ＞ 27

怀孕期体重增加范围：

孕前 BMI 为 18 ～ 24：体重增加范围为 11.5 ～ 16 千克

孕前 BMI ＜ 18：体重增加范围 12.5 ～ 18 千克

孕前 BMI ＞ 24：体重增加范围 7 ～ 11.5 千克

总体来说，孕期体重平均增长应该在 11 千克左右。

怀孕健康 小贴士

体重增加过快的准妈妈要适当锻炼身体。晚饭适当减少，并减少主食，增加蔬菜和水果的摄入量，因为瓜果中热量少，含有多种维生素。瓜果中的膳食纤维还能缓解或消除便秘现象，这对于减少体内吸收热量很有利。

怀孕注意

怀孕中期，准妈妈可适当活动，这样有利于增强体力，为分娩做准备。这时期，由于准妈妈的腹部渐渐隆起，使得重心前移，很容易跌倒，因此走路要小心。

－ 准妈妈小常识 －

怀孕似乎能提升准妈妈的嗅觉，甚至味觉。当然，这样灵敏的嗅觉在怀孕初期可能会加剧晨起时的恶心感，但到了孕晚期，却会令她倍加享受各种美味。有些专家将这种"雷达鼻子"归咎于准妈妈体内雌激素含量过高。有些人则认为灵敏的嗅觉会让准妈妈自觉抵触有害物质，如烟或过期的食物，是一种身体自我保护的措施。

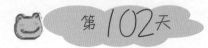
准妈妈如何让自己更美丽

做一个美丽准妈妈其实不难，只要拥有以下几件"宝物"：

套头衫：一件套头的衣服穿着方便，还不用系扣子，比对襟的衬衫省事多了。再有套头衫不漏风，穿在身上清新自在，出门不愿意换也不要紧。

合适的哺乳胸罩：合适的哺乳胸罩倒也不是必需，但戴上会让准妈妈觉得有益无害。

宽松肥大的裤子：准妈妈要暂别比基尼短裤和塑身衣了，肥大的裤子穿上去既"酷"，又会让准妈妈觉得行动方便。

— 准妈妈小常识 —

怀孕，犹如一项完全需要你自己动手完成的工程，是建立自信的一种特殊的方式。有些女性发现在孕期自己的身体状况有了很大的改观。医生指出，只要怀孕状况正常，准妈妈完全有能力参与多项活动，甚至承受适宜的压力。

怀孕健康 小·贴士

便秘是让准妈妈头疼的问题之一，但是超过半数的准妈妈都要忍受便秘的痛苦。这是由于宝宝在不断地长大，使腹内压增高，门静脉回流受阻，使直肠上、下静脉淤血造成的。如果准妈妈在如厕过程中有尖利的疼痛感，并且有少量的出血时，就应该注意了。

孕期随笔

怀孕注意

准妈妈体重增加过多会造成许多危险的并发症，如慢性高血压、先兆子痫、孕期糖尿病、肾盂肾炎、血栓症、过期怀孕及宝宝过大和难产等。当然，剖宫产的比率也会相对增加，而手术及麻醉的困难度、麻醉后的并发症及手术后伤口的复原等都是问题，尤其是高血压、糖尿病在分娩前后所引起的心脏衰竭，更可威胁到准妈妈及宝宝的生命。

准妈妈体重与什么有关

在怀孕期间，准妈妈的体重会增加 9～14 千克。不过，有些由于怀孕反应较重的准妈妈孕吐严重，造成体重减轻，于是便拼命地"补"；还有一些准妈妈发现自己体重增长"超标"，于是又拼命地"减"，其目的只是为了达到那个孕期体重增长标准。其实，我们是上了体重的"当"。现实生活中，很少有准妈妈的体重会与标准体重相差无几。因为影响体重的因素太多了，如身高、遗传、孕期反应，还有怀孕前的体重，都可能成为达不到标准的障碍。当然，如果体重增加得过快，就需要在医生的指导下检查有无隐性水肿，排除妊娠高血压综合征引起的水肿等情况。

怀孕健康小贴士

从怀孕中期以后，准妈妈要注意乳房护理、乳头保养，为产后哺喂宝宝开始做准备。要配戴合适的乳罩，这样既不会对乳房造成压迫，又能支托起乳房避免其下垂。乳罩要勤换洗，保持卫生。每日洗澡后，在乳头上涂橄榄油或营养霜，用拇指和食指轻轻按摩乳头及其周围皮肤。

孕期随笔

准妈妈小常识

相关研究表明：准妈妈怀孕第七个月时，是体重增加最快的时期。一般来讲，怀孕前半期，体重增加占增加总量的 1/3；后半期占增加总量的 2/3。即怀孕 1～12 周，增加 2～3 千克；怀孕 13～28 周增加 4～5 千克；怀孕 29～40 周增加 5～5.5 千克。

怀孕注意

中医学认为，苦瓜性寒，故脾胃虚寒者不宜多食。另外，苦瓜内含有奎宁，奎宁会刺激子宫收缩，引起流产。所以，准妈妈不宜多吃苦瓜，适量少吃无大碍。

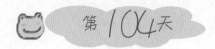

你知道什么是胎动吗

胎动指的是宝宝主动性的运动，如呼吸、张嘴、翻滚等。如果是被动性的运动，像受到准妈妈咳嗽、呼吸等动作影响所产生的运动，就不算是胎动。

胎动一般可分为清醒和睡眠两个时期。

清醒时，宝宝会有全身性和各部位的运动。例如，肢体运动、脊椎屈伸运动、翻滚运动、呼吸运动、快速眼睑运动等。

睡眠时期又可分为安静睡眠期和活动睡眠期。安静睡眠期的宝宝，利用超声波即可观察得到，他处于完全睡眠的状态，对于外界的刺激或声音，都没有明显的反应，因为不容易被吵醒，此时几乎没有胎动产生；活动睡眠期的宝宝，会有各种不自主的运动，如手脚运动、翻滚等，宝宝的心跳也会有加速的现象，容易感受到外来的刺激。如果此时，准妈妈稍微变换一下姿势，宝宝就可能会因被惊动而醒来。

— 准妈妈小常识 —

每一位准妈妈会因自身的状况不同而对胎动的感觉也不同。有的准妈妈觉得胎动就像小球在肚子里面滚动；有的则感觉像是肠子在蠕动；也有奇妙的说法，是像气泡的运动；更有趣的则形容，像蝴蝶在肚里闪过……那么，你呢？你觉得胎动是什么样的感觉呢？

怀孕健康 小贴士

怀孕以后，准妈妈由于受体内激素变化的影响，会出现牙龈充血、水肿、增生等状况。再加上早孕反应，以及有的准妈妈因刷牙漱口而引发恶心呕吐，大多数准妈妈都懒于护理口腔，而这时就容易患龋齿、牙龈炎、牙齿松动等病症。所以，孕中期一定要去看1次牙医，及时医治口腔疾病，并要加强口腔护理，保护好牙齿。

怀孕注意

知道自己怀上了宝宝，准妈妈的母性就会充分释放出来。为了他，准妈妈可以牺牲一切，包括女人最珍贵的容貌和体形。但专家表示，怀孕期间准妈妈的体重增加过量并不是件好事情。

准妈妈何时能感觉到胎动

事实上，在宝宝形成之初，胎动就已经存在了，不过，因为宝宝还太小，再加上有羊水的阻隔，准妈妈通常感觉不到。直到怀孕 16～20 周，准妈妈才会感觉到胎动。胎动在刚开始时并不明显，但之后却会越来越明显且频繁。有的时候，甚至可以直接看到准妈妈的肚皮局部隆起，这是宝宝在兴奋地拳打脚踢，这会让准爸爸和准妈妈好奇地想："宝宝在高兴什么啊？"宝宝的胎动，直到将近足月时，才变得越来越少，因为此时宝宝的体形增大、羊水量减少，使得子宫内的空间相对地变小，胎动也就自然而然地减少了。

怀孕健康 小贴士

良好的睡眠是不能少的，睡前用温水浸泡足部和小腿 20～30 分钟，有利于加速下肢的血液循环。在饮食上应多吃含维生素 B_1 的全麦粉、糙米、瘦肉；吃盐越少越好；喝水也要有节制。

— 准妈妈小常识 —

胎动最活跃的时候，就是当妈妈吃完饭后，血糖升高，宝宝的心情愉快，心跳速率加快时的这段时间，尤其在晚餐过后是胎动最频繁的时候。

怀孕注意

冰箱病又称耶尔细菌肠炎。耶尔细菌广泛存在于牛奶、肉、鱼、禽及蔬菜等许多食品中，适合在零下 4℃ 的低温下生长繁殖。冷藏在冰箱里的食品污染了此菌后，就可能引发肠炎。耶尔细菌肠炎的症状与普通肠炎相似，不过比一般肠炎的腹痛、腹泻严重些。

孕期随笔

....

....

....

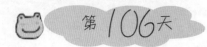
胎动消失预示着什么

胎动不正常，表示宝宝在准妈妈肚子里缺氧，开始时胎动往往增多，表示宝宝"躁动不安"，如果缺氧进一步加重，则胎动由快而慢、由强而弱，以至于不动，即胎动消失。胎动消失后12～24小时胎心也会消失，所以胎动消失是宝宝在准妈妈腹中不祥的信号，不可大意。

如果发现自己的宝宝不动了，可以拍拍肚子，让宝宝醒醒，或喝点热饮料，以增加肠蠕动，给宝宝一些外部刺激。

这时，如果还是没有恢复胎动，或者1～2小时都不动1次，赶快到附近医院，请产科医生查查"宝宝怎么啦"，千万不可大意。

－ 准妈妈小常识 －

如果准妈妈有轻微的发热，宝宝因为有羊水的缓冲中介，并不会受到太大的影响，但如果体温持续超过38℃以上，准妈妈身体周边血流量增加，但子宫和胎盘的血流量减少，宝宝也会变得少动。

怀孕健康 小·贴士

虽然胎动是反映宝宝活力的讯号，但也不要太过在意。有些过于紧张的准妈妈，只要1个小时感觉不到宝宝动，就担心胎宝宝是否出了什么问题，这样做只会徒增烦恼而已。宝宝在准妈妈肚子里的活动，因个体差别，"运动"的情况也不一样。

怀孕注意

当你知道自己怀孕的那一天，也许还没有深刻地感觉到自己即将当妈妈了！

直到第一次听到宝宝的心跳，第一次感觉到胎动，才越来越有真实感，一个小生命在你的子宫里逐渐成长，你真的快要当妈妈了！根据研究，准妈妈自己在家里观察胎动，确实可以降低胎死腹中的几率。

孕16周

保持外阴部的清洁，穿棉质的内裤。

饭后进行适当的散步。

孕中期产检都查什么

从现在开始到第27周,准妈妈要每4周进行1次例行的产前检查。孕中期产检中,医生会询问前次产前检查后有无特殊情况,如头痛、下肢水肿、阴道出血、胎动变化等;测量血压、体重、腹围、胎心率、进行尿蛋白检查;复查胎位,听胎心,测宫高;进行孕期卫生指导;复查血常规,及时发现妊娠合并贫血;复查尿常规,及时筛查妊娠高血压病和妊娠糖尿病;孕16～20周建议做唐氏综合征和神经管缺陷的血清学筛查;孕18～22周建议做B超筛查胎儿体表畸形;孕24～28周建议做妊娠合并糖尿病筛查(50克葡萄糖筛查试验)。

怀孕健康 小贴士

如果要出去旅游,准妈妈必须去向医生说清楚整个行程,以取得医生的同意和指导。另外,必须有亲人陪同,确保途中的周全照顾与安全。

怀孕注意

许多人认为,水果中富含纤维素和维生素,不仅对准妈妈有益,也可使宝宝皮肤好。水果对母胎均有益是没错的,但也不能没有节制地摄入。水果除富含维生素外,还含有大量的水和糖分,1个150～200克的苹果,就能产生100～120千卡的热量,相当于60～80克的米饭。果糖、葡萄糖等,可在体内转化为脂肪,使准妈妈体重增加。因此,准妈妈每天只要食用200～250克水果就行了。

— 准妈妈小常识 —

在检查中,医生会通过测量宫高画出妊娠图。孕16周是羊膜腔穿刺最佳时机,羊膜腔穿刺是指利用羊水、羊水细胞、绒毛膜细胞或胎儿血液等进行蛋白质、酶和代谢产物的分析,可以检测发现某些先天性代谢性疾病、血红蛋白分子病和神经管缺陷等,尤其是可以进行唐氏综合征筛查。孕中期第17～18周是查脊柱裂最佳时机。而第18～22周最适于B超筛查胎儿肢体畸形。

孕期随笔

....
....
....
....

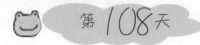

孕中期如何做脚部保健

在怀孕以后，准妈妈脚的负担也不轻。首先要支撑增加的体重9～14千克，脊柱前弯，重心改变；末期由于松弛素的分泌，颈、肩、腰、背也经常酸痛，脚更不堪重负，足底痛时有发生。

怀孕3个月后要穿宽松、舒适的鞋，前后共留有1厘米的余地，鞋底防滑，鞋后跟以不高于2厘米为宜，这样准妈妈的脚就不容易水肿。另外，准妈妈最好选择柔软的、天然材质的软皮鞋或布鞋，这样可以有效地减少脚的疲劳。合成革或不透气的劣质旅游鞋，沉重且不透气，会使脚的水肿加重。准妈妈最好每天用温热的水泡脚，这样做还能让生完小宝宝的新妈妈迅速恢复步态优雅的风姿。

怀孕健康 小·贴士

当准妈妈确实感觉到宝宝的"运动"减少时，应该安静下来不要慌张，先停止正在走动或忙碌的状态，休息一下后，再观察宝宝的活动情况。如果发现胎动真的减少，甚至是停止了，就应该尽快地找医生做进一步检查。

— 准妈妈小常识 —

准妈妈怀孕以后，有时会感到宝宝在腹中踢动，这是因为宝宝感到不安或不愉快，借由踢动传达给妈妈。当然，宝宝在愉快满足时也会踢动，只是两者讯号不同，愉快时表现得温和而且有节奏。当然，只有准妈妈能享受这种特权。

怀孕注意

过了孕14周以后，宝宝会产生快乐、不快乐、不安、生气等"感觉"，大约至30周时就逐渐有"心理"的雏形。当准妈妈高兴时，宝宝的动作变得有节奏、有韵律且自由自在。

要准备做孕检啦！

准妈妈如何应对乳房肿胀

怀孕 100 天以后，准妈妈会不时地感到乳房胀痛，这时该怎么办呢？医生告诉我们：要经常按摩乳房。因为，轻轻按摩乳房，可使过量的体液再回到淋巴系统。需要提醒的是，在按摩时，可先将肥皂液涂在乳房上，沿着乳房表面旋转手指，约 1 个硬币大小的圆。然后用手将乳房压入再弹起，这对预防乳房不适症有极大的好处。

怀孕健康 小·贴士

准妈妈外出时要注意饮食营养及饮食卫生。因痢疾、肠炎而导致的高热、脱水对准妈妈来说危害很大。因此，准妈妈外出前应做好充分准备，不吃包装不严格或过期食品，不随便饮用无厂家、无商标饮料。总之，准妈妈外出要处处注意饮食卫生。

怀孕注意

这个时期，脂肪开始在准妈妈的腹壁、背部、大腿等部位存积，为分娩和产后哺乳做必要的能量贮存。因此，准妈妈应适当增加植物油的量，也可适当选食些花生仁、核桃、芝麻等必需脂肪酸含量较高的食物，以充足地供应身体需要。

孕检

从第二次产检开始，准妈妈每次必须做基本的例行检查，包括：称体重、量血压、问诊、查子宫大小及看宝宝的胎心音等。如果准妈妈年龄在 35 周岁以上，建议您在 16 ～ 20 周后可抽血做唐氏征筛检。胎儿颈部透明带大于 3.0 毫米，抽血结果几率大于 1/270 者，有唐氏征儿的可能性，应安排做羊膜腔穿刺检查。至于施行羊膜穿刺的周期，原则上是以 16 ～ 20 周开始进行，主要是看胎儿的染色体异常与否。

孕中期铁对准妈妈有多重要

准妈妈缺铁的现象较为普遍，贫血的患病率为30%左右。宝宝出生时体内贮存铁约300毫克，能满足宝宝出生后4～5个月的需要。由于怀孕血容量的增加，为了提供宝宝生长过程中所需铁及胎盘中的血液循环和补偿分娩失血及产后哺乳，准妈妈一定不要忘了，从孕中期就开始补充铁质，以便很好地迎接宝宝的到来！

怀孕健康 小贴士

播放胎教音乐的器材最好请专业人员帮助选购，以确保器材的质量。

每次听的时间不宜过长。

孕期随笔

— 准妈妈小常识 —

准妈妈应少玩麻将。玩麻将时，准妈妈往往处于大喜大悲、患得患失、惊恐无常的不良心境中，加之争论激烈、神经高度紧张，使母体内的激素分泌异常。这些恶性刺激对宝宝大脑发育造成的损害，会远远超过对母体本身的损害。

怀孕注意

目前，市场上的胎教音乐器材大都附有1个传声器，准妈妈把它放在腹壁上使声波直接传入体内。但这种传导的方式，其高频声音对宝宝内耳基底膜上的短纤维刺激很强，耳蜗底部容易遭破坏。所以，准妈妈在为宝宝"听音乐"时要注意：尽量降低噪声或不使用传声器。

什么是"空气维生素"

大自然中的新鲜空气富含充足的氧气十分有利于宝宝的大脑发育,如郊外、公园、田野、瀑布、海滨、森林等处,都富含对人身心健康极其有益的负离子,这些都可以称为"空气维生素"。建议准妈妈要经常到山川、旷野中去走走,才能有机会获得这种"空气维生素"。

— 准妈妈小常识 —

怀孕期间,准妈妈应适当参加一些体育活动。适当的运动可以增强心脏的功能,保证供给宝宝足够的氧气,有利于宝宝的正常发育,减缓怀孕期间出现的腰腿痛、下肢水肿、心慌气短、呼吸困难等症状。因此怀孕期间,准妈妈应注意坚持适量的体育活动,做到有劳有逸,避免一味地休息,无所事事。

怀孕健康 小贴士

如果准妈妈怀孕前有运动习惯,怀孕时仍可维持适当运动量,如跳舞、慢跑、游泳等。但怀孕前没有运动习惯,就不建议在怀孕时增加新的运动项目,建议仅进行散步等轻松的活动,以免体力无法承担,增加受伤机会。

怀孕注意

单靠动物肉补充铁有困难,因为动物肉中含铁量如牛肉100克才含2.8毫克铁,每天至少吃1千克牛肉才能达到需要量;猪肉100克含1.5毫克铁,每天至少要吃2.9千克才能达到需要量,准妈妈怎么能吃下这么多的肉呢。因此,准妈妈必须用含铁的奶粉补充一部分,或者用药物来补充一部分才能满足需要量。

孕期随笔

准妈妈怎样选服装

一般情况下，买孕妇装只能穿一年，这实在有些浪费。聪明的准妈妈可以检查一下自己的裙子，把能利用的稍加改造就可以穿，在此基础上，再选购一件产后也能穿的孕妇装就比较节省又实际了。也可以遵照少打褶、多斜裁、裤腿紧、裤腰松的原则为自己选一件美观实用，又可以产后穿着的孕妇装。

— 准妈妈小常识 —

宝宝在4个月时大脑已形成，会将声音当做是一种感觉。5个月时逐步完成耳朵的构造，与成人相差无几。并且，他还会用自己的耳朵去倾听外界的或来自准妈妈的声音。介于200～1 000赫兹之间的声音，恰与准妈妈说话的声音一致，宝宝不但听得清楚，而且还会觉得很舒服，并且能敏锐地记忆准妈妈的声音。

怀孕健康 小贴士

如果想做一个健康的准妈妈，下面的几条不可不知：

★充分休息，每天睡眠至少10小时。

★避免劳累，避免情绪受刺激或过度激动。

★产前检查要坚持，1～2周1次。

★控制体重。饮食要低盐、低脂肪。

怀孕注意

准妈妈取仰卧或左侧卧位。准爸爸两手掌放在准妈妈的腹壁上可感觉到宝宝有伸手、蹬腿等活动，即胎动。胎动一般在怀孕后4个月时开始，7～8个月较明显，一般一天有两个高峰，一个在19～21时，一个是23时至凌晨1时，早晨最低。胎动是宝宝健康状况良好的一种表现。

孕期随笔

肚皮两侧瘙痒是怎么回事

　　怀孕以后，皮肤瘙痒是一个常见的症状，一种情况叫做怀孕瘙痒症，是在怀孕中晚期才出现的状况，但不起疹子。还有一种情况叫胆汁淤积症，会对分娩宝宝有一定的影响，可能造成缺氧，甚至会导致宝宝死亡。如果准妈妈觉得皮肤瘙痒但没有疹子就不用担心，但如果有疹子，就要到医院去做一下肝功能和胆汁酸的检查，来确定是不是胆汁淤积症。

－ 准妈妈小常识 －

　　医疗弹性袜是依据人体学压力原理设计的一种袜子。它能由下而上地给予脚部不同的压力，强效促进血液循环流通，从而避免产生静脉曲张。有的医疗弹性袜还采用了高级羊毛料制成羊毛袜，保暖效果很好，针对因怀孕下肢血液循环不佳所造成的脚部冰冷症状，给予脚部最佳的保护。冬天使用更可改善因天气寒冷所造成的脚部冰冷，维持血液循环顺畅。

怀孕注意

　　如果准妈妈在怀孕中遇到了棘手的问题，准爸爸要和她同甘共苦，共同面对困难。鼓励她，给她以力量，帮助她树立坚强的信念。同时也会鼓励宝宝同准妈妈一起来战胜困难，培养宝宝的坚强性格。

怀孕健康 小贴士

　　怀孕中期，准妈妈总觉得自己"很丑"，难为情，不愿意修饰边幅，不愿出头露面，甚至整天躲在家里。其实充满母爱的人是最美的，准妈妈应用心打扮自己，装点自己。但不要化太浓的妆，因为怀孕时皮肤比较敏感，使用过多的化妆品，对皮肤刺激较大，容易引起皮肤过敏。准妈妈可使用一些乳液、面霜等基础化妆品。

孕期随笔

....
....
....
....

孕 17 周

　　无妇科病史，胎像稳定的准妈妈可以有适当的性生活。

孕中期需注意哪些生活细节

想要在孕中期保持舒适且安全的生活，就千万不能忽略以下这些细节。

把可能绊脚的物品重新归置，留出最大的空间。

经常使用的物品要放在站立时方便取放的地方。清理一下床下与衣柜上的东西，调整一下厨房用品的位置。

把晒衣架或晒衣绳适当调低，加长灯绳。在卫生间及其他易滑倒的地方加放防滑垫。

在马桶附近安装扶手，使准妈妈孕晚期时更加方便。尽量使工作环境保持良好的通风状态。

如果居室通风条件不好，要设法安装换气扇或做其他的改善。

怀孕注意

孕中期振动骨盆运动，在孕4个月后做：仰卧位，屈膝，两手平放在身体两侧向上挺腹，背弯成弓形，数次再复原，每回做10次，早晚做。

怀孕健康小贴士

如果准妈妈觉得宝宝压迫到自己的横膈或其他器官，让她呼吸困难的话，她可以做手臂伸展的运动。

★深深地吸一口气，慢慢地将一只手臂举高到头上。

★深深地呼气，慢慢地将手臂放下。

★重复做以上两个动作，可以减轻呼吸困难的痛苦和消化不良的现象，也可以使宝宝移动到一个令准妈妈比较舒服的位置，并消除紧张和疲劳，增强体力。

准妈妈小常识

怀孕4个月的准妈妈已经摆脱了辛苦的早孕反应，身体和心理上都会感到稍微舒服一些。已经能看出下腹部隆起，但仍有腰部的沉重感。小便次数增多，阴道分泌物增多。在这个时期，准妈妈和宝宝都需要充足的营养。

孕期随笔

....

....

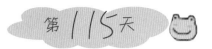

准妈妈使用家电要注意什么

生活中的家电用品是离准妈妈最近的，因此在使用时须非常小心。

★使用吹风机时不要将吹风机贴近头部。与烤箱、烤面包机保持70厘米以上的距离。

★与音响等影音设备、电冰箱、电风扇保持1米以上的距离；与电视机、空调、运作中的微波炉及电热器保持2米以上的距离。

★灯泡的电磁波比日光灯低，因此尽量少用日光灯。

★不要将闹钟、音响放在床头，距离要1米以上。

★墙壁无法挡住电磁波，我们不知道隔壁及楼下邻居放些什么电气产品，所以要将卧床远离墙壁。

★若屋外有电缆线通过，要尽量将卧床放在距离电缆线最远的地方。

— 准妈妈小常识 —

听胎心音：准妈妈排尿后仰卧床上，两腿伸直。家人可直接用耳朵或木听筒贴在其腹壁听到胎心音。孕24周前，胎心音多在准妈妈脐下正中或稍偏左或右听得清楚，听取心音多在胎背侧。

怀孕注意

准妈妈不要做长时间弯腰或下蹲的家务活，如擦地、在庭院除草一类的活儿。因为长时间蹲着会引起骨盆充血而最终导致流产，尤其在怀孕晚期应绝对禁止；冬天不要长时间地使用冷水，也不要长期待在寒冷的地方，身体受凉后也会导致流产。

怀孕健康 小·贴士

在晾衣服时，因为是向上伸腰的动作，肚子要用很大的力气，准妈妈长时间这样做也有可能会引起流产。如果洗的衣服太多，连续一件接一件地去晾，站立的时间长了会造成下半身水肿，所以准妈妈应该干一会儿，歇一会儿。

孕中期皮肤干燥怎么办

防止皮肤变干燥的"良方"如下：

★孕期皮肤十分敏感，每次洗脸时应使用温和无刺激的洁面用品。由于皮肤干燥，洗脸的次数应相对减少，每日两次即可。

★洗完后用手轻轻拍打几下，等水分半干，用温和的润肤霜均匀搽于面部，并轻轻按摩，这样有利于保持皮肤水分，促进皮肤的血液循环。

★适当多饮水，多吃新鲜蔬菜和水果，必要时也可服用一些维生素 B_2 等，以防皮肤干裂。

★保持室内一定的湿度，最好有空气加湿器，或在室内放一盆水。

★尽量避免吃辛辣食品、饼干和方便面，不喝浓茶和咖啡，否则会使皮肤更加干燥而无光泽。

怀孕注意

怀孕中期，准妈妈身体的重心也随之发生了转移，这时为了保持平衡，她不得不挺起肚子走路。所以，高跟鞋是千万不能再穿了，因为工作或生活的场所中，随时都会有一些障碍物出现，一不留意时就容易发生意外。

怀孕健康 小·贴士

在炎炎夏日里，准妈妈要学会给自己创造一个清凉宜人的环境，把室内温度调到 27℃～28℃，湿度保持在50%左右为宜。要注意室内的通风，并且不要用电扇对着自己直吹，睡觉时更要注意。

孕期随笔

— 准妈妈小常识 —

由于孕早期已经离开了接触毒物、噪声和震动的环境，孕中期的工作对准妈妈和宝宝不会有多大影响。所以，只要注意工作间隙能适当休息一下，不要长时间站立或一个姿势坐着就可以了。但是，从怀孕7个月开始，准妈妈就不应再值夜班。如果所在的单位仍安排值夜班，可以说明情况，征得理解，不要勉强从事。

孕中期重点补什么

此阶段是宝宝快速发育的阶段，准妈妈此时可以增加摄取蛋白质、维生素、牛奶与矿物质等营养物质，重点补充的是钙质与铁质。

★钙质：食物来源有奶制品、小鱼干及豆类制品（如豆浆）等。适量地摄取将有助于母体与胎儿钙质的吸收。

★铁质：摄取适量的铁质，可以改善准妈妈贫血的问题。食物来源有牛肉、猪肉与羊肉、菠菜及黑芝麻等。此外，建议准妈妈摄取适量的维生素C，这样可以有效地帮助人体吸收铁质。

— 准妈妈小常识 —

在准妈妈感觉到胎动以后，便可每日定时与宝宝做体操了。方法是平卧床上，尽量放松，双腿屈膝。准妈妈双手捧住腹部，用手指轻拍或轻压宝宝，当他受到刺激后，便会有所反应。经过一段时间后，宝宝习惯了这种活动，准妈妈一触时，他便开始运动，当他累了或烦了时，便会抖动或顿足，向准妈妈表示他的态度。宝宝体操开始时只做一两下即可，到怀孕8个月以后，可持续10分钟。

怀孕注意

孕期锻炼一定要注意准确计算心率，观察身体有无其他症状，是否出现呼吸困难、心动过速、心前区疼痛等。如果在锻炼中长时间感到疲惫不适，就需要降低运动强度。

怀孕健康小贴士

宠爱你自己就是宠爱你的宝宝，当你需要更多休息时，不要苛刻要求自己，尽量减少应酬。随着体重的增加，你需要换上质地轻薄、轻便宽松的衣服，这样就不会因为体温的升高而觉得不适。

孕期随笔

准妈妈每天需要补什么

热量：宝宝每天只需要300千卡，即每天除了维持自身体重外，准妈妈只需要额外摄取300千卡热量（4大杯牛奶是380千卡）。

蛋白质：每日4份。1杯牛奶相当于1/3份，113克鲑鱼等于1份，1杯优酪乳等于1/2份。

维生素C食物：每日2份。

钙：每日4份。除了存在于牛奶中，钙还存在于麦片、骨汤等中，也可服用钙片。

绿叶蔬菜：每日3份。

其他水果和蔬菜：每日2份。

谷类：每日5份，存在于粗粮、全麦面包中。

水分：每日至少2 000毫升。

补充剂：选择性地服用准妈妈专用补充剂。但最好的营养还是来自于食物，而且这些补充剂并非多多益善。

怀孕注意

电扇病的主要症状为头痛、头晕、疲劳、失眠等。由于电扇以一定的转速转动，空气的流动和振动也以一定的频率进行，吹得过久，会使人感到疲劳，甚至引起失眠、头痛。因此使用电扇时不宜正对着吹，时间也应适当控制，风速不宜过快。晚上不能吹着电扇入睡。

怀孕健康 小贴士

这个时候准妈妈的腹部在逐渐隆起，个别准妈妈有一种羞怯感，不愿意见熟人，特别是遇到要好的朋友，会感到很难为情。有的准妈妈不喜欢自己的"腰宽体胖"，为脸上出现的"蝴蝶斑"而恼火。其实，如此种种也是一种孕体美，应该在思想上树立正确的认识。

— 准妈妈小常识 —

准妈妈的体温一般高于正常人。人的正常体温，腋下是36.5℃左右。怀孕4个月的准妈妈腋下温度为36.8℃，比孕前略高，这主要与孕期的孕激素高有关。孕激素有升温作用，可使正常体温提高0.3℃～0.5℃。

孕中期怎样过个怡然之夏

对于大腹便便的准妈妈来说，夏日更显得漫长。为帮助准妈妈安然度夏，医生叮嘱：

★衣物要宽松：建议穿宽松、棉质的衣物，衣着尽量凉爽宽大，胸罩和腰带不宜束缚过紧，以免引发乳腺增生和影响宝宝的发育。贴身的衣裤最好也选择真丝或棉质的，以轻软舒适、容易透湿吸汗、散发体温为宜。

★睡眠要充足：要有一定午睡时间，工作中也要注意休息。

★饮食要卫生：一定要注意饮食卫生，海鲜类食品不要生吃，街头烧烤的羊肉串等食品也要少吃。使用冰箱要生熟分开，准妈妈进食前需重新加热，不能直接食用冰箱冷藏的食物。

★营养要均衡：夏季补充营养很重要，但也不要营养补过头，以免宝宝过大而造成分娩困难。每天吃水果最好不要超过1千克。切忌口渴才饮水，应每隔两小时喝1次。

— 准妈妈小常识 —

扁平或凹陷的乳头，宝宝的嘴是含不住的。所以，准妈妈在怀孕期间如果发现乳头扁平或凹陷，应从怀孕17周左右开始，在医生的指导下进行矫正。在没有流产危险的情况下，进行乳头牵出练习，每日数次。若乳头牵出困难，可以先压迫乳晕周围部分，再慢慢牵出，也可以用乳头吸引器来吸引乳头。

怀孕健康 小贴士

夏季一到，市场上五花八门的冷饮，像雪糕、冰激凌、棒冰、可乐、汽水等，都是高热能食品，不适宜多吃。因为这些冰品只能暂时解渴，但是其含糖量多，且其中的色素及添加物对健康无益，所以如果能花点工夫，自制一些简单饮品，对准妈妈会较有益。

孕期随笔

第120天

4个月的宝宝什么样呢

准妈妈陪伴着宝宝走过了最艰难的头3个月，当进入到第四个月的时候，终于可以松一口气了。医生告诉我们，当宝宝长到4个月的时候，他已经开始打嗝了，这是他呼吸的先兆。现在还听不到任何声音，因为他的气管充斥的不是空气，而是流动的液体。他的体重才只有150克，身长超过了12厘米，而他腿的长度也超过了胳膊，手指甲完整地形成了，指关节也可以运动了。

怀孕注意

平时除了电脑之外，在不使用打印机、影印机时就要拔除插头，可减少办公室内的辐射量。在家中，电视机、电风扇、冷气机、电磁炉、微波炉等电器不使用时也要拔掉插头，以减少家中的辐射量。卧室中尤须注意，如有长时间插着插头的电视机、录影机或音响，就等于整晚都暴露在电磁波中，因此就寝前拔除这些电器的插头比较安全。

孕18周

留意需要忌口的食物，注意补充充足的营养。

孕期随笔

....

....

....

....

....

....

— 准妈妈小常识 —

现代药理研究表明，珍珠粉的主要成分有碳酸钙、牛磺酸、人体所需的微量元素及氨基酸（甘氨酸、甲硫氨酸、丙氨酸、亮氨酸、谷氨酸等），其作用如下：

★牛磺酸可有效调节人体中枢神经及内分泌，助睡安眠。

★甘氨酸、甲硫氨酸有助于全面而持久地改善肤质，具有祛斑、除痘、美容延迟衰老、改善人体内分泌、促进新陈代谢、增强体质的作用。

注意孕中期的身体不适

对大多数准妈妈来说，孕中期的感觉应该是不错的——熬过了早孕反应，身体的负担又不太重，是孕程中相对舒服的阶段。但是，也只是"相对"而已。准妈妈即便是在怀孕的"安全期"，也会有某些与平常不同的感觉，如身体的疼痛与不适。这些怀孕期间常见的异样感觉也有分别，有的是正常的，有些则是疾病来临的信号，犹如一盏"红灯"，预示着危险，准妈妈千万不可麻痹大意，及时去医院进行检查才能确保整个孕期都平安度过。

腿抽筋：怀孕中期，准妈妈出现腿抽筋是非常常见的，尤其晚上抽筋更加严重，准妈妈在睡觉前伸展下小腿，有助于缓解这种情况。

阴道分泌物异常：准妈妈可能会注意到怀孕中期后，阴道白色的分泌物增多，有强烈气味，如果再出现发红，瘙痒，可能就是阴道炎了。

头晕现象：怀孕中期，宝宝需要的养分更多，所以从准妈妈身上吸取的营养就越多，一旦准妈妈营养得不到补充，就会导致血压下降，可能会出现头晕。血管会扩张来回应孕激素，直到血容量扩大到填满它们，血压就会下降，可能会偶尔头晕，这个时候可以采用左侧卧位恢复血压。

怀孕健康 小·贴士

专家特别提醒在夏天怀孕的准妈妈，一定要舍得流汗。因为汗水不仅能排泄体内的废物，调整体液，还能调节人的体温，使人感到不那么闷热。

孕期随笔

— 准妈妈小常识 —

孕中期，医生会定期给准妈妈测量子宫底的高度、腹围，监测胎位，听胎心。一般孕 18～20 周后，医生很容易就能用专用听诊器在准妈妈腹部听到宝宝心跳的声音。宝宝心跳的声音如同钟表的"滴答"声，正常每分钟 120～160 次，比成年人快得多，一般在准妈妈肚脐的下方正中或稍偏左或右听得清楚，或在靠近宝宝背部的部位听得清楚。

第122天

孕中期能完全放松了吗

孕中期，由于身体状况的安定，所以准妈妈可能会出现精神上的松懈，大舒一口气。但是，孕中期并不一定就平安无事。如由于怀孕造成各个系统的负担，可能会加重原有的心脏、肾脏、肝脏等病情；孕中期也可能会出现各种病理状况，如妊娠高血压综合征和贫血等。放松对身体状况的注意，很可能会导致不良后果。所以，准妈妈应定期到医院接受检查。

— 准妈妈小常识 —

你知道如何护理乳头吗？其实，护理方法也很简单，那就是每天用肥皂和软毛巾轻轻揉搓乳头约5分钟，然后用清水洗净。另外，也可用25%酒精擦洗，每日1～2次，这样乳头的皮肤逐渐增厚，变得坚韧，也就经得起宝宝的吸吮，而不易发生乳头破裂。

怀孕注意

不论是冬天还是夏天，冰箱都是准妈妈的"好帮手"，但是在这里，专家特别提醒准妈妈：冰箱内的食品要生、熟分开，进食前要重新烧熟煮透。尤其是在夏天，人们爱吃凉拌蔬菜、乳制品和自制冷饮，更要预防耶尔细菌的污染。

孕期随笔

....

....

....

怀孕健康 小贴士

专家提倡准妈妈在孕期一定要注意运动，因为运动能让人感觉到自己不那么笨重，而且还有助于减轻因腹部增大而带来的脊背疲劳，并使其在产后迅速恢复。但是，有一些注意事项需要准妈妈在运动之前牢记：

★在开始某一项锻炼计划之前，一定要征得医生的许可。

★千万不要让自己锻炼到疲劳的程度，微微出汗时就可以停止了。

★多喝水。

准妈妈怎样满足自己的胃口

怀孕中期，准妈妈的食欲会大增，这时可为自己做几道美味菜。

- 淮杞炖羊脑 -

配方：羊脑1个，淮山药10克，枸杞子7.5克，绍酒10克，食盐2.5克，味精2.5克，姜1片，高汤750毫升，胡椒粉0.5克。

做法：将羊脑的红筋挑掉，放在炖盅里。加入淮山药、枸杞子、绍酒、食盐、味精、姜片、高汤，放在炖盅内炖约30分钟，取起，弃掉姜片，撒上胡椒粉便成。

特点：淮杞炖羊脑是滋养性食品，有补肝肾、润肺养血、补脑安神之功效。

- 白瓜松子肉丁 -

配方：白瓜1个，瘦肉180克，松子仁50克，蒜蓉8克，生抽8毫升，白糖、淀粉各适量。

做法：白瓜洗净，去皮、去瓤，切成小粒；瘦肉洗净，切成小粒，加生抽稍腌，用水淀粉上糊；松子仁用清洁湿布抹过备用。锅置火上，放油，油烧热，放入白瓜粒煸炒，炒熟盛起。锅再置火上，放入油，油热下蒜蓉爆香后，下瘦肉粒炒熟，再将白瓜粒回锅，放白糖下松子翻炒均匀即成。

特点：可润肺、益气、助消化及促进宝宝大脑健康发育。

怀孕注意

怀孕中期，感受胎动是准妈妈每天最乐意做的一件事情。但是，有些准妈妈面对好动的宝宝却"愁眉苦脸"，因为他们的活动太活跃了，让人整个晚上几乎睡不着觉，那么这时该怎么办呢？医生提醒，不妨换个姿势试试，但如果还是没有用的话，那么请准爸爸帮助做腹部按摩吧！

怀孕健康 小贴士

夏天，如果准妈妈与空调为伴的话，要注意以下几点健康建议：

★保持清洁和充足光线。

★间隔一定时间要关机开窗，通风换气。

★既舒适又健康的室温最好是27℃～28℃，室内外温差以不超过5℃为宜。

★室温不宜低于24℃以下。

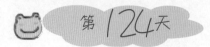

孕中期如何做碗可口汤

- 瘦肉燕窝汤 -

配方：猪瘦肉600克，中等燕窝75克，猪骨50克。

做法：将瘦肉和猪骨洗净，先放入沸水内煲约1.5小时，然后捞起猪骨，放入预先泡开、拣净的燕窝同煲半小时，用食盐、生抽调味。

特点：此汤补血益阴，滋阴润肠。其中猪骨含丰富钙质对准妈妈及宝宝都有好处，燕窝、猪瘦肉营养丰富，富含多种氨基酸、蛋白质和B族维生素，能助长发育。

- 淮杞羊腿汤 -

配方：羊腿700克，淮山药20克，枸杞子2汤匙，桂圆肉20克，荸荠肉4个，老姜5片。

做法：将羊腿皮洗刮净；荸荠肉切片。煲内水沸时，将全部材料放入，煲2.5小时以上，羊肉熟烂便可调味。

特点：此汤补气健脾，祛风除湿，富含优质蛋白质、维生素，准妈妈食用大有裨益。

— 准妈妈小常识 —

一般来讲，电视机在出厂前都已作了严格的检测，其电离辐射率不超过0.5毫仑，不至于对人造成放射线的危害。但放射线本身是一种能量，它产生的"二次效应"的能量传递，将会对人体产生危害。

怀孕健康 小·贴士

研究表明，各种细菌、真菌都可在空调室内生长繁殖。室内空气一旦被污染，加之长时间的封闭，易诱发一种呼吸道疾病——空调机肺炎，出现发热、咳嗽、胸闷、气急等症状。由于空调室温与外界气温相差大，长时间在空调环境下生活、工作，一旦离开空调环境，对外界的高温环境就很难适应，容易诱发感冒、皮肤病和胃肠道疾病。

孕期随笔

巨细胞病毒感染

宫内感染已经成为影响母婴健康的一个重要因素，其中巨细胞病毒（CMV）被认为是目前最常见的宫内感染病毒之一，是造成各种妊娠不良结局的主要原因之一。准妈妈感染巨细胞病毒后，多数为隐性感染，少数会出现畏寒、发热、头痛、咽痛、四肢关节肌肉疼痛、乏力等类似感冒的症状，还可出现肝大、黄疸、肝功能异常、血中单核细胞增多、异常淋巴细胞增多等。

巨细胞病毒除了会对准妈妈造成某些损害外，它还能通过胎盘感染胎儿，造成胎儿先天性感染、流产或死胎，先天性感染的患儿中大约有10%左右出生时会有明显的临床症状，如肝脾大、黄疸、小头畸形、生长迟缓，以及听力、视力等不同程度的损伤，意识、运动障碍，智力迟钝等。一般出现典型症状的患儿常在出生后数小时或数天内死亡，死亡率高达50%～80%。

巨细胞病毒感染临床表现无特异性，必须依据病原学和血清学进行确诊，常用方法为：

★通过酶联免疫吸附试验，检测准妈妈血清巨细胞病毒 IgG、IgM，IgM 阳性表示准妈妈有巨细胞病毒感染。

★准妈妈宫颈脱落细胞或尿液涂片行 Giemsa 染色后，在镜下发现嗜酸性或嗜碱性颗粒及巨大细胞包涵体。

★通过 DNA 分子杂交技术，检测巨细胞病毒 DNA。

★采用 PCR 技术，检测巨细胞病毒 DNA。

★检测脐血巨细胞病毒 IgM。

通常，我们建议在孕前先做一个巨细胞病毒 IgG 的检查，如果 IgG 呈阳性，说明该女性曾经感染过巨细胞病毒并在体内已经产生了抗体，怀孕后出现的巨细胞病毒感染属于病毒的复发或再发，由于巨细胞病毒继发性感染中发生宫内感染的几率小于1%，所以我们对孕期这种情况下感染的巨细胞病毒不必太过担心，但也并不是说这种情况就是绝对安全的。我们还可以考虑抽脐带血或者超声检查进行产前诊断。另外，准妈妈到了孕36～39周时，行宫颈分泌物CMV-PCR的检查，再选择分娩的方式，以避免发生胎儿通过产道感染巨细胞病毒。

如果 IgG 为阴性的女性在孕期发生了巨细胞感染则要提高警惕了，这种情况下感染的巨细胞病毒多为原发性感染。一般情况下，当脐带血检测出胎儿已存在宫内感染的风险时，从优生优育的角度来说，还是建议终止妊娠的。

孕中期的准妈妈可以睡席梦思床吗

准妈妈在怀孕中晚期最好不要睡席梦思床，尤其是质地较软的床垫。这个时期，准妈妈腰部前曲更大，睡松软的席梦思床仰卧时，比睡一般床更易使腹主动脉和下腔静脉受压而影响自身和宝宝的健康。另外，还可造成已经前曲的腰椎小关节摩擦增加。侧卧时，脊柱会不同程度地向侧面弯曲，长期下去，使脊柱结构与形态发生异常，压迫神经，加重腰肌负担，从而增加了准妈妈腰痛和腿痛的发病率。这种类型的睡眠既不能消除疲劳，又影响了准妈妈的生理功能。夜间，通常睡眠姿势要经常变动，而席梦思床较软，准妈妈深陷其中翻身不便，从而影响睡眠效果，加重疲劳感。

— 准妈妈小常识 —

研究表明，准妈妈吃鱼可以缓解忧郁情绪。这是因为鱼内有一种叫做Ω-3脂肪酸的营养物，该物质在海洋鱼类中含量较丰富，服用鱼肝油也可以补充这种物质。

怀孕健康 小贴士

准妈妈一般可用棕绷床或硬板床，硬板床上铺9厘米厚的棉垫或4千克以上的棉被褥为宜，枕头宜松软高低适中。合并双下肢水肿的准妈妈，可以在双侧小腿下垫棉被之类的松软垫以利水肿消失。

怀孕注意

孕中期，准妈妈血液循环加速，容易发生麦粒肿，也就是我们俗称的"针眼"，这是由葡萄球菌所引起的眼睑急性化脓性炎症。另外，经常化妆的准妈妈，睫毛根部容易长一些白色的小点，这是因为睫毛腺被阻塞了的原因。因此，准妈妈还是尽量少画眼线、少涂眼影。

孕期随笔

准妈妈脸上为什么长粉刺

准妈妈怀孕后，胎盘和卵巢中雌激素和黄体酮的分泌量会剧增。受激素的影响，原来干性皮肤的人可能会转化为油性皮肤，很容易长出粉刺。一些每次来月经前就会长粉刺的准妈妈怀孕后就特别容易长粉刺，不过也不用太担心，分娩后随着激素水平的降低，脸上的粉刺也会自行消失。准妈妈长粉刺时最好不要口服或涂抹药物，因为药物一般短期内难以见效，使用时间过长又容易对宝宝产生不良影响，有些药物甚至会导致宝宝畸形。正确的方法是，注意平时的饮食并护理好皮肤，以减少粉刺的出现。

— 准妈妈小常识 —

现代人工作忙碌，压力大，甚至经常加班熬夜，有很多早产都是由于准妈妈劳累所致。专家强调，要预防早产，最重要的是准妈妈要随时找时间休息，不要让自己处于过度劳累的状态，要随时注意自己的身体状况，有任何不适要尽快就医。

怀孕注意

家居周围要有一个良好的生活环境。如自家环境不好，可暂时住到别处，因为强烈的噪声和震动会引起宝宝心跳加快和痉挛性胎动。若家居周围属于污染区，因污染空气中有害物质较多，应毫不犹豫地迁居他处，哪怕临时租房。

孕 19 周

远离危险场所，足球场、篮球场这样的地方最好绕道而行。

怀孕健康 小贴士

孕期准妈妈要想更有"脸面"，早上最好用洗面奶仔细清洗脸部，晚上洗脸时先涂些清洁霜，用绵纸擦拭干净后，再用弱酸性洗面奶洗脸。在这个过程中要反复搓洗，使洗面奶充分发泡，然后再用清水反复冲洗。最好开始用温水洗，最后用凉水洗。由于一些化妆品中多含酒精成分，会刺激粉刺的生长，因此应避免使用此类化妆品，最好使用粉刺皮肤专用化妆品或保湿化妆品。

孕中期最适宜的运动方式

做个阳光"孕"动对准妈妈是一件非常快乐的事情,还等什么,一起来"孕"动吧!

散步。每天早晨起床后和晚饭后,可以与家人一同散散步,散步的时间和距离根据准妈妈自己的感觉来调整。散步的时候要慢慢地走,以免对身体震动太大或造成疲劳。

平时闲暇在家的准妈妈可以做做柔软体操和骨盆收缩运动。其目的是松弛腰部和骨盆的肌肉,为将来分娩时宝宝能顺利通过产道做好准备。需要注意的是,准妈妈在做操时动作一定要轻,要柔和,运动量以不感到疲劳为宜,并且一直坚持才会有效果。

怀孕注意

正常情况下,宝宝每20~40分钟会睡觉及清醒1次。清醒时,宝宝的活动就会增多。另一方面,宝宝在妈妈肚子里的活动还受很多其他因素的影响,其中最重要的就是妈妈给予宝宝的营养是否充足,若给得不够,宝宝就会"提出抗议",这时准妈妈就会感到宝宝在肚子里剧烈地活动。

怀孕健康小贴士

在孕中期的准妈妈,如何坐有很大的学问。专家提出,准妈妈正确的坐姿是要把后背紧靠在椅子背上,必要时还可以在靠肾脏的地方放1个小枕头。在乘公共汽车的时候,也要为了自己的身体和未出生的宝宝着想,千万不要羞于启齿给自己找个座位,因为急刹车会使自己失去平衡而摔倒。另外,要等车完全停下来以后才能下车。

— 准妈妈小常识 —

整个孕期大约需要1000毫克铁,其中350毫克用于满足宝宝和胎盘的需要,450毫克用于增加血容量的需要,其余200毫克贮存起来,作为分娩时血容量减少的铁库。怀孕期准妈妈对铁的吸收率可以增加2~3倍,而且停止月经也会减少铁的损失。

注意小宝宝的情绪

研究表明，宝宝在怀孕5周起就能对刺激做出反应；8周时能用蹬脚、摇头等动作来表示喜好或厌恶；6个月起，宝宝就过着积极的情绪生活，不满意时也会发点小脾气。新的研究发现，宝宝还能对准妈妈相当细微的情绪、情感差异做出敏感的反应。因此，准妈妈千万不可小视肚子里的"小家伙"，要不然，会惹他发脾气的。

怀孕注意

秋天，天气凉爽、干燥，人们的食欲会逐渐提高，应特别注意"秋瓜坏肚"。立秋之后不论是西瓜、香瓜还是菜瓜，都不能任意多吃，否则会损伤脾胃的阳气。因气候干燥，在饮食的调理上，要注意少食用辛辣的食品，如辣椒，生葱等。宜食用芝麻、糯米、粳米、蜂蜜、甘蔗、菠萝、乳品等柔润食物。

— 准妈妈小常识 —

宝宝在出生前，就开始熟悉准妈妈的声音了。子宫内的宝宝能听到外界的各种声音，不过他最爱听的却是准妈妈的声音。许多准妈妈也许不知道该对宝宝说些什么话，其实，这一点儿也不难，如准妈妈一边抚摸着肚子，一边唱摇篮曲就是不错的选择。

怀孕健康 小贴士

徒步行走对准妈妈很有益，它可以增强腿部肌肉的紧张度，预防静脉曲张，并增强腹腔肌肉。但一旦感觉疲劳，要马上停下来，找身边最近的凳子坐下歇息5～10分钟。如果没有条件在公园里散步，可以选择交通状况不太紧张的街道，以避免过多吸入有污染的汽车尾气。在走路的姿势上，身体要注意保持正直，双肩放松。散步前要选择穿舒适的鞋，以平跟、鞋面宽松为好。

要准备做孕检啦！

宝宝宫内缺氧时会怎么样

缺氧的宝宝早期会发出求救信号，具体表现则是"发脾气"，所以准妈妈一定不要放过自身所感受到的任何蛛丝马迹。

专家告诉我们，胎动的情况因宝宝的不同而有不同。安静型宝宝比较柔和，胎动次数较少；兴奋型宝宝胎动动作大，胎动次数多。如果一个原本活泼的宝宝突然安静，或一个原本安静的宝宝突然躁动不安，胎动低于10次/2小时或超过40次/2小时，则有可能是宝宝宫内缺氧，是宝宝为了降低氧的消耗或缺氧影响中枢神经所致。

— 准妈妈小常识 —

专家在试验中发现，只要用强光透过准妈妈的腹壁，宝宝就会立刻活动起来。等几分钟后慢慢适应，胎动才会减弱下来。

怀孕注意

毫无疑问，孕中期的准妈妈应该适当做一些工作，并参加一些平缓的运动。但有些准妈妈因体形显露而不愿活动，每天不干任何事情，凡事都由准爸爸包办，以为这样才会对宝宝有利。可这样做却易引起心理上的郁闷、压抑、孤独，这对宝宝是不利的。医学界认为，孕期适当的活动可以增强准妈妈的肌肉力量，对分娩有一定帮助。所以，准妈妈可以从事家务劳动，如果没有异常情况，孕中期仍可以坚持正常上班，这样对于改善心理状态也大有益处。

孕检

超声波检查，主要是看胎儿外观发育上是否有较大的问题。医师会仔细量胎儿的头围、腹围、看大腿骨长度及检视脊柱是否有先天性异常。准妈妈在16周时，已可看出胎儿性别，但在20周时，准确率更高。至于最令准妈妈期待的首次胎动，在18～20周出现。

准妈妈患梅毒会传染给宝宝吗

梅毒是由梅毒螺旋体引起的慢性全身性疾病，主要通过性接触经黏膜擦伤处传播，也可通过胎盘传播。一般情况下，一、二期梅毒的传染性最强，梅毒病原体在宝宝内脏（肝、肺、脾等）组织中大量繁殖，未经治疗的一、二期梅毒几乎百分之百地会传染给宝宝。早期潜伏梅毒（感染不足两年）感染宝宝的机会可达80%，未经治疗的晚期梅毒传染给宝宝的机会为30%，即便是性接触已无传染性的晚期潜伏梅毒（感染已过两年），感染宝宝的可能性仍有10%。受感染的宝宝，30%在宫内死亡，幸存者娩出后称为先天梅毒儿。

— 准妈妈小常识 —

肾脏功能差的准妈妈要多吃蛋白质和糖类；低胆固醇、低脂肪、高维生素的饮食都是保肾饮食；碱性食物有益于肾脏的健康，可以适当多吃些；日常生活中，对肾脏有保健作用的食物还有冬瓜、西瓜、赤小豆、绿豆、鲤鱼等；高盐饮食因影响体液代谢，不宜多吃。

怀孕注意

正常的胎心是有规律，并有力的，一般为120～160次/分钟，如胎位正常，在准妈妈下腹的左侧或右侧即胎背所在的一侧，准爸爸可借助简单的器械听取。胎动减少前，出现胎心过频，若超过160次/分钟，为宝宝早期缺氧的信号；胎动减少或停止，胎心少于120次/分钟，则为宝宝缺氧晚期。听取胎心的位置应在医生指定处，但需注意，若胎心异常，则应间隔20分钟再听；如胎心快，还应在没有胎动时复听。

怀孕健康小贴士

在夏天最炎热的酷暑季节，准妈妈怎样度过这个时期呢？首先，准妈妈要做到"夜卧早起无厌于日"。中午要有适当的休息时间，用于消除疲劳，弥补晚上的睡眠不足。但也不可嗜睡，因为久卧伤气，对母胎都不宜。为了适应夏季的气候，准妈妈也要适当参加一些体育锻炼，增强体质，以顺应季节变化。

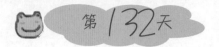

准妈妈有哪几种性格

很多医学研究表明，不同的性格会有不同的心情晴雨表，性格是对一个人情绪影响的一个很重要的因素。心理学家按照性格是否稳定和是否外向两个指标，将人的性格分为4种类型，不同性格的准妈妈对待孕期的反应会有不同的态度。

内向稳定型：被动、谨慎、有思想、安宁、克制、可靠、温和、镇静。

内向不稳定型：心境波动、焦虑、冷静、庄严、悲观、严峻、文静、保留己见、不好交际。

外向稳定型：社会化、开朗、健谈、易有反响、悠闲、活泼、无忧无虑、善于领导。

外向不稳定型：易怒、不安定、进攻好斗、易激动、易变、冲动、乐观主动。

怀孕注意

准妈妈在冬天泡澡时，一定要保持适当的通风，否则很快就会出现头昏、眼花、乏力、胸闷等症状。另外，由于热水的刺激，会引起全身体表毛细血管扩张，使准妈妈脑部的供血不足，加上缺氧，更容易发生晕厥。同时宝宝也会出现缺氧、胎心率加快等现象，严重者还可使宝宝神经系统发育受到不良影响。

— 准妈妈小常识 —

在怀孕期间，有些准妈妈的脸上会不时地起些小粉刺，这时千万不要用手挤压未成熟的粉刺，以免损伤皮肤。等到粉刺发黄，中间有脓疱突出时，洗干净脸和手，然后轻轻地挤掉突出的粉刺脓疱。

怀孕健康 小·贴士

敷脸与按摩一样，准妈妈要每周进行2～3次，不过要按照个人肤质的不同来决定敷脸的次数。有些人脸上的T字位（即两眉之间、鼻梁之上的位置）油腻、粗糙，要针对此区的特性选择适合的敷脸剂。敷脸剂可吸收多余的油脂，保持肌肤光泽。

孕期随笔

孕中期可以加大运动量吗

怀孕中期，也就是孕4～7个月，胎盘已经形成，所以不太容易造成流产。这个时期宝宝还不是很大，准妈妈也不是很笨拙，所以在孕中期增加运动量是比较适合的。当然，这时所说的加大运动量，并不是增加运动强度，而是提高运动频率、延长运动时间。但需要强调的是，一定要根据自己的情况来做运动，不要勉强运动。如果以前一直没有运动，那么可以做一些轻微的活动，如玩玩健身球；如果以前一直坚持运动，则可以游泳、打乒乓球。但切记不要做爬山、登高、蹦跳之类的剧烈运动，以免发生意外。

— 准妈妈小常识 —

那些习惯仰睡的准妈妈可要注意了，小心"仰卧位低血压综合征"，这是一种在特定的仰卧位时导致的血压急骤下降的一系列症候，甚至会导致休克，一般症状轻的准妈妈临床症状会很快消失，严重的可持续至改变体位为止。

怀孕注意

准妈妈在散步时要注意速度，最好控制在4千米/小时，每天1次，每次30～40分钟，步速和时间要循序渐进。同时，散步要先选择环境，比如在花园或树林。如果是沙尘天气，就尽量不要外出。

孕期随笔

怀孕健康 小·贴士

现阶段，有一种健身球运动很流行，准妈妈可以到专业妇幼保健院做，也可以买回家自己做。健身球是那种大大的、软软的，很有弹性，可以承受300多千克的重量，准妈妈坐在健身球上，就像浮在水面上，非常舒服，能大大减轻下肢的压力，而且前后左右运动都可以，这样就锻炼了骨盆底肌肉和韧带，有助于分娩，对宝宝的生长也很有帮助。

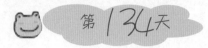

第134天

准妈妈心情不好时怎么办

★有意识地控制自己的情绪，一旦心情特别坏，应尽量做一些或者想一些其他的事情。

★如果真的特别担心或害怕，就把它说出来，说给准爸爸、父母或者好朋友，让他们帮你分析，你就会觉得事情远没那么可怕，也会卸下这个思想包袱。

★开朗是准妈妈的一大法宝，也是其减压的手段，多与人交流也会使人轻松。

★可以多参加准妈妈聚会，多交流彼此的感受。

★可以向有经验的妈妈探讨自己担心的问题，就很可能会发现自己特别担心的事情再正常不过了。

— 准妈妈小常识 —

准妈妈防辐射服的制作是将金属纤维配合织物一起织成布料，做成衣服。金属网可以起到吸收、屏蔽电磁波的作用。当然，金属网织得越密效果就越好。

怀孕健康 小·贴士

小黄瓜比大黄瓜更具开胃效果，这也是为何小黄瓜常以开胃凉拌小菜出现的道理。其他如洋葱、小西红柿也是凉拌菜的好角色，不仅开胃，也不增加肠胃负担。

孕20周

胎动的时候可以让准爸爸贴着肚皮听听。胎宝宝的活动频繁起来，对强光的反应会比较大。

怀孕注意

性格内向而情绪又不稳定的准妈妈最容易发生心理问题。因为她本身的情绪波动大，又不善于与别人沟通和倾诉，自己内心的焦虑和痛苦没办法以有效的方式化解掉，所以情绪不好很难调整过来。这时作为准爸爸，就一定要主动为准妈妈排忧解难，及时交流开导，让她的心情好起来。

孕期随笔

素食准妈妈该吃什么

每日需要摄取食物量如下：

豆类及豆制品：每日至少 6 ～ 7 份。

五谷根茎类：每日至少 12 份。

蔬菜类：每日 3 碟。

水果类：每餐 1 份水果，每日至少 1 份富含维生素 C 的水果。

油脂类：烹调用油每日 3 汤匙，但如果摄取较多坚果类食品，就要减少烹调用油量。

另外，还要摄取足够的热量及蛋白质，如果有摄取不足现象，可增加全谷类制品或植物蛋白奶粉，如豆奶粉。此外，还可以选用与氨基酸有互补作用的食品，如豆类及豆制品、五谷类、坚果类、蔬菜类等。

怀孕注意

当准妈妈真实地感到腹中新生命的存在时，她满脑子都是这个小生命，其他事情都变得无足轻重，凡事都以体内的宝宝为出发点，对外界的反应也显得有些淡漠和迟钝，做事更显得心不在焉……这些细微的变化，作为准爸爸一定要仔细观察，以确保准妈妈的身心健康。

— 准妈妈小常识 —

性格与怀孕也有关系吗？当然，如果准妈妈性格不稳定，如情绪控制差、敏感、多疑、压抑、悲观等，在怀孕期间就容易出现紧张、焦虑、抑郁等不良情绪；如果准妈妈性格稳定、控制力强、自信心与自尊心强、乐观等，准妈妈的孕期心理就会很健康。

怀孕健康 小贴士

准妈妈在怀孕期间，心理和生理都会有很大的变化，留一头长发会徒增累赘，不如剪个清爽的短发。如果坚持留一头长发，那么就应该稍加吹卷，避免给人一种凌乱或邋遢的印象。外出参加宴会，最好把长发盘起，表现出高雅、成熟女性的韵味。

准妈妈可以吃热性调味品吗

八角、大茴香、小茴香、花椒、胡椒、桂皮、五香粉等都属于热性调味品，时下食品店的调味品中大都含有上述成分。这些调味品可以使食品着色、味道鲜美，从而刺激人的食欲。那么，准妈妈能否一如既往地吃这些东西呢？医生说，对于这些热性香料，准妈妈不需要一概禁忌，可按个人的习惯食用。但需要注意的是，热性香料其性热具有刺激性，可使胃腺分泌液减少、造成肠道枯燥、大便干结等，因此，有溃疡病或痔疮的准妈妈切记不要多吃。

怀孕注意

准妈妈平时说话要和气、谦虚、温文尔雅；在与人接触时，不讲粗话、脏话；与人发生矛盾时，不恶语伤人。这样做，不仅有益于自己良好的心境，也对腹中宝宝有益。

— 准妈妈小常识 —

子宫的肌肉分内、中、外3层，外层肌纤维纵向排列，中层是交错排列，内层是环状排列。由于子宫肌层呈交叉网状，所以它的扩张收缩力都很强，可以有力地保护宝宝，随宝宝增大而增大，并且在需要娩出宝宝时，它可成为娩出的动力。

怀孕健康 小·贴士

怀孕以后，准妈妈会出很多汗，易使被褥潮湿，而潮湿的被褥不干爽、板结，睡在上面、盖在身上都不舒服。同时潮湿的被褥适宜各种微生物生长繁殖，易使准妈妈感染皮肤病及其他系统的疾病。因此，准妈妈的被褥要经常晒一晒，使棉絮变得松软，睡觉时感觉舒服才有利于睡眠，而且利用太阳的热能及其中的紫外线还可起到消毒的作用。

孕期随笔

....

....

....

准妈妈得了抑郁症怎么办

如果在一段时间（至少 2 周）内有以下 4 种或 4 种以上症状，准妈妈可能已患上孕期抑郁症。如果其中的一种或两种情况近期特别困扰她，则必须引起高度重视。

★不能集中注意力。

★焦虑。

★极端易怒。

★睡眠不好。

★非常容易疲劳，或有持续的疲劳感。

★不停地想吃东西或者毫无食欲。

★对什么都不感兴趣，总是提不起精神。

★持续的情绪低落，想哭。

★情绪起伏很大，喜怒无常。

— 准妈妈小常识 —

子宫生长在盆腔的中央，它像一个倒置的前后略扁的梨。没有受过孕的子宫长 7～8 厘米，宽 4～5 厘米，重 30～50 克。子宫是一个空腔，下口开口于阴道。子宫壁分 3 层，外面是薄薄的浆膜，中间是较厚的肌层，最内面是子宫内膜。

怀孕健康 小贴士

当准妈妈觉得自己得了抑郁症后，可以这么做：

★和准爸爸多交流。

★保证每天有足够的时间和准爸爸在一起，并保持亲昵的交流。尽其所能来使你们的关系更加牢不可破，这样当宝宝降生时，准妈妈就会有坚强的后盾，可以放心依靠。

★把情绪表达出来，向朋友们说出你对于未来的恐惧和担忧，轻松而明确地告诉他们你的感觉。当你处在怀孕的非常时期时，你需要朋友的精神支持，而只有当他们明了你的一切感受时，他们才能给予你想要的安慰。

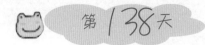

第138天

大腹便便的准妈妈怎样安全过冬

准妈妈身体越来越笨拙了，尤其是到了冬天。这个时期，准妈妈的出行等都变得极为不方便，可总在屋里闷着也是不行的。因此医生建议，准妈妈要想度过一个安全的冬季，必须做到以下几条：

注意保暖：大风、降雪、寒潮天气尽量减少出门，外出时要多穿衣服。

注意营养：由于冬季人体散热多，准妈妈应该比其他季节多吃些营养食物。

注意安全：出行需有人陪伴，雪天要穿防滑鞋。

怀孕注意

平日里不爱说话的准妈妈在孕期表现得更为敏感，情绪变化也较大，所以可能有时会发脾气，或者以平时不太容易接受的方式来发泄，这时家里人尤其是准爸爸应该明白这是她的情绪不稳所致，不是她故意与大家过不去，应尽量理解她，让她心情平和下来，这时准爸爸体贴的表示和坚定的信念是让她情绪"阴转晴"的最好办法。

— 准妈妈小常识 —

心理学发现，一件不可控制或不可预见的事情对人的威胁最大，而如果相信某些事是可控制的，就会减轻心理负担，怀孕对准妈妈来说有很多事情是不可控制和不可预见的，所以多知道一些孕产的知识，通过看书、听讲座等方式学习相关知识，对于减轻准妈妈的焦虑十分有效。无论是哪种性格的准妈妈，学习科学知识都是值得推荐的好方法。

怀孕健康 小贴士

有的人在怀孕后，认为要心情舒畅就是想怎么做就怎么做，想干什么就干什么，这种放纵对准妈妈、对宝宝都是不利的。还有的准妈妈怀孕后不再注意自己的仪表，大大咧咧，这对培育宝宝细腻、优雅的气质不利。因此，准妈妈在怀孕期不仅要注意营养，保护身体健康，还要加强修养，使自己成为一个合格的准妈妈。

孕中期的准妈妈如何护理秀发

孕期头发护理有讲究，尤其是在孕中期，一定要经常洗头，洗后不要用强风吹干，最好不用卷发器卷发，未完全干时不扎它。洗后发型任其自然，尽量不要过多地梳理和用过热的电吹风吹。怀孕期间的头发通常比一般情况下略干些，所以准妈妈要按干发型来梳理和护养，为了防止头发的断裂，可以换用干性头发的洗发剂和护发剂，这些护理品能减少头发的损伤。

怀孕注意

在孕中期，准爸爸要陪准妈妈一起去"听课"。目前很多医院的产前检查服务中都有这项内容——准妈妈课堂。准妈妈在课堂里可以学到一些关于怀孕和分娩的必要知识，这种"课堂"都是欢迎准爸爸们来参加的。所以，准爸爸最好能于百忙之中抽点儿时间与准妈妈一起去听课，一来学了知识，二来也是体现自己对准妈妈"心理支持"的有力行动。

－ 准妈妈小常识 －

怀孕快5个月的准妈妈每天早晚可进行"美国式的踢肚游戏"，每次3～5分钟，其姿势如同爱抚。当宝宝踢肚子时，准妈妈可轻轻拍打被踢部位，然后等他第2次踢肚。一般在1～2分钟后，宝宝会再踢，这时再拍几下，接着停下来。如果你拍的部位改变了，宝宝会向你改变的部位再踢，注意改变拍的位置离原来踢的位置不要太远。

怀孕健康 小贴士

孕中期，准妈妈的脊椎会受到很大的压力，因此平时要尽可能地避免俯身弯腰的动作，以免给脊椎造成过大的重负。如果准妈妈需要从地面捡拾起东西时，腹部会妨碍背部做弯曲动作，因此俯身动作不仅要慢慢地、轻轻地向前，还要首先屈膝并把全身的重量分配到膝盖上。准妈妈需要清洗浴室或是铺沙发、沙发床也要照此动作进行。

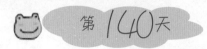

准妈妈怎样选择 "精神食谱"

书是准妈妈文化修养的基础，也是胎教必不可少的精神食谱。因此，选择一本合适的孕期读本无疑对自身和宝宝都有着非常大的作用。因为读一本好书，看一篇好文章，无异于在精神上获得 1 次美的净化，使人心情开朗，精神振奋。同时，对深居腹中的宝宝也会起到潜移默化的渗透作用。在这里，专家建议我们，准妈妈宜选择阅读一些趣味高雅、给人以知识的启迪、使人精神振奋、有益于身心健康的书籍。比如，一些名人的传记、名言；优美的抒情散文；著名的诗歌、游记；有趣的童话故事；艺术价值高的美术作品；以及有关胎教、家教、育婴知识的书刊杂志，从中获得知识和力量。

— 准妈妈小常识 —

音乐胎教一般在怀孕 5 个月时进行，因为此时的宝宝已经有了听力。每次大概 5 ～ 12 分钟，6 个月以后，每次 20 分钟，一天 1 ～ 2 次，可以选择在早晨起床或晚上入睡前进行，如胎动强可多听几次，但每次不要超过 20 分钟。

怀孕注意

宝宝是否近视与遗传有一定的关系，尤其是当父母均为高度近视时，宝宝近视的几率就会更大，即使不是一出生就成为近视，也会成为近视基因的携带者，一旦受到环境的影响，就可能发展为近视。

怀孕健康 小·贴士

背痛是准妈妈常见的孕期"病"之一，不过不要着急，防治背痛有妙招，可选用能提供良好支撑的硬床垫。如果床垫往下陷，只要将一块夹板放在床垫下就行了。同时你还会发现睡在床板上时背部舒服极了。

孕期随笔

5个月的宝宝什么样呢

怀孕5个月时，宝宝已长出头发、眉毛及睫毛，眼睛还是闭着的，皮肤呈暗红色，全身一层柔细的胎毛。这时的宝宝身长为23～25厘米，体重约300克，可听到胎心音。这时，宝宝的感觉器官开始按区域迅速发育，神经元分成各个不同的感官，味觉、嗅觉、听觉、视觉和触觉都从现在开始在大脑的专门区域里发育，神经元数量的增长开始减慢，但是神经元之间的相互连通开始增多。现在准妈妈肯定能感到宝宝在不停地运动，会做一些翻滚动作，有时他的运动太剧烈，会让准妈妈晚上睡不着觉。

怀孕注意

准爸爸哪怕工作再忙，也要争取每天抽出时间陪准妈妈散散步。怀孕后准妈妈会经常觉得腰酸背痛，到了怀孕的中、晚期，准妈妈的腿或脚还可能会肿。每天花几分钟为她擦擦背或者做做足底按摩，这些亲密的小举动将会永远保存在准妈妈的甜蜜回忆里。

— 准妈妈小常识 —

在夏季，准妈妈最好穿无袖无领的衣裙，把脖子露出来，把头发剪短一点儿，可显得利落些。可以穿颜色协调一致的衣服，使得身体显得修长。但要避免颜色灰暗的衣服，衣服的款式也不要选皱褶过多的，应以简洁明快的为好。

怀孕健康 小贴士

适宜的家务劳动可增加准妈妈的活动量，可防治孕期最容易出现的便秘，既能增进准妈妈的食欲，又能改善准妈妈的睡眠质量，还有助于预防准妈妈发胖。但是，有些家务活在孕期是不应该做的。因此，孕期做家务活必须特别当心，要适度、适量，量力而行。

孕21周

由于油脂分泌增加，脸上可能会长小痘痘，不过不用过于担心，可以用温和的洗面奶清洗，注意为皮肤补水。

孕期随笔

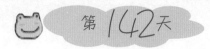

准妈妈可以跳舞吗

跳舞的目的和游泳一样，是用来锻炼分娩时肌肉力量的运动方法。准妈妈可以配合旋律，使手、脚、腰等部位自然摆动，让肌肉充分伸展、放松，以达到运动的目的。专家表示，在怀孕期间，虽然准妈妈的肚子很大，可是由于卵细胞激素的作用，会使身体出人意料地自由和柔软。如果能很愉快地运动，不但对身心有益，还可以促进分娩的顺利进行。如果从来没有跳过舞，也不必在孕期特别去学跳舞。选择自己最喜欢的运动，持之以恒，对自身和宝宝都很有帮助。不过，需要注意的是，运动量必须适度。

— 准妈妈小常识 —

怀孕5个月的准妈妈，腹部的隆起开始明显，由于食欲增加，体重的增加明显，又由于子宫增大，挤压上腹部后会感到饱胀和消化不良，有很多准妈妈开始有意识地控制自己的饮食。但这个时期，宝宝最容易吸收母体营养，因此，准妈妈应该注意在这一时期补充各种营养素。

怀孕健康 小贴士

由于下腹部的隆起开始渐渐地显现，为防止腹部受凉及松弛，传统上有在5个月的时候缠腹带的习惯。使用了腹带，可改善和预防由于姿势的失常而引起的腰痛，亦可支撑并固定膨胀起来的腹部，保持正确的姿势，以使动作轻快。

怀孕注意

有了宝宝，准妈妈注意力就会大转移，不如从前那样关心准爸爸，对准爸爸的感情也不如从前那般细腻，这会让准爸爸有一种失落感。特别是在性生活上，如果真的是由于自己的心理、体力、精力等无法进行，那就主动向准爸爸解释清楚，取得准爸爸的理解，千万不可为此伤害了准爸爸。

孕期随笔

孕中期必备体操有哪些

伸展运动：先做一些伸展四肢的动作热身。背部伸直，保持住身体的重心。

向前伸臂：双手用力往前伸，有助于伸展整个身体，并能减轻背痛。

旋转踝关节：主要通过踝关节和脚尖的活动来促进血液循环，以改善下肢血液循环，并强健脚部肌肉。将一只脚抬离地面，屈伸踝关节并旋转，先按顺时针方向旋转，再按逆时针方向旋转。

怀孕健康 小·贴士

"音乐浴"对解除疲乏、心胸郁闷、头昏、头痛有立竿见影的效果。

方法：坐在带靠背的沙发、椅子或躺椅上，双腿放在前面比座椅稍高的凳子上，双手平放在双腿两边，闭上眼睛，全身放松。收录机放置在一定距离的地方，音量开到适中，音乐以自己喜爱的为主，节奏较明快为好。音乐要连续播放10分钟左右。

— 准妈妈小常识 —

一些食品对宝宝的大脑发育有害，应尽量避免过多地摄入，以免影响宝宝的正常发育。如进食肉类要适量，因为人体呈微碱性状态是最适宜的，而肉类可使体内趋向酸性，致使大脑迟钝、不灵活，影响宝宝的智力发育。

怀孕注意

怀孕的第五个月是宝宝大脑形成的时期，所以准妈妈在这个时期应该注意从饮食中充分摄取对脑发育有促进作用的食品，如鱼肉、坚果等，以利于宝宝脑组织的发育。

孕期随笔

....

....

....

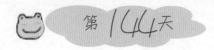 第144天

什么是舒缓运动

盘腿：早晨起床后或者是临睡觉前，准妈妈盘腿坐在地板上，两手轻轻地放在两膝上，然后两手用力推压膝盖，持续一呼一吸的时候，即把手放开。如此一压一放持续 2～3 分钟。

摆腿：仰卧，左腿伸直，右腿屈曲，足底平放于床面，后脚跟靠近臀部，然后右腿缓缓倒向左腿，使腰扭转，接着右腿再向外侧缓缓倒下，使右侧大腿贴近床面。左右交替每晚临睡时各练习 3～5 分钟。

抬臀：仰卧、屈膝，腰背缓缓向上拱起或呈反弓状，尽量抬高臀部。复原后静卧 5 秒钟再重复。

弓背：两手掌和膝部着地，头向下垂，背呈弓状，然后边抬头边伸背，使头肩在同一水平上，接着仰头，使腰背呈反弓状。抬臀和弓背运动的目的在于加强腹肌和腰背肌力量，并使骨盆韧带松弛。每天早晚各练习 5 次。

— 准妈妈小常识 —

怀孕 5～8 个月的准妈妈可以到沙盘活动室，利用布娃娃、动物玩具及小房子等设计布置庭院。要造出沙盘上的小世界，准妈妈必然要发挥一定的想象力。她大脑的这一活动使血液中增加的激素经脐带传给宝宝，并相应刺激宝宝的大脑，为他出生后的创造力、想象力打下了基础。

怀孕健康 小·贴士

怀孕 5 个月以后，有些准妈妈可能会发生皮肤瘙痒等孕期反应。另外，还可能有不明原因的痛痒，全身出现红色的小疹等。遇到这些情况，准妈妈不必惊慌，对于皮肤痛痒，可用温水洗澡，不要用肥皂，避免搔抓以防感染，或外用药剂等以消除症状。

孕期随笔

孕中期能否做引产

有些准妈妈由于各种原因，不得不在怀孕中期才做出不要宝宝的打算。这时候，医生建议只能做中期引产。简单地说，是用引产药物使子宫兴奋、收缩，使胎儿排出。中期引产的方法较多，如用利凡诺，成功率达 95%～98%，排出时间为 45～53 小时，但如剂量过大，有可能引起肝、肾中毒。还有水囊引产，成功率为 84%～97%，时间为 15～48 小时，此法应特别注意生殖道感染的问题。在这里，医生提醒，中期引产有可能引起并发症，如产后产道出血、损伤、感染和全身中毒及其他并发症，要慎重做出决定。

怀孕注意

在工作中，准妈妈要注意量力而行，应该努力争取同事们的谅解。避免在水中工作，预防着凉，浴后要注意保暖，在夏天睡觉要用毛巾被盖在肚子上，冬天尽量减少外出。

— 准妈妈小常识 —

芝麻，特别是黑芝麻含有丰富的钙、磷、铁，同时含有 19.7% 的优质蛋白质和近 10 种重要的氨基酸，这些氨基酸都是构成脑神经细胞的主要成分。

孕期随笔

....

....

....

....

怀孕健康 小贴士

面对问题，要进行辩证分析。不要只看到不利的一面，也要看到有利的一面。既要宁静淡泊，又要乐观处事。

结合音乐熏陶法和哼歌谐振法，尽量在短时间内使自己的情绪得到缓解和松弛，时刻想着宝宝需要准妈妈的欢乐情绪。

用幽默处理愤怒。幽默是情绪的改善剂，它可以使烦恼化为欢畅，痛苦变为快乐，尴尬转为融洽。同时，妙趣横生的语言无疑是对宝宝一种潜移默化的滋润。

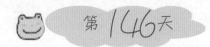

孕期体重增长的误区

孕期准妈妈的体重直接关系到整个分娩过程的顺利与否，以及分娩后妈妈和宝宝的健康。但是在妊娠期间，准妈妈们对于体重问题还是存在着不少的误区：

★没怀孕的时候注意节食，怀孕了之后可以毫无节制的大吃大喝。

怀孕了饭量当然要增加，因为"一个人要吃两个人的饭"。

★为了保胎，准妈妈就要"多吃少动"。孕期吃得越多、体重越重越好，才能生个健康的"大胖宝宝"。

★体重都是长在自己的身上了，为了自己以后的身材，要严格控制体重增长。

是不是您在怀孕的过程中也不知不觉误入了这些误区呢？其实孕期的体重增长要控制在标准范围之内，才能保证宝宝的健康，同时使准妈妈在分娩的时候更加顺利，也更利于产后恢复。

— 准妈妈小常识 —

有的专家批评胎教和对宝宝过早进行刺激的行为，怀疑那样是否压力过大或是否有用。父母应仔细观察宝宝，不要让刺激的时间过长或使宝宝的负担过重。当宝宝明显不感兴趣或感到劳累时，应该考虑是不是因为准父母给的任务太难或不够有趣等原因造成的。5～6个月间的乐曲可以适当增加，交替轮流播放。此外，准妈妈还可以唱儿歌，父母之间可以用亲切的言语交流对大自然的赞美等。这样的胎教每天进行2次，每次5分钟。

怀孕健康 小贴士

孕中期，准妈妈要注意着装的颜色。一般春夏季应穿浅色，秋冬季应穿深色，除了要与季节相适应之外，以色泽柔和、明快的暖色为宜，避免色彩产生的不良刺激，如心情烦躁、压抑等。

怀孕注意

有些准妈妈为了促进宝宝大脑的发育，大量食用人参、桂圆、鹿茸、蜂王浆等补品。其实，补品是不可滥用的，用多了往往会起到相反的作用，可造成流产或死胎等。

安胎有什么大学问

根据产科医生的说法，在怀孕 36 周以前，若有不利于继续妊娠的征兆就必须安胎。怀孕 27～35 周时，若有出血、子宫收缩、下腰胀痛，合并规则性的腰酸，这些都是先兆性早产的征兆。当有如此征兆发生时，除了卧床休息安胎之外，可以请医生视准妈妈的个人体质，给予适当的安胎药，以延长怀孕的时间。安胎的目的，是为了让宝宝能够在母体内顺利地发育、成长，而达到足月的成熟度。安胎是"消极"面的治疗，而"积极"面的治疗方式就是要避免早产情况的发生。

怀孕注意

孕中期准妈妈应选择宽大、透气的服装，以棉、麻质地为佳。床褥不宜过于柔软，过软不利于翻身，还会导致脊柱位置异常。

怀孕健康 小贴士

实验表明，在孕期适当运动的准妈妈，其新生儿心脏比一般宝宝大些。此外，适当注意多运动的准妈妈，还能促进腰部及下肢血液循环，减轻腰腿酸痛及下肢水肿，有助于促进身体对钙、磷的吸收。

— 准妈妈小常识 —

营养学家指出，准妈妈应特别注意在她们的日常饮食中加上香蕉。因为香蕉是钾的极好来源，并含有丰富的叶酸，而体内叶酸、亚叶酸和维生素 B_6 的储存是保证宝宝神经管正常发育，以及避免无脑、脊柱裂等严重畸形发生的关键性物质。此外，钾还有降压、保护心脏与血管内皮的作用，这对准妈妈自身也是十分有利的。

孕期随笔

孕中期怎样服用叶酸

据有关资料调查显示，有些准妈妈为了不让自己体内缺乏叶酸，盲目到医院、药店等地方购买叶酸，其实这样是不对的。孕中期，准妈妈服用叶酸，一定要在医生或保健人员的指导下使用，切忌滥用，尤其不能用叶酸片代替叶酸增补剂。叶酸片并不是预防宝宝畸形的药物，而是用于治疗贫血的药物，如果准妈妈长期服用高浓度的叶酸，不但起不到预防宝宝神经管畸形的作用，反而会对自身和宝宝造成严重的不良后果。因此，医生提醒各位准妈妈，千万别滥用叶酸，更不能用叶酸片替代准妈妈奶粉来服用。

— 准妈妈小常识 —

有资料表明，当人不围头巾、不戴帽子并保持静止状态时，在不同的温度条件下头部的散热量也不相同。根据气温的高低变化得出的头部散热量为：气温在15℃时，从头部散发的热量为人体总热量的1/3，在0℃时为1/2，零下15℃时则为3/4。这充分说明，气温越低，人体从头部散发的热量也就越多，所以冬季保暖的要点就是头部的保暖。

怀孕健康 小贴士

在怀孕期间，当准妈妈出现怀孕水肿时，可试用赤小豆炖鲤鱼汤，吃豆和鱼并喝汤，对怀孕水肿有较好的治疗作用。

孕22周

孕中期对于铁和钙的需求量大增，要注意摄入富含铁、钙的食物。这一时期是宝宝听力发育的关键期，要注意避免噪声。

怀孕注意

人们喜欢日常起居时穿拖鞋，因为它具有方便、柔软、有弹性等优点。准妈妈的汗腺分泌旺盛，脚部的汗液多，容易形成汗脚，穿橡胶或塑料拖鞋时有可能引发皮炎，过敏性体质的准妈妈尤为明显，因此以薄布拖鞋为宜。

孕期随笔

吃酱油会使宝宝皮肤变黑吗

日常生活中，常有人提出类似的疑问。其实，人的肤色与人体内黑色素的含量有关。而黑色素的多少又受内分泌的影响，也会由于阳光中的紫外线照射而增加。如夏季阳光强烈，照射时间较长，肤色变深；冬天阳光温和，照射时间也短，肤色又会变浅，故有夏天黑、冬天白的现象。

酱油是由麦、豆等原料发酵而制成的调味品，尽管呈褐色，但进入人体胃肠后，会被消化成简单的物质，然后被吸收，因此吃酱油并不影响肤色。

怀孕注意

孕期焦虑是一种不同于一般害怕的情绪，它是一种情绪障碍，会使人陷入一种预感将有什么不祥事情发生的模糊而不安的状态中。焦虑作为一种强烈的情绪反应，会引起一系列作为应激反应的生理变化。使人的理智活动，如认知、理性判断和推理等产生障碍，表现出非理性行为和频频失误的反应。同时，焦虑作为一种持续的情绪反应，还会使人生理上、心理上的紧张状态得不到松弛，影响准妈妈和宝宝的健康。

怀孕健康 小贴士

夏天，如果遇到下雨天气或闷热天气，准妈妈应尽量少外出，更不要去空气不流通的场所，要尽量选择空气新鲜、比较凉爽的地方，以防中暑。

一 准妈妈小常识 一

咸鱼含有大量二甲基硝酸盐，进入人体内能被转化为致癌性很高的二甲基硝胺，并可通过胎盘作用于宝宝，是一种危害很大的食物。

孕期随笔

....

....

....

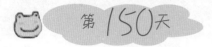
孕中期如何选用化妆品

在怀孕期间，由于准妈妈身体内分泌改变，黑色素沉着增加，易出现雀斑。为了掩饰雀斑，有些准妈妈化妆过浓。事实上，自怀孕第五个月起，准妈妈的皮肤会变得干燥或粗糙，适当的皮肤保养是应该的。但准妈妈化妆应以淡妆为主，因为准妈妈皮肤比较敏感，如果使用过多化妆品，就会刺激皮肤，引起过敏。在这个时期，准妈妈可以使用日常用的乳液或面霜。像指甲油、染发剂、口红、烫发水是禁止使用的。

— 准妈妈小常识 —

巧选裤装要以裤腿松紧度合身的为好，大腿和腰部应该比较宽松，以突起的腰围为准。穿上这样的裤子，上面再套一件宽大的外衣，在外衣的遮掩下，准妈妈的身材会显得比较适中。这种裤子也可以选用准爸爸的宽大裤子进行改造，把小腿部分缝得窄小一些即可。

怀孕注意

若问在家里谁最能影响准妈妈的情绪，那当然是准爸爸了。因此，作为家里的心情晴雨表，准爸爸要积极参与胎教行动，不要让准妈妈生气，要时刻注意自己的一言一行和情感态度。

怀孕健康 小贴士

到了孕中后期，肚子一天比一天大，对弯腰洗头的准妈妈来说真是个困难！这段时期，准妈妈可以自备洗发水到附近的美容店去洗头；或者请准爸爸帮忙为自己洗头。虽然不过是举手之劳，但洗头过程却会变得充满爱意。另外，准妈妈在洗浴时，一定要注意防滑。

孕期随笔

....

....

....

....

孕中期如何选外衣

肚子一天天凸起，穿什么样的外衣便成了准妈妈最头疼的一件事情。下面是一些购衣锦囊，准妈妈可根据自身情况来选择。

应选择冬天保暖，夏天凉爽，简洁宽松，款式美观，尺寸适合，穿着得体的服装。

颜色可根据个人的爱好选择，但以单色、朴素为好。大红大绿或花哨的图案会增加准妈妈的臃肿感，条状花纹能使准妈妈相对的"苗条"一些。

在怀孕5个月之后，应根据季节准备衣服，以宽大、舒适为宜。外出时衣服要准备1～2套，平时准备2～3套，夏天最好穿准妈妈裙，既宽松又凉爽。

怀孕注意

当准妈妈过分热衷于胎教时，作为准爸爸的你可不能袖手旁观，一定要适时制止，在时间上为准妈妈把握好，并随时关注宝宝的感觉。如果发现宝宝烦躁，应立即让准妈妈停止胎教。宝宝是在睡眠中长大的，需要较长时间的睡眠和休息。如果一味刺激宝宝，使宝宝得不到很好的休息，会影响他的生长和发育。

怀孕健康 小贴士

改变饮食，增加钙元素摄入。抬高腿坐着，少站立，穿有支托的长袜，能预防小腿痉挛。

孕期随笔

— 准妈妈小常识 —

如果准妈妈要选购一条合适的裙装，可以参照少打褶、多斜裁、裤腰松的原则为自己选一条美观实用，又可以产后穿的孕妇装。选择斜裁的宽摆上衣，在孕期可以遮盖凸起的腹部，产后也可以日常穿用，看上去舒适而浪漫。

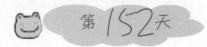

孕中期如何选一双合适的鞋

穿鞋首先要考虑安全性。

★鞋的宽窄、大小合适，透气性好、宽松、轻便，富有弹性，帮底柔软的鞋，有助于减轻脚部的疲劳。

★鞋后跟要宽大些。

★鞋底要有防滑波纹，具有防滑性。

★准妈妈最好穿软底布鞋、旅游鞋、帆布鞋，这些鞋具有良好的柔韧性、弹性和弯曲性，穿着舒服、轻便，并可防止摔倒。

★保持正常足弓，减少脚部疲劳、肌肉疼痛、抽筋等，最好的办法就是采用适当厚度的棉花垫在脚心部作为支撑。尤其是到怀孕晚期，脚部水肿，则要穿稍宽大一些的鞋。

－ 准妈妈小常识 －

如果准妈妈有一件露背的太阳裙，可以把裙子的两边拆开，再选择两块和裙子搭配的布缝在两侧，这样看上去就像设计出的时装裙。而裙子的宽幅可以增加，产后只需在腰间系上一条精致的腰带，就可以穿上外出了。

怀孕注意

维生素A是宝宝生长发育所必需的营养物质，但在孕期摄入大剂量的维生素A可导致宝宝先天异常。维生素A不足时会导致宝宝发育不良、畸形、死胎或出生后抵抗力差，对母体也可以出现易感染、早产、流产和难产、产后恢复缓慢和乳汁分泌不良等症状。

怀孕健康小贴士

在暑天为自己做一道保健可口的蜜糖银花露吧！它既可作为夏天的清凉饮料，又能治疗咽炎、暑疖、痱子。蜂蜜性味甘、平，含葡萄糖、果糖、蔗糖、麦芽糖、蛋白质、多种矿物质和多种维生素，能补中益气、安五脏、和百药、解百毒、润肺止咳、润肠通便；金银花性味甘、寒，有抗病毒、收敛、利尿等作用。先将15克金银花煎水，去渣放凉，再加入30克蜂蜜，兑水饮用，益处多多！

准妈妈的声音有多重要

研究证实，在某种声音下，仪表上显示的宝宝心跳速度会增快。专家称，在怀孕22周左右，约有80%的宝宝会有这类反应，到了怀孕30周左右，几乎所有的宝宝对于声音都有心跳加快的反应。宝宝对不同的声音有不同的反应，他们最喜欢妈妈的说话声、小鸟的鸣叫声和风铃声。此外，宝宝也有讨厌的声音，如摩托车的引擎声、汽车的紧急刹车声、大声叫喊的人群声，以及妈妈发脾气的声音等。如果准妈妈能经常以温和的声调与宝宝交谈，你的声音就能使宝宝产生安全感。

怀孕注意

我们所倡导的胎教是一种在自然基础上，经过科学的学习加以升华，宝宝感受到的是幸福。所以说，每位准妈妈都要有高度责任感和美好的愿望，注意身心的保养，保持良好的情绪，静静地等待宝宝的到来。

怀孕健康小贴士

准妈妈的专用弹性袜最好在每天下床之前穿上。如果一时忘记穿了，可以重新躺回床上，将腿部抬高于心脏处，15～20分钟后再穿上；准妈妈在洗澡前可暂时将袜子脱下，如果洗澡后到就寝时间较长，最好也穿上，睡觉时可以脱下。

— 准妈妈小常识 —

如果为准妈妈的下身配裙装，最好选用类似西服长裙的贴体式长裙，腰部可加背带，裙形像一个倒放的梯形，如果外面再套上宽松的外衣，几乎不露什么痕迹。产后再穿这样的裙子时可以把腰部收褶，就像一条别致的郁金香式的时装裙了。

孕期随笔

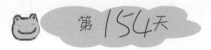

准妈妈怎样做好乳头保护

乳头是在产后喂养宝宝的重要"工具"，所以准妈妈一定要保护好自己的乳头。如果出现不适，可以做如下练习。

乳头伸展练习：将内陷的乳头清洗干净后，将两指平行地放在乳头两侧，慢慢地将乳头向两侧外方拉开，牵拉乳晕皮肤和皮下组织，尽量使乳头向外突出，重复多次；随后再将两指分别放在乳头上下两侧，使乳头向上下纵行拉开，重复多次。每日2次，每次5分钟。

乳头牵拉练习：乳头短小或扁平的准妈妈，可用一手托住乳房，另一手的拇指、中指和食指抓住乳头将其轻轻向外牵拉，或将两拇指放在乳头两侧，左右挤动，再上下挤动，将乳头挤出。每日2次，每次重复10～20下，甚至更多。

— 准妈妈小常识 —

宝宝马上就快6个月了，这时准妈妈的体重明显增加，其肚子已经大得引人注目，乳房也明显增大、隆起，接近了典型准妈妈的体型。从这时起，是准妈妈身体非常容易疲劳的阶段。由于增大的子宫压迫身体各个部位，使下半身的血液循环不畅，因而格外容易疲劳，而且疲劳很难解除。

怀孕健康 小贴士

弹性袜穿法与一般丝袜相同，穿好后要把褶皱部分抚平，以免对皮肤造成压力；袜子顶端也不要有卷曲的情形，否则会让血液滞留，产生水肿现象。此外，还要注意指甲、手表、戒指等，勿刮伤弹性袜。双腿有伤口、发红、发紫等异常现象时，请就医检查，勿再穿着。

孕期随笔

准妈妈爱学习对宝宝有益吗

怀孕以后，许多准妈妈往往容易发懒，什么也不想干，什么也不愿想。尤其到了孕中期，挺着肚子，更是什么也不想做了。专家称，这样对于准妈妈自身和宝宝都无益处，更是胎教中的一大忌。

我们知道，准妈妈和宝宝之间是有信息传递的。宝宝能够感知妈妈的思想。如果准妈妈不思考也不学习，宝宝也会深受影响，变得懒惰起来，显然，这对宝宝的大脑发育是极为不利的。倘若准妈妈始终保持着旺盛的求知欲，则可以使宝宝不断接受刺激，促进大脑神经和细胞的发育。因此，准妈妈要从自我做起，勤于动脑，勇于探索，在工作上积极进取，在生活上注意观察。总之，准妈妈在孕期始终要保持强烈的求知欲和好学心，充分调动自己的思维活动，使宝宝受到良好的教育。

怀孕注意

愤怒是由强烈的刺激而引起的一种紧张的情绪。所以，准爸爸平时要尽量避免让准妈妈受到这种强烈的刺激。平日里，准爸爸可以多创造些缓解准妈妈紧张情绪的外环境，引导准妈妈学会自我放松和自我平衡。同时，准爸爸也要多动脑筋，丰富准妈妈的业余生活，提高她们的处世能力。

怀孕健康 小贴士

在怀孕期间，准妈妈要学会使用托腹带为自己减缓重力负担。由于怀孕到 5 个月左右，宝宝的成长趋于稳定，但发育速度仍极为迅速，腹部会很快变大而且沉重。准妈妈可根据自身情况，选择适合自己的托腹带，以帮助自己轻松度过孕期。

— 准妈妈小常识 —

根据临床观察，准妈妈在怀孕 24 周时，大约有一半的宝宝为臀位，但在怀孕 34 周时，臀位只占 $1/6 \sim 1/4$，大多数宝宝能自行转成头位。在临产时，约有 99% 的宝宝为纵产式，横产式仅占 $0.5\% \sim 1\%$。

孕 23 周

多注意脸部的水肿，如果水肿严重或者突然水肿，一定要去医院检查。

母婴血型不合要做什么检查

如果准妈妈为 O 型，准爸爸为 A、B 型或 AB 型，则发生 ABO 血型不合的可能性大，如果准妈妈为 Rh 阴性，而准爸爸为 Rh 阳性者，则发生 Rh 血型不合的可能性大。如果准妈妈怀疑自身和宝宝的血型不合，要做如下检查：

抗体测定：对疑有血型不合的准妈妈，应在怀孕中期检查准妈妈血中有无抗体，可诊断有无血型不合，必要时连续测定观察其抗体浓度的变化，可以判断病情的变化，以指导采用防治措施。

羊水检查：有条件的医院可抽取羊水，测定宝宝血型或做羊水胆红素测定，以判断宝宝是否为血型不合或测定其溶血损害程度。

B 超检查：观察宝宝有无水肿，有无肝脾大及腹水等，可推测宝宝溶血的严重程度。

－ 准妈妈小常识 －

准妈妈知道吗？养成定时观察胎动的习惯，是准妈妈了解腹中宝宝是否安好的一个最直接的办法。小家伙胎动的方式大致有 3 种：怀孕 6 个月左右开始剧烈地踢腿和冲撞运动；怀孕 7 个月左右则缓慢地蠕动和扭动；还有一种就是强烈地痉挛式的胎动。怀孕 28 ～ 38 周是胎动最活跃的时期。

怀孕健康 小·贴士

怀孕 5 个多月，大多数准妈妈是吃得太多而营养不均。其实，孕中期一般无需进补太多，只需要在饮食的内容上正确选择及分量上适量摄取，或者改成自行烹煮简单菜肴。此外，若要进行夏季凉补，准妈妈或家人勿自行滥用过多的健康食品及中药材，若要按照食谱制作一些药膳，最好能先征求中医师的意见。

孕期随笔

如何预防溶血症

准妈妈与宝宝的血型不合，要从以下两方面去预防：

防止准妈妈致敏：对 Rh 阴性的孕产妇，在怀孕 28 周、34 周及产后 72 小时内分别肌内注射抗 Ph（D）IgG 300 微克，有超过 8 周的流产、早产者，用此抗体时应加量。

中药治疗：有流产、早产、死胎、新生儿溶血症等病史者，本次妊娠母婴血型不合，且血清抗体效价高于 1：64 时，应自怀孕中期（17 周）开始服用中药进行治疗。常用中药方剂为茵陈汤。

怀孕注意

越来越多的研究表明，宝宝在子宫内最适宜听男性中、低频调的说话声音。如果准爸爸坚持每天对子宫内的宝宝讲话，便能唤起宝宝最积极的反应，对宝宝出生后智力的发展及情绪的稳定大有裨益。

怀孕健康小贴士

在制订旅行计划时，准妈妈、准爸爸们一定要考虑到宝宝，行程不要安排得太紧，不要过于劳累。一般而言，空气清新、宁静的地方最理想，最好离家不太远，如有草地、湖泊则是最佳的选择。准妈妈如能感到心旷神怡，宝宝也会从中受益。

孕期随笔

— 准妈妈小常识 —

天冷时人们保暖一般首选帽子，因为它比较方便，但是许多准妈妈还是十分钟爱浪漫的围巾，她们认为围巾的装饰作用是帽子替代不了的，它不仅防风护肤，还可以与普通的职业装进行搭配点缀，起到画龙点睛的作用。下班后在肩上系一条风情浓郁的围巾，会把暗色调的职业装一下调动起来，让人感到十分光艳。相反，鲜艳的上衣如果搭配一条暗色的围巾，可以压住刺眼的亮光，既衬托出明眸皓齿，又显得庄重大方。

短途旅行有什么好处

专家称，短途旅行是一种很好的胎教。当准妈妈怀孕到第六个月时是最适宜短途旅行的时候。这时，宝宝渐渐安定，准妈妈又离分娩还有一段时间，身体比较便于活动，因此不妨选一个好天气，与宝宝及家人一起享受一次短途旅行的乐趣。

在大自然中，呼吸着新鲜的空气散散步，对于宝宝而言是最快活的皮肤刺激，同时也可以促进宝宝脑部的发育。别忘了：旅行途中要不断告诉宝宝来到了什么样的地方，看到了什么。这些经验和过程将会成为你们日后最美好的回忆。

— 准妈妈小常识 —

驱车兜风时的必备品：

★ 穿在外面的外衣。

★ 钱和电话卡（打紧急电话时用）。

★ 健康保险卡。

★ 印章（紧急手术时签字用）等。

★ 如果条件允许的话，还应该准备毛巾、浴巾、塑料袋、食品冷藏和暖水瓶、准妈妈用卫生巾，以防万一（破水、出血等）。

怀孕健康 小贴士

准妈妈如果需要烫染发，可在孕中期进行，只处理头发中尾部分，进行适当的挑染，减少头皮对烫染剂的吸收。

孕期随笔

怀孕注意

正确系好安全带。具体方法是把安全带的下部从大腿和腹部之间穿过，使它紧贴身体，同时调整坐姿使穿过肩部的安全带不会卡脖子。将安全带置于乳房之间，不要从肩部滑落。

孕期皮肤瘙痒是怎么回事

很多准妈妈从孕中期开始会出现皮肤的瘙痒，严重时会出现皮肤、巩膜发黄，影响准妈妈的休息。分娩后，瘙痒的症状会逐渐消失。这到底是什么原因呢？

这是一种怀孕期出现的黄疸，其中有40%是由于病毒性肝炎引起，20%由于怀孕期肝内胆汁淤积引起。在怀孕期，大量雌激素可损害肝脏的排泄能力而导致肝内胆汁郁积。其临床特点为：

可有无病毒性肝炎的前驱症状，如低热、恶心、呕吐、食欲不振及肝区疼痛。

在怀孕晚期出现皮肤瘙痒，瘙痒后1～2周即出现全身黄疸，但一般情况良好。分娩后瘙痒及黄疸逐渐消退。但再次怀孕后上述表现又可出现，称怀孕期复发性肝内胆汁淤积症。

实验室检查血清丙氨酸氨基转移酶轻度增高，血清胆红素中度增高。

怀孕注意

据证实，大多数黄疸病在准妈妈分娩后都会消失，出生的宝宝也不会发生黄疸。其治疗方法主要是对症治疗，如可服用利胆醇治疗瘙痒症，补给脂溶性维生素、消炎利胆片和舒喘灵等。

— 准妈妈小常识 —

怀孕期间，理想的声音环境是：大于10分贝，低于35分贝。怀孕期准妈妈每天接触50分贝的噪声2～4小时，便会使精神紧张烦闷，呼吸和心脏跳动增快，心肺负担加重。

怀孕健康 小·贴士

有的准妈妈在怀孕期性格古怪，好发脾气，喜欢找茬，弄得与家人关系十分紧张。这时不妨克制一下自己，转移话题或做点别的事情，分散一下注意力，就会使烦闷的心理得到缓解。还可以看看电视或电影、听听音乐、散散步、做做操，使精神放松，头脑冷静。

孕期随笔

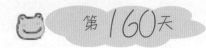

第160天

胎教的原则有哪些

自觉性原则：自觉性原则要求准妈妈在正确认识胎教重要意义的基础上，主动学习和运用胎教方法，有目的、有计划地进行胎教。

及时性原则：胎教过程具有不可逆转性，因此胎教必须尽早地、及时地进行。否则错过了胎教的最佳时机，再采取措施就难以弥补了。一般来说，胎教的最关键时期是怀孕 5 ～ 7 个月时。

科学性原则：以科学的教育学、心理学、生理学和优生学等理论为指导，根据胎教过程的基本规律，恰当地选择胎教方法，引导宝宝在母体内更健康地成长。

个别性原则：因准妈妈们在智力能力、气质性格等许多方面都存在着个体差异，所以胎教的途径和手段也应该因人而异。此外，家庭经济状况、文化背景和生活情趣等也会给胎教活动带来一系列影响。遵循个别原则，能够扬长避短，收到较好的效果。

— 准妈妈小常识 —

由于宝宝的到来，可能使得原来的家庭空间不足，而必须考虑搬家或重新装修家里。在考虑这方面的问题时，准妈妈可能会感到相当困扰，站在身体的立场上来看不宜搬家，但若非搬不可，则应在怀孕未进入晚期阶段前即行完成。

怀孕健康小贴士

洗澡时应该使用无刺激、含有天然保湿成分的沐浴用品来清洗，若能加上适度的按摩动作则效果更好，能使全身肌肤保有弹性。洗完后，趁肌肤还湿润的时候，在全身涂抹薄层的保湿乳液，可让全身肌肤光滑柔嫩。

怀孕注意

外出时，最好在嘴唇上涂上能阻挡有害物的护唇膏。如果要喝水或吃东西，一定要先用清洁湿巾将嘴唇擦拭干净。回到家后，洗手的同时别忘了洗个脸。

孕期随笔

什么是行为胎教

现代科学认为，准妈妈在知、情、意、行的每一个方面与宝宝都有着潜在的联系；准妈妈的思想道德、认知水平和日常行为习惯，对宝宝后天发展也有一定的影响。行为胎教强调准妈妈在胎教过程中的积极影响和主导作用，注意从内在的、理性的角度去把握胎教的内容。在具体运用时，首先要求准妈妈对怀孕能有正确的认识，即把宝宝看做是爱的结晶，对其倾注爱心，不应用拒绝、讨厌的态度对待宝宝；其次要求准妈妈加强思想道德修养，养成良好的行为习惯，处处以身作则，用良好的思想和行为影响宝宝。

怀孕注意

准妈妈失眠主要是由于体内激素分泌的转变，并由此影响到体内激素循环，尤其是每当入夜后，激素分泌增多，准妈妈更不宜入睡。

— 准妈妈小常识 —

爱美乃女人之天性，所以怀孕以后的准妈妈，给自己买些美丽的新衣吧！现成的孕妇装自然很好，可有些显得比实际更胖，那么细心逛逛商店，买些有弹力的短裙或长裤，配上弹力毛衣，可以把自己打扮得更靓丽。而且，花些钱买有支撑功效的准妈妈内衣，会更令你收到事半功倍的神奇效果。

怀孕健康 小贴士

有实验证明，人在70分贝的声强环境中度过4个小时后，人体内的维生素D和维生素C分别减少30%和35%，其他水溶性维生素也会相对减少。因此，怀孕以后的准妈妈一定要多吃蔬菜水果或补充些维生素制剂，这样就可以减少噪声对准妈妈的危害了。

孕期随笔

什么是美感胎教

美感胎教就是准妈妈给宝宝传输的美感享受。比如，今天天气很晴朗，蓝天上飘着朵朵白云；爸爸新买了一盆茉莉花，气味十分香浓；过年了，家家都贴了漂亮的窗花等。在生活中还可以告诉他，要每天洗脸、刷牙；饭前饭后要洗手；爸爸正在刮胡子；妈妈正在梳妆等。准妈妈还可以把自己每天穿的衣服的款式、漂亮的颜色、布料舒适的感觉等讲给宝宝听，这些都是美感胎教的方式。

— 准妈妈小常识 —

怀孕5个多月的准妈妈，每天膳食中必须保证钙1.2克，铁1.5毫克，维生素A 3 300国际单位，胡萝卜素6毫克，维生素C 100毫克。

怀孕健康 小·贴士

准妈妈绝对不能服用安眠药，如果要对付失眠，惟一的办法就是保持心平气和，或在饭后及睡前散散步，一则舒展筋骨，二则令自己稍有倦意。另外，如果在睡前泡一段时间的温水浴或喝杯热牛奶，效果也会不错。

怀孕注意

准妈妈运动量的大小要根据身体情况分清轻重缓急，锻炼的强度和周期一定要与医生或教练仔细商榷，如果怀孕了才想着去锻炼的话，那么在开始阶段就要缓慢，切不能过度锻炼，要从做一些低强度的锻炼开始。

孕期随笔

....

....

....

....

....

孕24周

孕期体重容易失控，不要大补特补。

准妈妈平时坐下的时候可以将双脚垫高，以预防或者减缓下肢静脉曲张。

什么是联想胎教

联想胎教主要是指准妈妈利用自己和宝宝之间情绪、意识的传递，通过对美好事物和意境的联想，将美好的体验暗示和传递给宝宝。联想胎教也是胎教的一种重要形式，联想胎教就是想象美好的事物，使准妈妈自身处于一种美好的意境中，再把这种美好的情绪和体验传递给宝宝。例如，准妈妈可以想象漂亮娃娃的画像，想象名画、美景、乐曲、诗篇等所有美丽的内容。

由于联想对宝宝具有一定的"干预"作用，准妈妈的联想内容十分重要，如果联想的内容不佳则会起到反面的作用，这一点，准妈妈要注意。

怀孕注意

患有内科疾病的准妈妈，必须在疾病病情已经获得控制并且得到主治医生的许可后，才能放心出门。此外，晕车、晕船、晕机的准妈妈均不宜出门。

— 准妈妈小常识 —

决定要出门以后，要拜访1次妇产科医生，向他了解自己的身体情况，询问有关的注意事项，并记录他的联系方法，以便紧急时联系。

方便的话，托人在到达地找一位可靠的医生，或事先打听好当地的产科医院，以备不时之需。随身带好自己的就诊记录。

怀孕健康小贴士

临睡前不要喝过多的水或汤，有利于睡眠。但准妈妈又需要多喝水，所以就要自己控制饮水的时间，早晨、午后可以多喝一点儿，晚饭前就要控制。不过，如果口渴的话不要忍，可以倒1小杯水慢慢啜饮。

孕期随笔

....

....

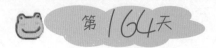

什么是日常生活胎教

　　胎教其实没有想象的那么复杂，日常生活中的点点滴滴都可以成为胎教的素材。准妈妈也许不知道该跟宝宝说什么，实际上像父母在做什么，天气如何，有什么感想，要到哪儿去等，都可以与宝宝说说。早晨起床了，可以告诉他，"起床了，早上好，今天是晴天，天气真好"或"今天刮风了""阴天下雨""飘雪花了"等。在吃饭前，可以把吃什么饭菜告诉宝宝，吃饭之前深深吸一口气，问宝宝："闻到香味了吗？"散步时，可以把周围环境，花草树木，清新的空气，池塘中的鱼儿讲给宝宝听。总之，可以把生活中的每个愉快的环节讲给宝宝听，与他共同生活、共同感受，使母子间的纽带牢固，使宝宝对准妈妈和其他人有信赖感、安全感，对生活的适应能力强，感到人间的幸福。

— 准妈妈小常识 —

　　准妈妈怀孕以后，身体内的血容量大为增加，比怀孕前大约增加了1/3，但其中血浆的增加超过了红细胞的增加，致使血液明显变得稀释，因而血红蛋白的浓度降低，由怀孕前的120克/升降至100克/升，这种现象为生理性贫血（即稀释性贫血）。这是由于准妈妈的身体为了适应怀孕期间的各种需要，血浆增加较多而造成的相对性贫血，并非真正意义上的贫血，故对身体是无害的。

怀孕健康 小·贴士

　　夏季暑湿之气易乘虚而入，准妈妈的食欲降低，消化能力也减弱。因此，宜少食辛甘燥烈食品，以免过分伤阴，多食甘酸清润之品，如绿豆、西瓜、乌梅等，但不宜饮冷无度。

怀孕注意

　　准妈妈的心灵美主要表现在内心广袤的母爱上，应该对宝宝充满柔情，充满善良美好的希望。为了他，准妈妈面对各种困难和不适，应该变得更刚强。而在孕期过于娇气和挑剔，或与家人有争执的准妈妈，则自爱的成分过多，爱人的成分少了一些。还有些准妈妈因与家人有争执，便迁怒于宝宝，这就更不对了。

准妈妈怎样教腹中宝宝学习呢

从胎教的角度出发，准妈妈可以轻柔地朗诵一些高雅、给人以启迪、使人精神振奋、有益于身心健康的书籍。例如，名人传记、优美的抒情散文，诗歌、游记；有趣的童话故事和有寓意的小说；还可以选择有关胎教、家教、育婴知识的书刊杂志等。

念图书给胎儿听时，自己必先了解故事的所讲内容，以及想要表达的寓意。然后用丰富的语言，绘声绘色的把故事讲给胎儿听。讲故事时，声调要亲切、柔和、明朗，音量不要太高，以免惊吓到胎儿。讲完故事以后可以稍微总结一下，问一下腹中的胎儿刚才所讲的故事想要告诉我们什么道理 。过一会儿，你可以把自己的想法告诉宝宝听。培养腹中胎儿思考的习惯。

怀孕注意

冬天，准妈妈戴围巾要注意，千万不要用围巾把嘴巴、鼻子捂得太严，把围巾充当口罩御寒。因为围巾长期围在脸上，嘴巴会经常处于潮湿状态，这样致病的微生物、细菌和尘埃等有害物质就会在上面繁衍生息，尤其围巾大多是用羊毛、兔毛及化纤原料等纺织而成，这些织物的细小纤维被吸入人体后，会产生过敏反应，严重的还会引起过敏性鼻炎、肺炎、支气管哮喘等病症。

— 准妈妈小常识 —

怀孕以后，准妈妈的身体上都会有妊娠纹产生，其产生的主要原因就是由于腹部急速地扩大，从而以肚脐为中心，产生向外的放射状的纹路。在怀孕期间的妊娠纹颜色较浅，产后因为急速收缩，颜色则会变深。

怀孕健康小贴士

缓解怀孕水肿的食疗方法：

- 鲤鱼汤 -

鲤鱼片100克，放入麦片粥内烫熟，加食盐、味精、葱、姜末各少许。

- 红豆汤 -

红豆50克，与麦片30克同煮粥，加饴糖1匙。

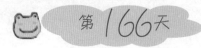

游戏胎教训练

谈到和宝宝做游戏可能会有人感到疑惑不解，宝宝怎么会做游戏呢？可是近几年，随着医学的发展和超声波的问世，专家发现宝宝在母体内有很强的感知能力。例如，通过超声波的屏幕可显示出宝宝这样一组有趣画面：

宝宝在某天醒来时，伸了个懒腰，打了个哈欠，又调皮地用脚蹬了一下妈妈的肚子，这些都使他感到满意。他有时还会抓住脐带将它送入嘴边。从宝宝的这些动作和大脑发育情况分析，科学家们认为宝宝完全有能力在父母的训练下进行游戏活动。

— 准妈妈小常识 —

与腹中的宝宝一起走过了 6 个月，这时准妈妈的肚子越来越大，体重也明显增加，经常会感到背部、腰部疼痛，容易疲劳，乳房变大。此时，准妈妈一定要注意充分休息，保证充足的睡眠时间，同时还要预防贫血的发生。

怀孕健康小贴士

学习一些使心情放松的办法。比如，看一本抒情的书，听一点音乐或是做深呼吸。如果担心睡不着而睡眠不足的话，不妨请几天假，在家里放松一下，没有了第二天上班的压力，也许可以睡得更好一些。

要准备做孕检啦！

怀孕注意

一般认为人体主要表现为7种智能，即语言智能、音乐智能、逻辑与数学智能、空间智能、运动智能、自我智能和社会智能。在宝宝的成长中，通过措辞和感情训练培养语言智能，通过曲调和节拍训练培养音乐智能，通过理解和理论训练培养逻辑与数学智能，通过想象和形象训练培养空间智能，通过小脑与脊髓合作训练培养运动智能，通过个性与特性训练培养自我智能，通过感受与意图训练培养社会智能。

进行语言胎教时要注意什么

语言胎教一般在怀孕5个月时开始，到怀孕末期和临近分娩时效果更好。其要求是：

★要循序渐进，不可操之过急。要科学训练，避免机械重复。

★和宝宝说话，要形象生动，富有情趣，切忌成人化。

★选择的词语，要具有实际意义，且与宝宝今后的生活有着密切的联系，如爸爸、妈妈、宝宝、牛奶、吃饭、睡觉等。

★选择的古诗词、儿歌等，音节要自然流畅，语句要简洁明快，不宜太长太繁。

怀孕注意

近几年来，临床上常见准妈妈身体健康，产前检查良好，可是到临产，准妈妈却宫缩无力，产程进展缓慢，造成滞产，常使宝宝宫内窘迫。据调查证明，目前发生滞产的一个主要的原因，就是准妈妈在孕期，特别是怀孕中后期经常卧床，缺乏必要的活动，腰、腹及盆腔肌肉变得松弛无力，同时伴有宝宝发育过大造成的。

— 准妈妈小常识 —

准妈妈在怀孕以后，体内的血浆和组织间液体增加，尤其在孕晚期，体内水分潴留较为突出，到足月妊娠时各准妈妈总潴留量的个体差异很大，平均约为7.5升。

怀孕健康小贴士

出现怀孕水肿可试用鸭头1个洗净，切碎，煮至极烂，去渣，再加粳米100克，葱白3根，一并煮粥食用。

孕检

妊娠糖尿病和妊娠胆汁淤积症的筛检是在孕期第24周做的。医生会抽取准妈妈的血液样本进行筛查试验。如检查出患有妊娠糖尿病，在治疗上，要采取饮食及注射胰岛素来控制。如果胆汁酸升高，那就是妊娠胆汁淤积症，需监护用药直到产后。有的甚至要提前终止妊娠。

孕中期日常保健要注意什么

注意安全：准妈妈的肚子越来越大，其身体的重心有些前移，很容易跌倒。特别在上下楼梯、登高凳子时，要特别注意。要远离烟雾弥漫的地区，这些地区不只对宝宝不好，也会增加准妈妈的疲劳感。

注意下肢水肿：准妈妈怀孕后，为了适应宝宝生长发育的需要，准妈妈体内的血浆和组织间液体会增加。如果准妈妈走路太多，蹲坐过久或腰带扎得太紧，下肢便容易出现轻度水肿，尤其是在怀孕5～6个月以后，宝宝增大，压迫下肢静脉，使下肢静脉血液回流不畅，常引起下肢水肿。

— 准妈妈小常识 —

直式分娩的子宫腔内压力升高明显，收缩频率加快，加上宝宝体重的直接下坠性压迫，第一产程可比卧式缩短36%。此外，直式分娩减少了怀孕子宫对腹腔大血管的压迫，使子宫胎盘血流量改善，增加宝宝氧气的供应。

怀孕健康 小·贴士

准妈妈可以吃冰激凌类的冷饮，但请确认它们的包装上标识有"巴氏消毒"。如果不能确定，那么不如选择冷冻酸奶吧，它们口感更凉爽，也更安全。

怀孕注意

检查宝宝出生后用具是否准备齐全，不够的要及时补充准备。

保证准妈妈的营养和休息，为分娩积蓄能量。准爸爸要主动承担家务，还要注意保护准妈妈的安全，避免准妈妈遭受外伤。

进行胎教，做好家庭自我监护，以防早产。

孕期随笔

为什么孕中期宜外出

因为这段时期，妊娠反应消失，准妈妈精神良好。所以，准妈妈可以计划着外出买一些东西，如婴儿用品、分娩和哺乳时要用的一些物品等。如果要探亲访友、搬家或必须参加的一些外事活动，准妈妈都可以放在这一时期来进行。

怀孕注意

准妈妈在给宝宝讲故事时，要注意语气，要有声有色，要富有感情，传递的声调信息要对宝宝产生感染效果。故事的内容最好短小精悍、轻松和谐、欢乐幽默。不要讲恐惧、伤感、压抑等情节的故事。在讲故事时，最好找一个舒适的环境，自在的位置，精神集中、吐字清晰、表情丰富，声音要轻柔，千万不要高声大气地喊叫。

— 准妈妈小常识 —

胎盘是人体内最短命的器官。在精子和卵子结合以后，胎盘便开始酝酿形成，在宝宝娩出以后便被排出体外，约266天。在这266天里，胎盘工作在母胎之间，默默无闻地保卫和哺育着小生命。

怀孕健康 小贴士

如果平常是佩戴有框的普通眼镜，在怀孕期间不宜改戴隐形眼镜，如果原先佩戴的隐形眼镜没有不适，则怀孕初期仍可继续佩戴，不过最好要减少佩戴的时间，并且要加强清洁。

孕25周

孕激素可能使准妈妈的牙龈变得肿胀，刷牙的时候可能会出血，尽量使用软一点儿的牙刷。

准备一个冰袋放在冰箱里，因为水肿和血液不畅，手指会出现疼痛和麻木，用冰袋冷敷可以缓解。

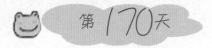

孕中期肚子痛

生理性肚子痛：由于子宫增大，同时子宫圆韧带被牵拉，很多准妈妈都会感觉有些肚子痛。这种疼痛，部位多位于下腹部子宫一侧或双侧，呈牵扯痛、钝痛或隐痛，走较远的路或者变换体位时，疼痛会变得更明显。准妈妈不用担心，多卧床休息就可缓解。

在孕中期行房事时过于用力，也会引起准妈妈肚子痛。

病理性肚子痛：妊娠中期，宝宝逐渐长大，准妈妈腹腔内压力也随之升高。如果准妈妈的食管裂孔（食管通过此裂孔下行与胃相连）增宽，可能会出现"食管裂孔疝"，因而肚子痛。此时肚子痛多伴有胸闷、气短、胸痛、胃反酸、打嗝等症状。食管裂孔疝在孕期有 30% ～ 50% 的发生率，孕晚期有时症状更为明显。所以建议准妈妈：少食多餐，少吃太甜、太辣、太黏的食物；饭后不宜平卧在床上，也不要躺得太低，尽量少弯腰以减轻胃部反酸；保持大便通畅。如果发现有胃部反流症状，可设法将上半身抬高 20° 左右。

怀孕健康 小·贴士

如何给电话消毒？最为简单的方法之一就是采用电话消毒膜来消毒，使用时只需要将消毒膜粘贴在电话上即可。一般来讲，市面上所销售的一些电话消毒膜都是经过氧戊二酸、洗必泰、高氯酸钠等消毒剂配制而成，通常根据消毒剂类型的不同，消毒效果可保持 1 ～ 3 个月。对电话机无腐蚀性，也不妨碍传话，且带有芳香气味，具有良好的除臭作用。

如果手边没有消毒膜，准妈妈可选用 0.2% 洗必泰溶液对电话机进行擦拭消毒。这种消毒溶液可以杀灭电话机上 98% 的细菌和病毒，消毒效果可以保持 10 天左右。另外，还可以采用 75% 的酒精棉球来擦拭电话机的外壳部分。但由于酒精容易挥发，消毒效果比较短暂，所以应当经常擦拭。

孕期随笔

....

....

孕中期过性生活要注意什么

要做好个人卫生：不注意卫生容易引发细菌感染，尤其手部的卫生往往容易被大家所忽视。在过性生活时，如果不清洁的手与性器官接触，同样会导致细菌感染。因此在过性生活前，要对手掌及指甲等进行充分的清洗，并且要养成勤剪指甲的习惯。

前戏不要过于激烈：有些准妈妈会由于乳头受到过度刺激而引发腹部肿胀，因此要尽量避免过度抚摸胸部。特别是在发生乳头流出液体的现象时，最好不要再进一步刺激乳房。另外，还要尽量避免过于激烈地爱抚阴道。

在性生活过程中感到腹部肿胀或疼痛，应暂时中断休息一会儿。肿胀感消失后，还可以继续。另外，准妈妈仰卧位过性生活时，可能会因血压下降而感觉不适，此时要适当地将身体向左或向右倾斜调整，令不适感慢慢消失。

怀孕健康 小贴士

外阴部的清洁相当重要，尤其是体重增加过多的准妈妈。因为准妈妈特别容易感染湿疹而造成阴部瘙痒，做好清洁工作是最佳的预防之道。此外，洗澡后先别急着穿内裤，可先罩上宽松的长衫或裙子，待阴部风干之后再穿上内裤，这样可以有效地预防阴部瘙痒。

— 准妈妈小常识 —

准爸爸坚持每天对宝宝讲话，让宝宝熟悉准爸爸的声音，这种方法能够唤起宝宝最积极的反应，有益于宝宝出生后智力的发展及情绪的稳定。准爸爸对宝宝说话时，应该坐在距离准妈妈50厘米左右的位置上，用平静的语调开始对话，随着对话内容的展开，再逐渐提高声音，不能一下子发出高音而惊吓到宝宝。

怀孕注意

不宜过性生活的情况：

★有人工流产或习惯性流产史者。

★胎盘位置离子宫口过近容易引发出血者。

★由于其他原因被医生明确禁止性生活者。

第172天

性生活该选择怎样的体位

怀孕的漫漫长路中，如果让准爸爸一直处于"禁欲状态"是一件很难办到的事情，然而在孕早期和孕晚期都是不宜过性生活的。因此，只有在孕中期，准妈妈才可把性生活提到日程上来，不过要选择合适的体位，且准爸爸的动作要温柔，采取不压迫腹部的体位。另外，如果一种体位让你感觉疼痛、辛苦或者腹部受压，千万不要强迫自己忍耐，而应该马上转换别的体位。

— 准妈妈小常识 —

- 助眠食品 -

1份主食，1份蛋、豆、鱼类，面包1片，牛奶或豆浆1杯（240毫升）；豆腐（80～140克）或玉米1/3根，肉类30克或绿豆汤1碗（绿豆占1/4碗），鱼肉50克或米饭1/4碗（约50克）。

怀孕健康小贴士

准妈妈外出不宜行走过多，行走速度不宜过快。1次购物不宜过多，不超过5千克。不要在城市人流高峰时间出去挤公共汽车，在气候恶劣时不要上街。这样才能保证给宝宝一个健康的生长环境，也保证了自己的身体健康。

怀孕注意

大脑是智力形成的物质基础，而大脑的生长发育又受着先天遗传因素和后天教育因素的双重影响。要想生一个健康机智的宝宝，首先要保证宝宝大脑的健康发育，才能在后天教育因素的作用下，培养出高智商的宝宝。

孕期随笔

准妈妈为何要常洗手

研究表明，把化脓性球菌涂在清洁的手上，3 分钟后有细菌 3 000 万个，1 个小时后剩下 170 万个，2 小时后有 7 000 个。如果用清水冲洗双手，细菌可以立即减少80%。如果用肥皂水冲洗，可以立即洗掉90%。如果将大肠埃希菌涂在不清洁的手上，20 分钟后只死掉5%，而涂在清洁的手上，20 分钟后大多会死亡。

怀孕注意

如果准妈妈辗转反侧不能入睡，请做如下事情：用木梳轻轻梳头、看书、听音乐、看电视、上网、阅读信件或电子邮件，经过一段时间也许就会感觉疲劳而容易入睡了。放松心情，躺在床上，一边关注自己的呼吸，一边想一些美好的事情，也可以缓解紧张情绪。

怀孕健康 小贴士

过去有不良生育经验者，包括自然流产、宫外孕、怀孕毒血症、早产、宫颈闭锁不严、难产、胎盘早期剥离、子宫及胎盘先天异常等，以及患有高血压、盆腔炎、下肢静脉曲张合并栓塞、Rh 阴性血型者，或者孕早期有严重"害喜"现象者，都不宜出门旅行。

孕期随笔

— 准妈妈小常识 —

预防疾病的关键在于：把住一张口，清洁一双手。

虽然手皮肤表面的汗液和脂肪酸有杀菌的作用，但是不清洁的手却为细菌提供了滋生的环境。细菌学实验表明，置指甲大小的手指皮肤于显微镜下观察，细菌数可达3 500 个；指甲缝中可找到细菌近5 万个。一张公用报纸可染有肝炎、结核、蛔虫、伤寒杆菌等30 多种病原体。由此可见，病从口入，手是疾病传染的重要媒介。所以准妈妈要常洗手。

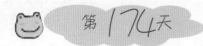

准妈妈能用凉水冲脚吗

夏天，人们总是喜欢穿轻便的凉鞋或者拖鞋，当脚上沾泥或出汗后，又总是喜欢用凉水冲脚，觉得这样方便、舒适、凉爽。其实，这种做法对于准妈妈的身体无益。

医生建议，如果在外出或因出汗而脚脏后，准妈妈可以用温水或经太阳晒过的水冲洗。如果脚出汗较多，最好不要穿塑料凉鞋，因为塑料底不透气，不吸收水分，不利于准妈妈脚部的新陈代谢，而且容易脏。

— 准妈妈小常识 —

宝宝运动操：准妈妈仰卧在床上，平静均匀地呼吸，眼睛凝视着上方，全身肌肉彻底放松，用双手从不同方向抚摸宝宝，左右手轻轻交替、轻轻放压，用双手手心紧贴在腹壁上，轻轻地旋转，可以向左，也可以向右，这时宝宝会做出相应的反应，如伸胳膊、蹬腿等。这种运动坚持做一段时间，宝宝就会习惯了，形成条件反射，只要妈妈把手放在腹壁上，宝宝就会进行胎内运动，此时再伴随着轻柔的音乐，效果会更理想。每次运动5～8分钟即可。

怀孕注意

洗澡时，除了身体大面积的清洗外，还要特别注意小部位及皱褶处的清洁，包括耳朵、耳背、指甲、脚趾、腋窝、肚脐、外阴部及肛门口，因为这些部位特别容易藏污纳垢，需要特别注意清洁。

怀孕健康小贴士

这个时期准妈妈的心理和生理都很稳定，没什么需要特别注意的事情，因此是学习的最好机会。准妈妈可利用这个时期好好学习有关临产、育儿的知识。

孕期随笔

....

....

....

准妈妈脚踝肿得厉害正常吗

怀孕6个月后，准妈妈会发现身体出现了许多明显的变化。体重迅速增加是最明显的，其次腿部也会出现水肿的情况。这是由于子宫压迫了下肢的静脉，影响了下肢的血液回流，但水肿一般不会超过踝部，休息后就会消退。准妈妈可以检查一下自己的水肿是不是这样的，如果休息后情况仍不见好转的话，要去医院检查。

怀孕注意

准妈妈在平日里洗澡时，最容易忽略一个部位就是肚脐。所以平常洗澡时，准妈妈可先用棉花棒蘸点宝宝油或乳液来清理肚脐的污垢，使污垢软化后再轻柔洗净。如果无法1次清除干净，也不要太过勉强，以免因为用力过度而伤害肚脐周围的皮肤，造成破皮出血，反而容易引起感染，对准妈妈及宝宝造成严重的伤害。

怀孕健康 小贴士

这段时间是准妈妈"最悠闲"的一段日子。不过，准妈妈也不能闲着，可以买一些有关分娩的书，学习一些临产预兆知识、呼吸方法等。当宝宝出生后就抽不出更多的时间看书学习了，趁现在赶快买些有关断奶食品方面的书，记好制作方法，到时候就方便多了，这种生活方式会帮你愉快地度过每一天。

— 准妈妈小常识 —

目前，人们都为宝宝过胖而担忧，实际上一生下来就又瘦又小的低体重儿，也给父母带来无穷的烦恼。低体重儿（出生时体重低于2 500克）各系统器官发育不完善，功能也差，还可能伴有智力发育不全，生长发育障碍等疾病。低体重儿与一般宝宝相比，更易患各种各样的疾病。形成低体重儿的原因主要有早产、营养不良及准妈妈自身的问题。

孕期随笔

准妈妈可以开灯睡觉吗

灯光会对人体产生一种光压，长时间照射可引起神经功能失调，使人烦躁不安。日光灯缺少红光波，且以每秒钟50次的频率抖动，当室内门窗紧闭时，可与污浊的空气产生含有臭氧的光烟雾，对居室内的空气形成污染；白炽灯光中只有自然光线中的红、黄、橙三色，缺少阳光中的紫外线，不符合人体的生理需要；荧光灯发出的光线带有看不见的紫外线，近距离的强烈光波能引起人体细胞发生遗传变异，可诱发畸胎或皮肤病。据环境质量与出生缺陷关系流行病学研究结果表明：室内、外环境的污染，与宝宝致畸有明显的相关性。因此，准妈妈在睡觉前关灯的同时，也应将窗户打开10～15分钟，使有害物质自然逸出窗外，白天在各种灯光下工作的准妈妈，要注意去室外晒太阳。

— 准妈妈小常识 —

胎教小歌谣：

营养歌

绿菠菜，红番茄，

白豆腐，黄鸡蛋，

还有鸡鸭鱼肉和水果。

妈妈喜欢吃，

宝宝偷着乐！

怀孕健康 小贴士

在选购家具时，应选择正规企业生产的名牌家具，同时要注意选择刺激性气味较小的产品，因为刺激性气味越大，说明有害气体释放量越高。有条件的家庭，可将新买的家具空置一段时间再用。装修后的居室不宜立即迁入，应当有一定的时间让材料中的有害气体以较高的力度散发。

孕26周

准妈妈晚上起床的情况越来越多了，在床头放一暖瓶热牛奶，可以有助于再次睡着。

孕期随笔

....

....

....

....

....

准妈妈洗澡的安全细节

虽然洗澡不是什么大事，但肚子里有了宝宝，凡事都要谨慎，安全最重要。下面的提示帮助准妈妈减少发生意外的可能性。

★在浴室里最要注意的是不要滑倒，浴缸里一定要垫上一块防滑垫，浴室的地板如果不是防滑的，也一定要垫上防滑垫。

★洗澡的时间不宜太长，10分钟左右即可，洗头和洗澡可以分时间洗，这样不会因为消耗过多的体力而产生倦怠感。

★香皂用完后随手放在固定的地方，不然的话，不小心踩到了十分危险。

★洗澡时最好不要将门从里面锁上，以免发生意外时影响救护。

★洗护用品尽量选用天然制品，以免其中的化学物质影响宝宝健康。

怀孕注意

准妈妈在怀孕期间，如果长期情绪不佳，就会对宝宝的性格与心理产生影响，而暂时的、短暂的恐惧愤怒不会对宝宝的躯体和精神产生危害。不过，当准妈妈突然受到惊吓时，下丘脑会即刻发出指令，随后脉搏加快、瞳孔放大、手心出汗、血压升高。准妈妈长时间持续这样的状态，就会改变宝宝正常的生物节律。

怀孕健康 小贴士

遐想能帮助准妈妈在宝宝还未出世前，即与他建立亲密的关系。当发现自己花了好几个小时想着肚子里的小家伙在做什么时，准妈妈就会在不知不觉中稳定了自己的情绪，偶尔做个"白日梦"不仅会消除不良情绪，还可以与小家伙建立深厚的感情。

准妈妈小常识

宝宝在6～7个月时，开始能细微地辨别准妈妈的态度和情感，并对其做出反应。虽然他们无法用语言表达，但他们能够领会。在宝宝感到舒服时，他们有喜悦的表情；当情绪不佳时，则无精打采。

孕期随笔

导致早产的原因有哪些

从怀孕的第六个月开始，就有早产的危险，那么导致早产的主要原因有哪些呢？

孕期，宫颈为伸长形状并封闭。接近分娩前1个月，宫颈缩短并开始打开。若这种现象过早发生，就有早产的危险。宫颈的这种改变，有时与子宫频繁的收缩有关。

早产的原因有多种，但50%的情况相同：传染性疾病、子宫畸形、宫颈关闭不严、双胞胎或三胞胎使子宫体积增大，都容易发生早产。最后，劳累过度和繁重的工作，以及酗酒、营养不良和强烈的外力冲撞同样也属可能因素。

当早产迹象发生在第六个月末或第七个月初时，如宫颈已出现严重的扩张，准妈妈应卧床，禁止过性生活。不太严重时，亦有必要多休息，可按医嘱服用防止宫缩的药。

— 准妈妈小常识 —

准爸爸准妈妈要常给宝宝讲故事，尽管他听不懂，但清晰的话语和声调，可使宝宝感受到美妙和谐的意境、美丽精彩的世界，使宝宝的心智得到启迪。

怀孕健康 小·贴士

为了消除水肿，准妈妈可多吃冬瓜。冬瓜有利尿、消肿、祛暑解热、解毒化痰、生津止渴的功效。制作方法：取鲜冬瓜500克，活鲤鱼1条，加水煮成鲜鱼瓜汤。

孕期随笔

怀孕注意

准妈妈在怀孕中后期也经常会表现出情绪的相对平淡，这是一种自我保护性的心理状态，此时她对周围事物表现相对迟钝，较少关心他人活动，以一种看似漠然的姿态出现在人们面前。她注意力降低，甚至动作迟缓、懒惰。她经常将主要精力集中于留心周围可能潜在的危险，尽量不受外界干扰，以保护宝宝的健康成长。她对丈夫的兴趣明显降低，性欲减弱，性生活减少。对于这些，准爸爸应给予理解和体谅。

准妈妈为什么腿抽筋

怀孕期间，大腹便便的准妈妈常常在久坐之后或睡觉中，发生小腿抽筋的现象。准妈妈腿部抽筋常发生在怀孕中期以后，常见的原因是：

★腹部的负荷量变大：由于子宫变大，压迫下腔静脉，进而导致下肢的负担增加，再加上许多职业女性长期久坐、久站，容易造成局部血液循环不畅，抽筋发生率自然增加。

★夜晚的睡姿不当：抽筋也常发生在夜晚时分，这是因为夜晚不当的睡眠姿势维持过久所致。

★电解质不平衡：怀孕末期，宝宝骨骼正在发育，准妈妈需要大量钙质以供应宝宝成长所需。而准妈妈体内的钙质或矿物质不足，则会引起体内电解质不平衡，容易发生抽筋。

怀孕注意

准妈妈所患的任何一种疾病对宝宝都是不利的，但如果准爸爸得了传染病，也会通过准妈妈而危及宝宝。所以，在疾病流行季节要尽量少去公共场所，准爸爸一旦得了传染病，要与准妈妈隔离。

怀孕健康 小贴士

葱头、菠菜、竹笋等含有较多果酸；果酸与钙结合会生成人体无法吸收的不溶性果酸钙。因此，准妈妈平时应尽量少吃这些蔬菜。若实在喜欢吃，应在烹饪前用开水烫两次，使部分草酸溶于水中而流失。

孕期随笔

— 准妈妈小常识 —

准妈妈必须了解什么是"子宫收缩"。正常怀孕4个月以后，有时准妈妈会感觉到子宫有收缩，即子宫壁会变硬约半分钟以后再恢复变软。这种收缩是无规律的，也没有疼痛感觉，常常在走路活动时出现。这种无规律的子宫收缩完全属于正常情况。若子宫收缩频繁，每小时4～5次，并觉轻微腹痛，应去医院就诊，及时保胎。

6个月的宝宝什么样呢

与宝宝一起走过了6个月，离他出生的日子越来越近了，准妈妈一定很想知道现在的宝宝是什么样子吧！一起来听听产科医生怎么说。

6个月的宝宝身长已经长到了30厘米，体重约700克，身体逐渐匀称，皮下脂肪的沉着进展不大，因此还很瘦，由于皮下脂肪的缘故皮肤呈黄色。从这时起，在皮肤的表面开始附着胎脂。胎脂是从皮脂腺分泌出来的皮脂和剥落的皮肤上皮的混合物。它的用途是给宝宝皮肤提供营养保护，同时在分娩时起润滑的作用，使宝宝能顺利地通过产道。

— 准妈妈小常识 —

宝宝的记忆能力尽管很微弱，但确实存在，并足以形成他自己的个性。宝宝的记忆力使他能在胎内进行学习。有些宝宝明显地对怀孕期间准妈妈反复接触的事情表现出较强的接受力，这些足以说明怀孕期间宝宝记忆力的存在。

怀孕注意

准妈妈对未来宝宝的遐想是她在怀孕期间的一个美好的愿望。对此，准爸爸一定要加以正确的引导，让准妈妈多想一些对宝宝有益的事情，消除那些对宝宝不利的想法。更不能因为对宝宝性别的猜测而有意或无意地造成准妈妈的心理负担。

怀孕健康小贴士

由于睡眠引起的腰背痛，睡觉时可在软褥垫下面垫块小木板；由于白天工作引起的腰背痛，则要减少工作量，注意行走的姿势，不穿高跟鞋等；此外，做局部按摩，用热水袋敷在疼痛处亦有效。

孕期随笔

....

....

准妈妈为什么会多梦

有的准妈妈经常去门诊处咨询，诉说自己夜间经常做梦影响睡眠，有时还会做些惊恐、吓人的噩梦。通常，这些准妈妈在孕期都有这样或那样的心理压力或思想负担。如有的准妈妈顾虑宝宝能否健全，会不会发育异常或畸形。特别是在怀孕过程中，因感冒等疾病服用过药物以后，更是疑虑药物是否会对宝宝有影响。也有的准妈妈，在怀孕以后身体不适，体力欠佳，常常担心自己能否承受得了怀孕的负担，担心分娩时能否顺利，会不会发生难产或意外。总之，这些准妈妈都会有各种各样的精神压抑或心理障碍，久思不得其解，从而造成失眠多梦，甚至做噩梦。

怀孕注意

准妈妈心情最稳定的情况发生在"满足的时候"，包括食欲获得满足，爱情、亲情获得满足，舒适的生活获得满足等。所有的这些心情舒适的状态，腹中的宝宝也一样能感觉到。当他感到舒适、愉悦的时候，心灵便得到发展。

怀孕健康小贴士

俗话说梦由心生，如果把"心结"解开了，那么那些烦人的噩梦也就不存在了。所以对于夜间多梦，惟一有效的办法就是加强孕期的心理卫生，有什么思想疑虑和心理负担都应找医生咨询或治疗，使身心处于健康状态，愉快地度过孕期。

— 准妈妈小常识 —

孕期，可能也有极少数的准妈妈因患有某些心脑血管疾病，当夜间睡眠处于不当的体位时，会引起心脑组织出现阵发性缺血缺氧，故而也会发生因噩梦惊醒等，有这类现象的准妈妈应早到医院检查治疗，以保证安全度过孕期，顺利完成分娩过程。

孕期随笔

181

怀孕晚期的准妈妈为什么不宜远行

准妈妈到了怀孕晚期，应尽量避免坐车远行。因为在孕晚期，准妈妈生理变化很大，对环境的适应能力也降低，长时间坐车会给自身带来诸多不便，车里的汽油味会使准妈妈感到恶心、呕吐、食欲降低；长途颠簸必然会影响准妈妈休息，出现睡眠少、精神烦躁、疲劳等情况，从而影响食欲；由于坐车时间长，下肢静脉血液回流减少会引起或加重下肢水肿，导致准妈妈行动更不方便；一般乘车人多较拥挤，怀孕晚期因腹部膨隆，容易受到挤压或颠簸而致流产、早产；由于车内空气污浊，各种滞产、早产等意外，也将会给准妈妈及宝宝带来生命危险。

— 准妈妈小常识 —

孕晚期，准妈妈的消化功能可能变得差了，同时，还可能伴有便秘、尿频、水肿等症状。由于激素的关系，脸部还可能会长出褐斑及雀斑，乳头周围、下腹部、外阴的颜色也会越来越深，但是多数色素沉淀在分娩后会逐渐消失，所以别太担心。

孕期随笔

怀孕注意

一般认为草药茶不会影响宝宝的发育，如红覆盆子叶茶还是能促使顺利分娩的一种传统药茶。但是在怀孕期间，尤其是在晚期，准妈妈如果想饮草药茶，最好事先核对一下草药的成分。虽然大多数包装好的茶都无害，但是有些茶也可能会对宝宝的发育有不良影响。

高危妈妈要注意什么

高危妈妈是指有可能在孕期或者分娩的时候发生危险的准妈妈。高危妈妈的注意事项：

★去指定的医院或保健机构进行产前检查，按医嘱做好系统保健。

★高龄准妈妈和娩下过先天缺陷儿的准妈妈应到遗传咨询门诊做有关的检查。

★学会自我保健，做好孕期自我监护，家属也应学会家庭监护的方法。

★间歇定时吸氧，每日2～3次，每次30分钟，提高宝宝缺氧的耐受力。

★输注葡萄糖、维生素C、多种氨基酸等药物。

★制订分娩计划，对阴道分娩困难、有较严重的内科疾病、全身功能情况差，难以自然分娩的准妈妈，可择期做剖宫产。

★当继续怀孕将严重威胁母体健康或宝宝生存时，应适时终止妊娠。

★凡在孕期检查中发现属于高危怀孕的准妈妈，都要在医务人员的重点监护下进行治疗处理。

★预防早产，准妈妈应对可能引起早产的因素进行纠正。

— 准妈妈小常识 —

在患有心脏病的准妈妈中，以风湿性心脏病及先天性心脏病较为常见，其中又以二尖瓣狭窄最多。患有心脏病的准妈妈最大的危险是心力衰竭，此时心脏无法正常地工作，对母体及宝宝都会造成严重的危害。

怀孕注意

患有心脏病的准妈妈在怀孕期间应有充分的休息，每天至少有10个小时的休息时间，中午最少也要休息半个小时。心脏功能欠佳者，一般日常工作后会引起不适时，应酌情延长休息时间。

孕27周

现在左侧卧是准妈妈的主要睡姿了，可以买侧卧枕帮助睡眠。

孕期随笔

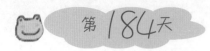
妈妈吃什么对宝宝有益智作用

孕中期，准妈妈除了要保证自己的健康之外，还要知道一些宝宝益智食谱。

－核桃糖－

原料：核桃仁、黑芝麻各 250 克，红糖 500 克。

制作：将核桃仁、黑芝麻洗净，入锅用文火炒香。再把红糖加水适量，搅匀，入锅用旺火煮沸，再用文火熬稠，加入核桃仁与黑芝麻，迅速搅拌均匀，倒入涂有香油的盘中，待凉后切块食用。

除此外，准妈妈还可以吃一些对宝宝大脑发育有益的营养食品。需要注意的是不可多吃。否则，不但会阻碍宝宝的智力发育，还会降低准妈妈的记忆力。

－ 准妈妈小常识 －

糖精对胃肠道黏膜有刺激作用，并影响某些消化酶的功能，出现消化功能减退，发生消化不良，造成营养吸收功能障碍。由于糖精是经肾脏从小便排出，所以还会加重肾功能负担。

怀孕注意

怀孕期间，准妈妈身心负担加重，又要面对分娩，更需要准爸爸的关心。准爸爸在这一时期的主要责任有：理解准妈妈此时的心理状态，解除准妈妈的思想压力。对准妈妈的烦躁不安和过分挑剔应加以宽容、谅解。坦率陈述自己对宝宝性别的态度，表明生男生女都是一样喜爱的思想。帮助准妈妈消除对分娩的恐惧心理。和准妈妈在一起学习有关分娩的知识，帮助准妈妈练习分娩的辅助动作和呼吸技巧。

怀孕健康 小贴士

怀孕期间，有些准妈妈会感觉胃口大开。但是，也有不少准妈妈胃口变得差了，每次吃饭的量少了。胃口变得不好，并不是说胃肠道有什么毛病，而是因为到了孕晚期，由于子宫膨大，压迫了胃，使胃的容量变小的缘故。这时可以改变饮食习惯，少吃多餐，最好一天吃六顿，三大餐三小餐。在孕晚期，准妈妈每周体重的增加如低于 0.4 千克，就需特别注意营养的摄入了。

难产与年龄有关系吗

分娩过程是否正常取决于分娩的 3 个决定性要素，即产力、产道和宝宝。

分娩力：子宫有规律地收缩是主要的产力。另外，腹壁肌与提肛肌的收缩及羊水的冲力为辅助产力。

产道：是指宝宝从子宫内到体外所经过的通道，包括骨产道和软产道。

骨产道即骨盆，是分娩的一个重要环节，宝宝需经过入口平面，中骨盆平面（最小平面）和出口平面娩出。骨盆狭小或畸形是分娩不可克服的障碍，但这与年龄无关，而与骨盆的形成、生长发育情况、遗传、外伤及某些骨病有关。

软产道由子宫下段、子宫颈、阴道及盆底组织组成，一般情况无碍于分娩，如有畸形或瘢痕狭窄等，可成为难产因素，但这也与年龄无关。

宝宝因素：这里主要是指宝宝大小和胎位，如果宝宝过大，形成头盆不对称，或宝宝过熟，胎头变硬，可塑性小，均可使分娩发生困难。

另外，胎位不正，如横位、颜面位、臀位等也会给分娩造成一定困难，而这些难产因素明确显示与年龄无关。

怀孕注意

这时的准爸爸要留出足够的资金，为分娩做好经济上、物质上、环境上的准备，以最好的状态迎接宝宝的到来。要与妻子一起学习哺育、抚养宝宝的知识。

怀孕健康小贴士

宫缩间歇期间保持活动，这会帮助准妈妈应对身体上的疼痛。宫缩期间采取你认为舒服的姿势，设法尽可能保持直立或头高、脚低的半卧位。这样胎头能稳固地顶在子宫颈上，促使宫缩更有力并且对子宫颈张开也更有效。

准妈妈小常识

坐式分娩可有效地增加准妈妈的乳汁分泌。一项研究表明，采用坐式分娩的准妈妈平均分泌乳汁是 997 毫升，比仰卧位分娩增加了 30% 的乳汁分泌，减少了分娩后缺奶或无奶的麻烦。

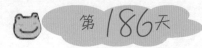
超声波主要检查什么

超声波检查是一项令人兴奋的检查，因为这时你可以"看到"正在活动的宝宝。超声波检查的主要目的：

★检测宝宝是否在正常地生长。

★确定宝宝的孕龄及预产期。

★检查宝宝及胎盘的位置。

★发现某些异常，如脑和脊柱的疾病。

★查明是否怀有双胞胎。

此外，超声波检查的过程只需要 5～10 分钟，对准妈妈和宝宝都是安全无痛的。

怀孕健康 小贴士

骨盆底的肌肉是支撑肠、膀胱及子宫的肌肉，怀孕后这些肌肉会变得柔软且有弹性，由于宝宝的重量，会感到沉重并且不舒服，到了怀孕晚期，甚至可能会有漏尿症状。为了避免发生这些问题，准妈妈应该经常锻炼骨盆底肌肉。

具体方法：仰卧，两膝弯曲，双脚平放，好像要控制排尿那样用力地收紧盆底肌肉，然后停顿片刻，再重复收紧，每次重复做 10 次。

— 准妈妈小常识 —

研究发现，立式分娩出生的宝宝患细菌感染及急性呼吸道感染的几率明显少于仰卧式分娩出生的宝宝。

要准备做孕检啦！

孕期随笔

准妈妈如何锻炼腿力

在分娩过程中,准妈妈的腿部会起到很重要的作用。因此,为了让宝宝顺利娩出,从现在起,准妈妈就要开始锻炼自己的腿力了,具体做法可分为两步:

★背靠墙,双腿分开,慢慢弯曲,大腿肌肉呈紧张状态时保持不动,默数20次,恢复站立,重复做5次。

★面对墙,双手分开撑住墙面,腿呈微弓箭步状,重力在双臂上,两腿交换做,各做5次。

怀孕注意

孕期如出现轻度水肿,经卧床休息后即可消退;若潴留更多的水分,下肢水肿则不易消退。这时要选择比脚稍大的鞋,但也不可过于宽松,如果不跟脚,行走反而不便。不应长时间行走或坐、蹲、站立,在坐和睡觉时,适当地将下肢垫高,有利于下肢静脉血液的回流。

怀孕健康小贴士

冬天气候寒冷,虽宜热食,但燥热之物不可过食,以免使内伏的阳气郁而化热。饭菜口味可适当浓重一些,同时应注意摄取一定量的黄绿色蔬菜,如胡萝卜、油菜、菠菜、西红柿等,避免发生维生素A、维生素B_2、维生素C的缺乏症。为了防御风寒,在烹调时可以用些辛辣的调味品,如辣椒、胡椒、葱、姜、蒜等。此外,炖肉、鱼亦可多食一点儿。

孕检

此阶段最重要的是为准妈妈抽血复查梅毒,艾滋病,乙型肝炎相关抗原、抗体。目的是再次确认准妈妈早孕时所做的检查结果,检查准妈妈是否带有或已感染乙型肝炎。此外,血糖、胆汁酸的复查也很必要。

腹型明显大于妊娠月时怎么办

如果准妈妈发现自己的腹型明显大于妊娠月份时，那么有可能是宝宝过大、双胞胎、羊水过多（可能伴有宝宝畸形）、过度肥胖等造成的。此时，准妈妈需要到医院检查，通过B超来判定有无异常。如果宝宝过大或准妈妈过度肥胖，要设法控制饮食，并查血糖，看有无糖尿病。如果是双胞胎，要注意休息，防止流产。如果羊水过多伴有宝宝畸形，要及时中止妊娠。

— 准妈妈小常识 —

直式分娩能使腰围缩小，使反S形曲线变为C形曲线，作用于子宫底部的压力能更有效地通过骨盆，利于宝宝娩出，减少难产的发生，从而降低了宝宝呼吸窘迫、窒息缺氧和酸中毒的机会。

怀孕注意

避免难产的关键在于定期做产前检查。一旦确诊怀孕就应在3个月内进行产前检查，以后根据医生嘱咐按期去医院检查。医务人员在做产前检查时，不仅要查胎位，还要注意检查产道是否异常，如发现骨盆狭窄，应该及早确定分娩方式（经阴道分娩还是剖宫产）。胎位不正时，还要根据具体情况决定是否要由医务人员帮助纠正胎位。

孕期随笔

怀孕健康 小贴士

放松心情有良方：

按摩： 一些准妈妈由于腹部增大的缘故，大腿根部常会有疼痛感，这时不妨让准爸爸来帮忙按摩一下，既能缓解疼痛，又可促进感情。

唱歌： 准妈妈的心情起伏较大，而随着歌曲的旋律与歌词，可以抒发心里的不愉快与烦闷。

插花： 在家里放一盆鲜花，每隔一段时间就变换不同的鲜花，让室内充满清新的花香，令人赏心悦目、心情愉快。

准妈妈能否接受免疫预防注射

免疫接种是将生物制品，如疫苗或类毒素等接种到人体内，使人体产生对传染病的抵抗力，达到预防疾病的目的。但这些生物制品是异种蛋白质，能使接种部位发生红、肿、痛等反应，或发生全身反应，如高热、头痛、寒战、腹泻等。准妈妈接受免疫接种的反应与普通人无多大差异，但如果局部反应及高热等不适在某些免疫接种中较为明显时，可能会引起流产、早产。因此，凡有流产史的准妈妈，为安全起见均不宜接受任何预防注射。某些免疫接种如风疹疫苗可致宝宝畸形，准妈妈禁用。

怀孕健康 小贴士

准妈妈有孤独感在今日社会里是常见的，那么不妨参加一个准妈妈培训班或在分娩课程中认识些新朋友，大家一起聊聊天。可不要小看这种因怀孕而结缘的朋友关系，通常是在产后可维持相当长久的朋友关系。

— 准妈妈小常识 —

当准妈妈情绪不安时，胎动的次数会较平常多3倍，最多达正常的10倍，从而导致宝宝长期不安，体力消耗过多，出生时往往比一般宝宝体重轻1千克左右。另外，准妈妈在孕期的情绪长期受到压抑，宝宝出生后往往出现身体功能失调，特别是消化系统功能容易出现紊乱。

孕期随笔

....

....

....

....

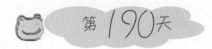

准妈妈怎样补充糖类

糖类是宝宝新陈代谢必需的营养素，用于宝宝呼吸。因此，准妈妈必须保持血糖水平正常，以免影响宝宝代谢，妨碍正常发育。含糖类丰富的食物有：

谷类：如大米、小米、玉米等。

薯类：如马铃薯、白薯、红薯等。

果蔬类：如各种蔬菜和水果等。

准妈妈平时可以多吃这些食物，以保证宝宝健康成长。

— 准妈妈小常识 —

准妈妈与宝宝神经系统并无直接联系，为什么准妈妈怀孕时情绪不好会影响宝宝呢？这是因为准妈妈情绪刺激能引起自主神经系统的活动，从而释放出乙酰胆碱化学物质，还可引起内分泌的变化，分泌出不同种类、不同数量的激素，所有这些物质都通过血液经胎盘和脐带进入宝宝体内，从而影响其身心健康。另外，神经高度紧张使准妈妈大脑皮质的兴奋性增强，致使大脑皮质失去与内脏的平衡，也会影响宝宝的正常发育。

怀孕注意

随着准妈妈体内新陈代谢加快，子宫、宝宝、胎盘的生长使血容量大大增加，如果不注意补充，很容易发生贫血。

孕28周

进入孕晚期，准妈妈经常会感觉腰酸背痛、肚皮紧绷，这时需要一条托腹带来支撑身体。

开始慢慢学习分娩呼吸法，减轻分娩的疼痛。

怀孕健康 小贴士

由于胎膜破裂没有疼痛感，因此许多准妈妈不会立刻感到问题的严重性。如果胎膜破裂时流出的羊水无黏性，站立时流水增多，平卧时减少或者停止外流，由此可与小便进行区别。要预防胎膜早破，首先要重视孕期营养，多吃蔬菜、水果，增加维生素C的摄入。还有，应该重视产前检查，一旦发现"尿床"要立即就医，以防不测。

准妈妈处于乙肝高发区时怎么办

生活在乙肝高发地区的准妈妈，或是家庭成员有 HbsAg 阳性及乙肝 e 抗原阳性者，或从事有高度感染乙肝危险工作的准妈妈，应该注射乙肝疫苗。如果准妈妈本人 HbsAg 阳性，尤其伴 e 抗原阳性，这时注射乙肝疫苗则收不到相应的效果。医生建议，可以在分娩后给宝宝注射乙肝疫苗。此外，人血胎盘丙种球蛋白适用于已经受到或可能受到乙型肝炎感染的准妈妈。

— 准妈妈小常识 —

易患孕期糖尿病的危险人群：

★有糖尿病家族史，准妈妈年龄超过 30 岁。

★准妈妈发现尿糖呈阳性并伴有反复的感染。

★肥胖、体重超过标准体重 20% 的准妈妈。

★宝宝过大，与孕龄不符。

★有多食、多饮、多尿的现象。

如有以上现象，需认真对待，积极治疗。否则可能导致巨大儿、早产等情况的发生。

怀孕注意

孕晚期的阴道和子宫的黏膜变得柔软，并因充血而容易被伤害；过性生活时由于精液中所含的前列腺素具有引产作用，亦使宫颈变得柔软，对催产素更加敏感，易引起早产。此外，也容易引起子宫出血或产褥热。

怀孕健康 小贴士

准妈妈营养不良是娩出低体重宝宝的重要原因。在孕期，准妈妈要注意摄入易消化的高蛋白、高维生素食品，如鱼、蛋、肉、水果、蔬菜等。为预防贫血及缺钙，还应多吃动物肝、血等。

孕期随笔

宝宝在肚子里也有自己的习惯

宝宝也会有他的生活习惯，主要表现在睡眠与觉醒的交替周期上。虽然生活在漆黑的子宫内，但宝宝通过准妈妈的生活习惯，能够通过大脑感觉到昼夜的区别。因此，千万不要扰乱宝宝的生活习惯，比如在他睡眠的时候，千万不要用声音、光亮或是动作去叫醒他，否则宝宝会不高兴的。

怀孕注意

怀孕阶段准妈妈的平均体重可以增加约 11 千克，且体内多贮存约 6.5 升的水分。眼角膜含有 70% 的水分，所以它是眼球前半部受孕期水分增加影响最大的一部分。根据研究显示，怀孕期间角膜的厚度平均增加约 3%，且越到怀孕末期，角膜厚度增加越明显。

怀孕健康 小贴士

在怀孕期间，要注意避免哮喘发作，减少接触引起发作的因素，消除紧张情绪，适当休息。如果哮喘发作，仍可使用孕前使用的较有效的药物，如氨茶碱、麻黄素、异丙肾上腺素气雾剂、舒喘灵气雾剂等。但要避免用含有碘剂的药物，这类药可造成宝宝甲状腺肿或甲状腺功能减退。

孕期随笔

....

....

....

— 准妈妈小常识 —

血型的遗传规律是这样的：父母一方为 O 型，一方为 AB 型，子女血型是 A 型或 B 型，不会出现 O 型或 AB 型；父母一方为 O 型，子女不会是 AB 型；父母一方为 AB 型，子女不会是 O 型。另外，如果父母血型为 A 型或 B 型，因为这两种血型可以是 OA、AA、OB、BB，所以可出现 3 种情况：如果父母是 OA 和 OB，子女可出现 OO（O）型、OA（A）型、OB（B）型及 AB 型。由上可见，子女血型不一定与父母相同。

准妈妈为什么要注意嘴部卫生

空气中不仅有大量的尘埃，其中还混杂不少的有毒物质，如铅、氮、硫等元素。它们落在准妈妈身上、脸上的同时，也会落在嘴唇上，然而很多准妈妈在外面的时候，通常都很注意不随便用手拿东西吃，或从外面一回到家，就马上去洗手。可是，却很少想到嘴唇也同样应该注意卫生，而且经常在没有清洁嘴唇的情况下喝水、吃东西，或时不时地总去舔嘴唇，殊不知这样做是有害处的。因为，空气浮尘中的很多化学有害物质及病原微生物会落在准妈妈的嘴唇上，它们一旦进入准妈妈的体内，要比其他人更为有害，它会使宝宝因此而无辜受害，引起一些不应该发生的后果，如引起组织器官畸形等。

怀孕注意

孕晚期是准妈妈和宝宝体重增长最快的时期，也是宝宝生长发育最快的时候，准妈妈除了摄入必需的营养，注意适当控制体重外，与宝宝的亲情互动也很重要。宝宝七八个月时，胎动最明显，经常与宝宝交流，对宝宝的智能和感觉发育不无益处。

怀孕健康小贴士

孕中期开始补钙可改善母体骨密度，降低妊娠危险度，有利于胎儿骨发育。孕期及哺乳期对铁的需求量增加，最好通过食补或药补来补充铁元素。

孕期随笔

— 准妈妈小常识 —

怀孕还会影响泪液膜的质与量，在怀孕末期约有80%的准妈妈泪液的分泌量是减少的（主要是水液层分泌不足）。而怀孕期间眼睑的水肿层导致眼睑易发炎，破坏油脂层的分泌，使得泪液膜中的水液层更易蒸发。所以泪液膜量的减少及质的不稳定，容易造成干眼的症状。

痔疮造访准妈妈的原因是什么

怀孕快 7 个月了，有些准妈妈却突然发现自己又有些便秘了，虽然有些便秘会随着分娩自行消失，但大多数准妈妈还是要忍受痔疮的痛苦。那么，痔疮到底是为什么又一次造访准妈妈的生活呢？原因如下：

★由于盆腔内的血液供应增加，随着宝宝一天天长大，子宫也随之增大，继而压迫静脉，造成血液的回流受阻。

★怀孕期间盆腔组织松弛，更促使了痔疮的发生和加重。

★由于直肠肛门部位受到子宫压迫而血液淤滞，也促使痔疮的发生。

医生提醒准妈妈，如果痔疮得不到治疗和改善，它便会引起不同程度的贫血，从而影响宝宝的正常发育。

— 准妈妈小常识 —

在整个孕期中，对乳房的刺激不宜过多，尤其是在怀孕末期，刺激乳房可诱发子宫收缩，有引产和催产的作用。因此，凡有流产、早产史，曾发生过胎膜早破，有过多次人工流产、引产史且合并有宫颈内口功能不全的准妈妈，在孕期均不能过多地刺激乳房和乳头。

怀孕注意

排便不顺畅，会使人体内的垃圾滞留在肠道内，时间长了体内代谢物中的水分被蒸发掉，就更难以排出体外，同时还会散播出一些毒素，原本应该排泄的代谢产物又被人体吸收，因而会导致中毒，这对准妈妈和宝宝都会造成不小的危害。

怀孕健康 小·贴士

为防止出现大小乳房，睡觉时应尽可能做到不要常固定侧向一边，或者在睡觉前用宽大胶纸贴在乳房两侧，以起到固定作用；如果发现两个乳房大小不一，可适当多按摩小的乳房，促使其增大。

孕期随笔

准妈妈怎样预防痔疮

平时，准蚂妈要养成定时大便的习惯，最好的时间是在饭后，特别是在早餐后，不管有没有便意，都应按时去厕所，久而久之就会养成按时大便的习惯。在每次大便后要注意做好清洁工作，用湿润的薄绵纸、宝宝用纸或含药物用卷纸（不要用肥皂清洗）轻轻拍干，当清洁肛门的时候千万不要擦或蹭，这样就可以有效地预防并减轻痔疮。

怀孕注意

角膜的敏感度在怀孕期间是降低的，这与角膜厚度的增加无关，却会影响角膜反射及保护眼球的功能，这种现象在分娩后6～8周可以恢复正常。角膜的弧度在怀孕期间也会有些改变，且在怀孕末期更明显，角膜弧度的改变会使得原先佩戴合适的隐形眼镜变得不合适。

怀孕健康 小贴士

怀孕期间，散步的最好去处之一就是孕婴商店，这时不但可以搜集各种宝宝用品信息。也可以顺便锻炼体力，一举两得。不过，准妈妈一定要注意避开人群高峰期，并且在身体状况习惯之后，再增加"量"。

— 准妈妈小常识 —

除痔用药：

★当需要的时候可以在患处上放冰袋。

★在医生的指导下使用治疗软膏、痔疮专用栓剂。

★有炎症者别忘了使用抗生素。

特别提示：只要准妈妈不是大量或经常出血，还是等到分娩以后再进行彻底治疗吧。

孕期随笔

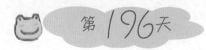

孕期胆结石是怎么形成的

在怀孕期间若有以下情况，应考虑患有胆囊结石的可能：

★有加速胆囊结石形成的因素，如肥胖及胆囊结石家族史。

★饭后1～2小时，经常出现上腹部饱胀或隐痛感，晚饭后症状更明显者。若疑诊为妊娠期合并胆囊结石时，应及时去医院做进一步检查，如胆囊B型超声波等，以明确诊断。

★患胆结石常是由于在怀孕期间血清内源性雌激素和孕酮浓度增加，促使肝脏对血浆低密度脂蛋白的摄取和分解代谢增加，从而导致排入胆道的胆固醇增多。随着胆道胆固醇积聚不断增加，使胆汁胆固醇饱和度和胆汁成石指数增高，最终导致胆囊结石的形成。此外，在怀孕中后期，空腹胆囊容积和收缩后胆囊残余容积增加，胆囊排空速率和百分比下降，更容易促使胆囊结石的形成。

－ 准妈妈小常识 －

怀孕不满37周即分娩的情况我们称为"早产"。如果怀孕达到或超过42周，就是"过期妊娠"了。通常，怀孕到41周左右，哪怕没有分娩迹象，也一定要去医院听从医生安排。

怀孕注意

随着日子一天天地增加，尤其是到了怀孕晚期，准妈妈盼望宝宝的早日到来，越往后准妈妈的这种心理越强烈，有的还没到预产期，准妈妈就变得急不可待了，这时准爸爸要做好准妈妈的心理工作，要隐藏起自己急迫的心理，陪准妈妈愉快地度过分娩前的时光。

怀孕健康小贴士

如果准妈妈是长时间坐着工作，要注意垫高双脚，穿舒服的衣服和鞋子。工作一段时间要有适当的休息，起来活动或伸展一下四肢。工作中注意多喝水，有尿意时千万不要憋着。尽量减少工作上的压力，工作之余可以练习分娩呼吸法让自己放松。

准妈妈为啥爱出汗

有的准妈妈会常常感到腋下、手心、脚部等特别爱出汗，针对这种现象，产科医生告诉我们：这些现象都是正常的。这是因为准妈妈基础代谢增高、自主神经系统不稳定等因素造成的，出汗有利于体内废物的代谢。但是尽管是正常的现象，还是不要忽视以下几点：

★ 不要因为怕出汗就长时间地待在有空调的房间里。

★ 要及时补充水分，多吃水果和蔬菜。

★ 勤换内衣、勤洗澡。汗疹出现时，要去看医生。

怀孕注意

准妈妈应该在怀孕之前就与准爸爸一起计划好孕期的家庭财务问题，以减轻孕期的思想负担，保持良好的心态，这样才更有利于自身及宝宝的健康。

怀孕健康 小贴士

准妈妈在怀孕晚期，要到产科检查血型，同时也要确定丈夫的血型，如发现双方的血型有产生母胎血型不合的可能时，准妈妈应在产前门诊接受定期检查。检查主要包括准妈妈血中抗A（或B）抗体的浓度，如果大于1：32，就应引起重视。另外，还可用B超观察宝宝发育情况。对有溶血症病史的准妈妈，在怀孕期要加强监护，设法提高宝宝的抵抗力及准妈妈的免疫力，准妈妈也最好在预产期前两周入院，在严密的监护之下分娩。

— 准妈妈小常识 —

准妈妈什么时候适合入院呢？

★ 破水时。

★ 只流出带血的分泌物，但收缩仍不规律时。

★ 子宫已有规律的收缩，但尚未出血时。

孕29周

为了准妈妈和宝宝的健康，孕晚期最好禁止性生活。

孕晚期的产检都查什么

从本周开始，准妈妈就进入了孕晚期。在怀孕 28～36 周，准妈妈要记住每两周到医院进行 1 次常规产前检查。孕晚期要继续进行孕中期的各项检查。注意检查胎位，如发现异常要及时纠正；数胎动并记录；建议定期做胎心监护；观察胎儿生长发育情况、胎盘位置及成熟度、羊水情况等。此次产前检查除了进行以前几次检查的内容之外，应增加胎儿位置的检查，包括 3 个内容：胎产式，胎先露，胎方位。

胎位异常会给母体带来严重影响：导致产程延长；容易发生软产道损伤；常需手术助产，增加出血及感染机会；产程延长时软组织有可能因被压过久而缺血水肿，造成生殖道瘘。胎位异常对于胎儿也有很大影响：由于产程延长及手术助产，胎儿受损伤的机会随之增多，胎儿窘迫是胎儿及新生儿死亡的重要诱因。

怀孕注意

妊娠 28 周以前，因为羊水量相对较多，胎位多不固定，大多数臀位者日后多能自动转成头位。如果在妊娠 28～32 周仍为臀位者，可以采用膝胸卧位，此法有助于胎臀退出盆腔，借胎儿重心的改变增加胎儿转为头位的机会。做膝胸卧位之前应解小便并且放宽裤带，每日 2～3 次，每次 10～15 分钟，1 周后复查。

孕期随笔

怀孕健康 小·贴士

怀孕中、晚期，如果准妈妈每周体重增加 350 克，说明糖类摄入量合理，反之则应减少摄入，并以蛋白质及脂肪来代替。同时，多注意摄取维生素和矿物质食物，避免怀上巨大儿，造成日后难产。

孕晚期准妈妈可以接受药物治疗吗

怀孕期间，最令准妈妈头痛的问题就是腿和脚的水肿。其实，多数情况下，水肿并不需特殊治疗，只需注意休息。如果发现自己血压偏高，一定要去看医生，不要随意服用孕前服用的降压药物，以免造成不必要的危险。在怀孕的最后阶段，虽然宝宝的情况已经稳定，药物对于宝宝的影响不大，但仍然需要避免感染病菌，吃药总是最后的选择。

一 准妈妈小常识 一

为了能让产检顺利些，准妈妈的穿着、需要携带的东西应事先做好准备。一定要穿宽松的衣服，尤其是到孕中期测宫高、腹围时，更要选择方便检查的衣服；最好穿容易脱的裤子，也可以是宽裙子。水肿检查需脱掉鞋袜，所以最好不要穿连裤袜；要穿舒服的鞋子，而且要方便穿脱；母子健康手册要带上，还可以装上笔和小本子，有必要时做记录；内诊后可能会有出血等情况发生，最好带上卫生护垫或卫生巾。

怀孕注意

准妈妈在抚摩宝宝时要注意他的反应，如果他轻轻地蠕动，说明可以继续进行，如他有用力蹬腿的强烈反应，则说明你对他抚摩得不舒服，他不高兴了，就要停下来。抚摩顺序应由头部开始，然后沿背部到臀部至肢体，要轻柔有序。

怀孕健康 小贴士

为了减轻分娩时的疼痛，准妈妈可以开始锻炼学习分娩时的辅助动作，为顺利分娩而运动。运动方法主要是掌握准妈妈在分娩过程中怎样用力、休息、呼吸这3大要素。每天早上起床和晚上睡觉或午睡时开始学习和练习辅助分娩方法。

孕期随笔

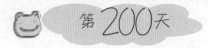

宝宝有味觉吗

同鼻子一样，宝宝的嘴巴也在妊娠第二个月开始发育。在妊娠 4 个月时，宝宝舌头上的味蕾已发育完全。尽管羊水稍具咸味，宝宝还是能够津津有味地品尝。曾有一项有意思的试验，专家在准妈妈的羊水中加入了适量的糖，发现宝宝以高于正常一倍的速度吸入羊水。而向子宫内注入一种味道不好的油时，宝宝立即停止吸入，并开始在腹内乱动，表示明显的抗议。

这充分说明，宝宝已经有了味觉。

怀孕注意

每周 1 次用皮尺围绕脐部一圈进行测量。怀孕 34 周后，腹围增长速度减慢。若腹围增长过快时则应警惕羊水过多。

要准备做孕检啦！

孕期随笔

....

....

....

....

....

....

....

— 准妈妈小常识 —

人有 102 个智能因子，这些因子若在幼年时期不使用就会死亡。如果曾经受刺激开发过，就会像睡觉一样，再经刺激就会自觉醒来。所以，一切刺激智能因子的方法，应该从胎教时期开始，持续到 0 ～ 2 岁时期。

宝宝有嗅觉吗

宝宝的鼻子早在妊娠第二个月时就开始发育，到了第七个月，鼻子已经能与外界相互沟通。但是，由于被羊水包围着，所以他虽然已经具备了嗅觉，却无法一展身手，自然其嗅觉功能也就不可能得到较大的发展。尽管如此，宝宝的嗅觉一出生就能派上用场，新生儿在吃奶时能闻出母体的气味，而且以后只要他一接近母亲就能辨别出来。

怀孕注意

在接近分娩的日子里，准妈妈可做如下事情：

★准备一架照相机。

★在分娩前照一张相。

★如果预产期临近了，请装好自己的东西，不要忘记带上保险证、预约住院的表格、分娩前后所需物品等。

★检查临产征兆。

怀孕健康 小贴士

孕期不要刻意去探知别人是如何评价自己的。如果无意中恰巧听到人们谈到自己时，也不要在意，否则是自寻烦恼。如果真的听到别人对自己批评之类的话，一定要以理智稳住自己的情绪，安定自己的心态，告诉自己：宝宝最重要！

孕检

子痫前症的发生在孕期28周以后。医生要陆续为准妈妈检查是否有水肿现象。由于大部分的子痫前症，会在孕期28周以后发生，所以准妈妈在怀孕后期，针对血压、蛋白尿、尿糖所做的检查非常重要。如果测量结果发现准妈妈的血压偏高，又出现蛋白尿、全身水肿等情况时，准妈妈须多加留意，以免有子痫前症的危险。另外，心电图、肝胆B超的检查也是必要的。还要根据准妈妈情况复查血糖、胆汁酸。

孕晚期要注意哪些问题

准妈妈坚持照常工作，在健康方面一般不会有问题。但到了孕晚期，要避免上夜班、长期站立、抬重物及颠簸幅度较大的工作。在工作中，要注意劳逸结合，一旦觉得劳累，便应停下来休息，并尽量争取时间睡个午觉。至于什么时候停止工作，这要因人而异。一般来说，准妈妈健康状况良好，一切正常，所从事工作又比较轻松，可以到预产期前两周左右再停止工作，有些身体、工作条件好的准妈妈即使工作到出现临产征兆也不为晚。但是，若准妈妈患有较严重的疾病，或产前检查发现有显著异常，或有严重的怀孕并发症，则应提前休息。这时要听从医生的意见。

— 准妈妈小常识 —

有些准妈妈到了孕晚期，会发生胃痛、头痛等各种问题，感觉什么毛病都来了。通常，在不影响正常作息的情况下，是不需要去医院的，也不需要太去关注。

怀孕注意

不很重的家务活儿，孕晚期的准妈妈还是可以做的。但是，一些需要体位变化（如爬高）、会压迫到子宫的动作，尽量不要去做。做家务时，动作要轻柔、缓慢，不要太剧烈。

怀孕健康 小·贴士

怀孕期间，准妈妈的工作会受到一定程度的影响，在怀孕晚期会出现怀孕疲劳、心不在焉、做白日梦等情况，这时你也许期待自己能够精力充沛地工作。同事会问及你的情况并给你提供帮助，你可以与那些已经有了宝宝的女同事交流一下自己的感受，大家可能会给你最好的鼓励和帮助。

孕期随笔

....

....

....

....

准妈妈不要滥用利尿药

准妈妈千万不要随便服用利尿药，如氢氯噻嗪（双氢克尿噻），可促进肾脏钠、钾、氯的排泄，易造成电解质紊乱。对于妊娠高血压综合征的准妈妈来说，其体内的有效血容量较少，利尿过多会更减少血容量，使肾及子宫、胎盘更为缺血。所以除非出现脑水肿、心力衰竭、肾衰竭等严重并发症，一般不宜大量长期使用利尿药。

怀孕注意

最新调查报告指出，白天出生的小宝宝比较平安；夜间出生的小宝宝比较容易死亡。这是为什么呢？调查人员认为，医护人员在夜间值班的时候，体力与精神的负荷相当沉重，因此即使是主治医师值班，也是疲惫不堪。此外，夜间值班人员通常由实习生担任，经验不足加上紧张的因素，会使得医疗服务质量降低。因此，在平常就要好好地接受产前检查，与主治医师密切配合，这样即使是夜间分娩，也会有可靠的医师照顾你。

怀孕健康 小贴士

★上床前请先做适当的伸展运动，有利于预防腿抽筋。

★坚持体育锻炼，即使是感到累了不得不放慢速度时，也要坚持，这会使准妈妈在分娩后快速恢复。

★如果正在装修房子或宝宝居室，应避免吸入油漆和壁纸的有毒气味，保持开窗通风。不要干重活，有重活应请准爸爸或朋友帮忙。

— 准妈妈小常识 —

食盐，不仅是重要的调味品，而且还是人体必不可少的营养物质。没有食盐，就没有生命。但是，医学专家们一致认为，准妈妈在怀孕时期，尤其是在怀孕的最后几个月里，应该少吃盐。只有这样做才能够有效地防止怀孕中毒症的发生。准妈妈每日的食盐摄入量应在3克以下。

孕期随笔

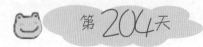

能否用锑剂治疗妊娠期血吸虫病

一般认为，妊娠期的血吸虫病患者应暂缓用锑剂治疗。锑剂（不论是口服或注射）常可引发一系列的不良反应，如恶心、呕吐、腹痛、腹泻、头晕、寒战等，此时腹腔内压增加，子宫充血，可导致流产或早产。此外，锑剂对心脏和肝脏均有较严重的毒性，可引起严重的心律失常和中毒性肝炎。因此，准妈妈应避免应用锑剂。

怀孕注意

肾盂肾炎是准妈妈怀孕后最常见的泌尿系统并发症。它的发病率为1%～6%，多发生在怀孕晚期。肾盂肾炎发生后，急性期患者可有高热、腰痛、尿急、尿频等症状。发生在怀孕早期可引发流产，发生在怀孕晚期可引起早产。此病可反复发作，并可引起高血压。准妈妈应注意预防肾盂肾炎，在怀孕期多喝水，保持大便通畅；加强体育锻炼，增强体质。如发现有尿急、尿频症状应及早彻底治疗。

— 准妈妈小常识 —

一项统计调查显示，准妈妈怀孕不到32周就分娩的几率分别为：春季2.7%，冬季2.5%，秋季2.3%，夏季2.0%。这一结果说明怀孕时期与早产有一定的联系。

孕期随笔

怀孕健康 小贴士

春节是很重要的一个节日，至亲好友互相拜访。但作为准妈妈的你却需量力而行，万万不能凭一时高兴而累着自己，也不可因应酬过多而影响睡眠。因为睡眠缺乏不仅影响准妈妈的精神状态，还会影响胎儿大脑神经发育和体重的增加。

孕30周

到了孕晚期，白带会越来越多，注意外阴的清洁，以免宝宝在出生的时候被感染。

准妈妈如何让肚子不走形

从现在开始，很多准妈妈的肚子就开始有了向下坠的趋势。在走路或站着的时候，准妈妈可以把手托在肚子下，以减少负重，还可以采用轻柔按摩的方式来减轻不舒服的感觉。方法是用掌心贴着肚子底部从下部慢慢向上划到肋骨。每天坚持按摩 5 ～ 10 分钟，既可以缓解不适，也可以保证肚子的曲线不会因宝宝的重量而变形。

— 准妈妈小常识 —

写一份分娩计划，记下在自己分娩过程中想要或需要的东西，并让医生和陪伴在身边的人知道。

试着照看朋友的宝宝，多学习一些护理宝宝的方法。

积极参加分娩学习班，多掌握一些孕产知识。

怀孕注意

准妈妈如果能够自然分娩，就不要强求医生施行剖宫产手术。做过剖宫产以后，尽量避免再次怀孕。如果可以再生育，经医生检查可以自然分娩，应该试产。如果仍然有骨盆狭窄，胎位不正，本次怀孕距上次手术不足 2 年，有妊娠合并症等指征，就需要再次行剖宫产。做过剖宫产的准妈妈要从孕早期开始定期检查，以便及早发现异常，及早处理。

怀孕健康 小贴士

准妈妈在梳头时，宜使用木梳，而不宜使用塑料梳。因为塑料梳与头发摩擦可以产生静电而扯断头发。用木梳梳头时从头顶的穴位处开始，用力不可过猛。还可以边梳边按摩头皮边数数给肚子里的宝宝听，一遍汉语，一遍英语，让意念通过思维传递给肚子里的宝宝。

孕期随笔

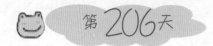

准妈妈每天吃几个鸡蛋为宜

准妈妈在怀孕中后期，每天吃1～2个鸡蛋就足够了，若同一天吃了豆制品或吃了鱼虾，那么就要减少鸡蛋的摄入量。每天摄入的总蛋白量应保持定量，吃别的多时，吃鸡蛋就应少点。鸡蛋最好是煮熟吃，煮熟的鸡蛋比油煎的少损失蛋白质，煮开锅后再煮5～7分钟即可，这时的鸡蛋较嫩。也可做荷包蛋，这两种做法都易消化吸收。

一 准妈妈小常识 一

钙在怀孕期间扮演着很重要的角色，一般准妈妈在怀孕期间，都要补充钙片。不过专家称，准妈妈不宜过多补钙。因为过多补钙可使胎盘过早地出现钙化，胎头变硬造成难产等。因此，准妈妈应在医生的指导下根据自身实际情况服用钙片。

怀孕注意

宝宝的衣服不用准备得太多，因为宝宝长得很快。宝宝在出生以后的几个月内很怕冷，因此无论是在夏天出生还是在冬天出生，都应该准备毛织品。给宝宝用的毛织品应选购质量好的毛线，在多次洗涤后不会发硬，失去弹性。宝宝的衣服应该肥大，料子以纯棉为宜，颜色要浅，应该非常柔软。宝宝的内衣接触皮肤的一面不要缝针脚，不要用带子或纽扣，可选用尼龙搭扣。

怀孕健康 小·贴士

到了怀孕晚期，准妈妈会为宝宝准备很多的东西，如为宝宝编织毛衣毛裤、购买鞋帽衣衫、缝制童被等。因为准妈妈总希望准备得齐全一些，其实这样做大可不必。亲朋好友也会为宝宝赠送一些必需品，所以用不着在这方面太劳神。

孕期随笔

准妈妈该怎么睡

怀孕中后期，准妈妈子宫增大，仰卧时就会压迫后方的下腔静脉，影响了子宫动脉的血流量，使胎盘供血不足，直接影响宝宝的生长发育。此外，还能引起自身下肢和外阴部的静脉曲张。大约有80%准妈妈的子宫向右侧旋转倾斜，因而使右侧输尿管受到挤压，以致尿液积滞，由于右侧的肾脏与邻近的升结肠和盲肠之间有淋巴管相通，因而肠道细菌侵入右肾的机会也较左肾为多，这样，就容易发生右侧肾盂肾炎。所以，准妈妈也不宜右侧卧。从以上情况可以看出，准妈妈以左侧卧位为好。如果较长时间的左侧卧位感到不舒服，可暂改为右侧卧位。若仰卧位时发生了晕厥，家属应立即轻轻地将她的身子推向左侧卧，这样她会很快苏醒过来。

— 准妈妈小常识 —

怀孕晚期，准妈妈的体位对血压有明显的影响，仰卧位时收缩压可下降11%～47%，平均下降23毫米汞柱，同时心跳每分钟增加10次，而侧卧位则对血压影响较小。

怀孕注意

在为要出世的宝宝准备尿布时，虽然有纸尿布，但也要准备20～30块布尿布，要柔软、吸水性强。可以用浅色的旧棉布床单、被里、棉毛衫等制作尿布，但一定要清洁卫生。

怀孕健康小贴士

准妈妈更应该注意自己的着装，穿上一身得体的孕妇装会把你的形象衬托得更利落。这时还应注意皮肤的变化，由于孕期体内激素水平的变化，怀孕后会出现妊娠斑，这时要注意多吃富含维生素C的食物，多准备苹果、草莓等水果，随时补充。现在还要保证充足的睡眠，以确保皮肤得到充分的休息。

孕期随笔

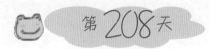
准妈妈为何会肚子酸胀

有时候，准妈妈会感到肚子酸胀，尤其酸的感觉比较重。因此，有些准妈妈认为是压迫了宝宝的神经。那么到底是不是这样呢？

专家告诉我们：每个准妈妈到孕晚期的时候都会有这种感觉，这叫子宫收缩。有时会感觉到有点痛，下腹有点坠和胀感，这往往发生在体位变化，翻身或者蹲下起来，或者走路比较急，劳累的时候。这种宫缩没有一定的规律，所以叫假宫缩，这是每个准妈妈都有的，有这种情况不要害怕。如果宫缩不是体位和走路等一些因素影响的，并且还是一些有规律的宫缩，这个时候就说明你可能要临产了，赶快做好准备。

怀孕注意

在准妈妈分娩以前，准爸爸要为产后的生活做好如下准备：

★清扫布置房间：在准妈妈产前应将房子收拾好，以便使准妈妈愉快地度过产假期，使宝宝生活在一个清洁、安全、舒适的环境里。

★拆洗被褥、衣服：准妈妈坐月子前，行动已经不方便了，准爸爸应当主动地将家中的被褥、床单、枕巾、枕套拆洗干净，并在阳光下暴晒消毒，以便使准妈妈能够顺利地度过产假。

★购买日用品：洗涤用品，如肥皂、洗衣粉、洗洁精、去污粉等。准妈妈分娩后及护理宝宝时期，洗涤用品的耗用量较大，由于这些东西不易变质，为了方便，可以1次多购置一些。

— 准妈妈小常识 —

节假日，由于要同各种人打交道，自然会出现各种意想不到的状况。因此应做好思想准备，保持心境平和，别因为一些鸡毛蒜皮的小事而情绪激动，引发不必要的麻烦。

怀孕健康 小·贴士

准妈妈洗衣服时要注意，不可用搓板顶着腹部，以免宝宝受压；宜用肥皂，不宜用洗衣粉；冬春季节不用冷水而用温水。

准妈妈子宫内感染后会怎么样

从孕20周至足月，羊水的抗菌能力会随孕月的增加而增加。但孕40周以后，抗菌能力就减弱了。虽然宝宝的"住房"——子宫会受到羊水的保护，但有些情况还是可以引起子宫内感染的。如胎膜早破，超过24小时未临产，或产程延长，以及准妈妈贫血体弱，抵抗力差，她们羊水的抗菌能力也就相对较差，阴道内的致病菌可随时乘虚突破防线进入子宫内，引起感染。严重的子宫脱垂也可导致子宫内感染。准妈妈其他部位如有急性感染，细菌也可随血液循环进入子宫内而导致子宫内感染。

— 准妈妈小常识 —

有的准妈妈认为，自己五音不全，没有音乐细胞，哪能给宝宝唱歌呢。其实完全没有必要把唱歌这件事看得过于神秘。要知道，给宝宝唱歌并不需要什么技巧和天赋，要的只是准妈妈对宝宝的一片深情。只要带着对宝宝深深的母爱去唱，歌声对宝宝来说一定是十分悦耳的。因此，未来的妈妈在工作之余，不妨经常哼唱一些自己喜爱的歌曲，把自己愉快的信息通过歌声传递给宝宝，使宝宝分享喜悦的心情。唱的时候尽量使声音往上腹部集中，把字咬清楚，唱得甜甜的，宝宝一定会十分喜欢的。

怀孕注意

子宫内感染是可以预防的。怀孕末期时，应严禁性生活，还要注意休息、情绪和营养。当发现有阴道流水时，切不可粗心大意，应及时到医院检查，以便采取及时的防治措施。

怀孕健康 小贴士

通过广交朋友，将自己置身于乐观向上的人群中，充分享受友情的欢乐，从而使自己的情绪得到积极的感染，从中得到满足和快慰。

孕期随笔

第210天

什么是生理性腹痛和病理性腹痛

生理性腹痛，随着宝宝长大，准妈妈的子宫也在逐渐增大。增大的子宫不断刺激肋骨下缘，可引起准妈妈肋骨钝痛。一般来讲，这属于生理性的，不需要特殊治疗，左侧卧位有利于疼痛缓解。在孕晚期，准妈妈夜间休息时，有时会因假宫缩而出现下腹阵痛，通常仅持续数秒钟，间歇时间长达数小时，不伴下坠感，白天症状即可缓解。

病理性腹痛，多由胎盘早剥造成。准妈妈可能有妊娠高血压综合征、慢性高血压病、腹部外伤。下腹部撕裂样疼痛是典型症状，多伴有阴道流血。腹痛的程度受早剥面积的大小、血量多少，以及子宫内部压力的高低和子宫肌层是否破损等综合因素的影响，严重者腹痛难忍、腹部变硬、胎动消失，甚至休克等。所以，在孕晚期患有高血压的准妈妈出现以上症状或腹部受到外伤时，应及时到医院就诊，以防出现意外。

怀孕注意

准爸爸在与宝宝对话过程中也可得到感情的升华，充分体察到身为人父的责任，从而激起对宝宝的爱。准爸爸这种与宝宝交流的做法，对准妈妈的心理是一种极大的安慰和鼓励，使她确信夫妻深厚的感情在对待胎教上取得了共识，而且对创造良好的胎教家庭气氛也具有积极的作用。

— 准妈妈小常识 —

想生出皮肤白皙、粉粉嫩嫩的漂亮宝贝吗？再告诉你一个小秘诀：可吃一些豆腐、豆浆、菠萝汁，效果不错呢！

怀孕健康 小贴士

与家人反复讨论分娩的事情，将各种可能遇到的问题事先想清楚，同时找出每个问题的解决方法。做好分娩前的物质准备，这样就不会临时手忙脚乱，也会帮助稳定情绪。

孕期随笔

准妈妈中药禁忌有哪些

中药材的种类繁多，对准妈妈与宝宝都会造成影响，在此我们简单整理出一个准妈妈中药禁忌表，作为各位准妈妈怀孕期间的小叮咛。

牛黄：清热药。泄下力强，易导致准妈妈流产。

红花、川七：活血药。祛瘀活血力强，易导致流产与早产。

牛膝：活血药。有损宝宝健康。

车前子：除湿利水药。过度食用会影响胎盘循环。

补骨脂：温阳药。准妈妈须经医生指示后再服用。

薏苡仁：除湿利水药。内含薏苡仁油，会降低横纹肌收缩作用，对子宫产生兴奋作用，也会造成羊水过少的现象。

通草：除湿利水药。会造成羊水过少。

— 准妈妈小常识 —

一般寒性体质的准妈妈应忌食橘子、西瓜、葡萄柚等寒性饮食；热性体质应忌食辣椒、胡椒、油炸物、荔枝、桂圆、姜母鸭、当归、羊肉、沙茶酱、姜汤、蚕豆等燥热食物；过敏性体质应忌食芋头、香蕉、杜果、辛辣物、油炸物、荔枝、桂圆、带壳海鲜、草菇、菠萝、章鱼等生冷食品、罐头食品及过咸食物。

孕31周

因为怀孕的关系，直肠部位的静脉血管容易肿胀，形成我们常说的痔疮，用毛巾冷敷臀部可以缓解症状。

孕晚期可能还会经常出现胃灼热或消化不良，可以泡一杯菊花茶缓解一下。

怀孕健康小贴士

保持室内空气流通，这是清除室内有害气体行之有效的办法，或者在室外空气好的时候打开窗户通风，也有利于室内有害气体散发和排出。

在室内吊花植草大有益处，会降低室内有害气体的浓度，准妈妈不妨一试。

可选用室内空气净化器和空气换气装置。

宝宝体重怎么测

对于未出世的小宝宝，准妈妈是否急切地想知道他的体重呢？在这里，相关专家将教你一招宝宝体重预测法：

公式 1　$Y=-4973.72+260.69×HC$

公式 2　$Y=-2686.60+171.48×AC$

公式 3　$Y=-2232.56+747.42×FL$

公式 4　$Y=-2513.51+1049.90×FTH$

公式 5　$Y=-5168.32+100.97×HC+110.86×AC+143.09×FL+331.43×FTH$

①可以使用其中任一个公式计算，公式 5 的精度最高，Y 的数值单位是克。

②参数的含义如下，参数可以从 B 超单中查到。

Y：宝宝体重的估算值

HC：头围（厘米）

AC：腹围（厘米）

FL：股骨长（厘米）

FTH：宝宝腿部皮下脂肪厚度（厘米）

有了这一套体重自测法，准妈妈就可以马上知道肚子里宝宝的体重了！

一 准妈妈小常识 一

良好的习惯是良好的精神修养的外在形式，孕期准妈妈要服饰整洁，言谈文雅，声调柔和，举止端庄。夫妇琴瑟和谐，公婆姑嫂满意，邻里和睦，同事团结，爱劳动，爱清洁，做事干净利索，不张狂，为人处世得体大方，给人留下贤妻良母的印象，对宝宝的健康十分有益。

孕期随笔

....

....

....

....

服用中药要了解性味

所有的中药材均可以用五性、五味、作用部位及有无毒性等特质加以分类，分类方法如下：

五性：包含寒、热、温、凉、平五性，寒证宜服用温热的药或食物，而热证则服用寒凉的药或食物。

五味：包括酸、苦、甘、辛、咸五味；酸味入肝、苦味入心、甘味入脾胃、辛味入肺、咸味入肾。

作用部位：包括五脏六腑及十二经脉。

有无毒性：部分有毒的中药材并不适合作为药膳用药，需在医生的指导下才可食用，而无毒的药材则可根据体质作为药膳的常用药。

怀孕注意

准妈妈食黄连过度可引起全身过敏或全身瘙痒、烦躁不安的症状。此外，大量及长期食用会引起血液异常的状况（如血红蛋白、白细胞下降等）。

— 准妈妈小常识 —

从怀孕7个月开始，准妈妈就应该佩戴乳头罩，通过乳头罩对乳头周围组织的恒定、柔和的压力促使内陷乳头外翻，使其中央小孔持续突起，以纠正乳头内陷。

怀孕健康 小贴士

除痔的实际操作：

在大便之后将痔头轻轻地推送回去，然后在患处涂上一些胶状油。

可用1%～2%苏打水坐浴，每晚1次，保持外阴部位清洁。

为了不使便秘形成，可少量冲服或外用缓泻药，但一定要按照医生的医嘱，不可自行服药。

孕期随笔

准妈妈的智齿能拔吗

准妈妈智齿容易引发智齿冠周炎，这在孕期的发病率较正常人高出数倍，因为准妈妈抵抗力低，特别是在怀孕晚期，宝宝生长发育快，易造成准妈妈贫血，营养相对不良，很容易引起冠周炎。准妈妈在怀孕晚期更不宜拔牙，因容易引起早产，其原因主要是准妈妈在拔牙时精神紧张、恐慌，以及拔牙打麻药的疼痛刺激所致。

怀孕注意

在孕晚期，产前检查是两个星期1次。除了检查宝宝的成长外，更可以看到胎盘的功能是否正常。医生通过产前检查，来决定准妈妈的分娩方式。

怀孕健康 小贴士

用按摩器消除肌肉紧张。虽然是借助按摩器，但也是一种有效的运动方式。按摩器可以舒缓肌肉酸痛感，若有不舒服的感觉，就以按摩器轻轻按摩，切记力量不可太强。

— 准妈妈小常识 —

7个月大的宝宝已经会吸吮、吞咽和呼吸，并且他还能吸吮自己的拇指，吞咽身体周围的羊水，并通过尿液再将其排出。有时他吸入的羊水太多就会打嗝，为了适应子宫外的生活，他也开始练习用胸部做呼吸运动了。

孕期随笔

....

....

....

....

....

准妈妈为什么怕花粉

春暖花开，正是人们出门踏青的大好时光。然而，不少准妈妈却遇到身体上的麻烦，那就是花粉过敏。有些准妈妈在遇到花粉过敏的时候，为谨慎起见，往往不愿及时用药治疗，结果延误了病情，导致流产。医生指出，在治疗花粉过敏的药物中，大多数药物准妈妈是可以服用的，建议准妈妈对待花粉过敏最稳妥的办法是咨询专家。在专家的帮助下，生个健康宝宝，准妈妈也可安全地度过这个季节。

花粉过敏时，如果在耳鼻喉科和妇产科均得不到相应的答复时，专家建议不妨到综合医院的准妈妈用药窗口咨询，一定会得到一个合理的建议。

— 准妈妈小常识 —

中医学认为，脚部是足三阴经的起始点，又是足三阳经的终止点，共60多个穴位。足运动过程刺激这些穴位，改善血液循环，调理脏腑，疏通经络，可达健身的目的。而一般散步每小时耗能200千卡左右，既有锻炼体能的作用，又可助顺利分娩，一举两得。

怀孕注意

准妈妈除了要按时进行常规的产前检查以外，还应根据自己的情况和医生的建议，注意以下事项：

★贫血检查，如患有贫血，应予以治疗。

★做腹腔的尿糖检查。

★定期检查尿蛋白。

★应注意增加自己的休息时间，避免过多过重的体力劳动。

★避免长时间站立，休息时抬高双腿。

★继续缓慢地做运动，注意松弛和呼吸的练习。

★注意要均衡饮食，减少食物中盐的摄取量。

怀孕健康小贴士

在怀孕晚期，准妈妈不妨为自己熬制一道糖渍红枣粥，可养血安神。

具体做法：干红枣50克，花生仁100克，红糖50克。花生取红衣，与枣共煮，捞出花生衣，入红糖收汁即可。

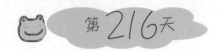
怎样判断宝宝宫内发育迟缓

胎儿宫内发育迟缓，是指胎儿出生体重低于同胎龄平均体重的第十个百分位或两个标准差。如果胎龄已达 37 周，新生儿体重低于 2.5 千克，也称为胎儿宫内发育不良。

发生的原因：

孕妇因素：胎儿体重差异 40% 来自双亲的遗传因素，且以孕妇的遗传因素影响较大，与孕妇孕前体重、妊娠时年龄及胎产次相关。此外，孕妇吸烟、酗酒、滥用药物等不良嗜好，以及社会状态、经济条件较差时，胎儿宫内发育迟缓的发生机会也增多。

胎儿因素：胎儿患有遗传性疾病或染色体病，胎儿宫内发育迟缓出现时间较早，如染色体数目和结构异常，以 21、18 或 13 三体综合征，Turner 综合征等较为常见。

胎盘和脐带因素：胎盘梗死、炎症、功能不全，脐带过长、过细、打结、扭曲等不利于胎儿获得营养，亦可导致胎儿宫内发育迟缓。

宝宝宫内发育迟缓可通过以下几方面进行判断：

确定胎龄：确定胎龄对于判断宝宝是否存在宫内发育迟缓极为重要。确定胎龄首先要明确准妈妈末次月经的准确时间。此外，还要仔细询问准妈妈早孕反应出现的时间及胎动出现的时间。

临床监测：测量宫高、腹围、体重，推测宝宝的大小。如果宫高、腹围连续 3 周均在标准曲线的第十个百分位以下，则应考虑有宝宝宫内发育迟缓。宫高、腹围、体重连续几周不增加时，也应考虑存在宝宝宫内发育迟缓。亦可利用宝宝发育指数进行判断，宝宝发育指数 = 宫高（厘米）- 3×（月份 +1）。测出来的指数在 -3 和 +3 之间为正常，小于 -3 则可能存在宝宝宫内发育迟缓。

B 超检查：可利用 B 超测定宝宝双顶径，判断有无发育迟缓。宝宝双顶径 3 周内增加不足 4 毫米，或怀孕 28 周时小于 70 毫米，怀孕 30 周时小于 75 毫米，怀孕 32 周时小于 80 毫米，表明可能存在宫内发育迟缓。超声多普勒测定 S/D，若数值大于 3，也应考虑存在宫内发育迟缓。

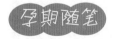
孕期随笔

准妈妈如何处理湿头发

在孕期，当准妈妈洗完头发后，如何处理湿发是准妈妈的困惑之一。头发长，湿发就更难干，顶着湿漉漉的头发外出，或上床睡觉非但不舒服，而且容易着凉，引起感冒。用吹风机吹干，又怕辐射对宝宝有影响，有些吹风机吹出的热风含有微粒的石棉纤维，可以通过准妈妈的呼吸道和皮肤进入血液，经胎盘血而进入宝宝体内，从而诱发各种疾病。所以很多准妈妈因为以上的原因剪去了一头心爱的长发，选择了洗后易干易打理的短发。其实干发帽、干发巾就可以解决这个问题。戴上吸水性强、透气性佳的干发帽，很快就可以弄干头发，淋浴后也能马上睡觉，还能防感冒，不过要注意选用抑菌又卫生、质地柔软的干发帽、干发巾。

怀孕注意

双职工的小家庭，在准妈妈临产期间，准爸爸尽量不要外出。实在不行，夜间需有其他人陪住，以免半夜发生不测。

— 准妈妈小常识 —

帮宝宝取名时要注意字义，父母必须先了解自己所选字的意义，因为有些字并不常见，或者换了偏旁部首，意义就不一样了，所以最好在取名字前，查阅《辞海》《辞源》确定字义。

怀孕健康 小·贴士

当准妈妈嘴馋时，最难抵制美食的诱惑，此时，不妨吃些魔芋等高纤维健康食品，既有饱腹感，还可满足口欲，一举两得。另外，含丰富纤维质的魔芋椰果，不仅清爽可口，还可帮助排便。但是，魔芋椰果质地较硬，一定要细嚼慢咽。

孕期随笔

准妈妈得了急性阑尾炎怎么办

急性阑尾炎可发生在孕期的各个阶段，由于准妈妈的特殊生理和解剖结构改变，给阑尾炎的诊治和预后带来不利的影响，对母婴的生命造成严重威胁。随着准妈妈子宫的增大，盲肠和阑尾的解剖部位不断上移，因此传统的方法以麦克伯尼点压痛来诊断阑尾炎的方法已经失去意义。还有，孕早中期的细胞呈生理性增加容易与阑尾炎混淆。所以，孕期急性阑尾炎强调早诊断早治疗。不论孕期长短和病变程度如何，一旦确诊为急性阑尾炎，均应立即手术。即使是孕期高度可疑的急性阑尾炎也应积极剖腹探查，以免病情恶化，导致阑尾穿孔和引发腹膜炎，危及自身和宝宝安全。

怀孕注意

准妈妈在运动时，一定要始终保持可以正常说话的状态，如果准妈妈出现呼吸困难，那么宝宝就可能缺氧。

怀孕健康 小贴士

当准妈妈感到坐骨神经痛时，可采用左侧卧姿势，并在两腿膝盖间夹放1个枕头，以增加流向子宫的血液。白天不要以同一种姿势站着或坐着超过半个小时，尽量不要举重物过头顶。

— 准妈妈小常识 —

准妈妈孕期头痛是因为体内一些变化不定的激素、精神压力及不断增加的劳累感等因素的影响，这些因素都会造成不同程度的头痛。

孕32周

体形和重心的改变使准妈妈很容易与家具相撞、摔跤，走路的时候要随时扶着东西了。

现在非常容易疲劳，要注意多休息。

妊娠糖尿病与妊娠合并糖尿病有何不同

妊娠糖尿病，是指怀孕期首次发现或发生的糖代谢异常，主要有以下几种情况：

★孕前无糖耐量降低或临床三多一少症状者。

★曾有妊娠糖尿病史，产后已恢复正常，且持续随诊糖耐量正常者。

★曾因其他原因引起过血糖高或糖耐量异常，但已经完全恢复正常者。

★因无症状而未被发现的早期真性糖尿病，于妊娠期筛查发现糖耐量异常或出现临床症状者。

妊娠合并糖尿病，是指孕前即已发现糖耐量降低或有明确的糖尿病病史，其中包括1型和2型两种。

— 准妈妈小常识 —

妊娠糖尿病产后多可恢复正常，其中约1/3的患者在5～10年后发展为2型糖尿病，而最终发展为2型糖尿病的人可达60%。

怀孕注意

虽然做B超检查在孕期是非常必要的，但并不是说可以随意做，一定要在医生指导下进行。有研究表明，不适当的B超检查会损害胎儿的中枢神经。假如B超检查的时间过长，探头已经发热了，会对胎儿有影响。因此，正常妊娠者应该根据医生建议，在适当的时间接受适当的B超检查，次数不宜过多。

怀孕健康小贴士

电梯为忙碌的现代人带来很多方便，但是，准妈妈应该多走走楼梯。这样既增加运动量，也将有助于产程顺利进展。大腹便便的准妈妈走楼梯时，要小心慢走，最好有人陪伴，以免发生意外状况。

孕期随笔

甲状腺功能亢进对妊娠有何影响

甲状腺功能亢进简称甲亢，是一种常见的内分泌疾病，其对妊娠的影响视病情严重程度而定。

★ 轻症或经治疗能控制的病人，通常对妊娠无太大影响。

★ 重症或经治疗不能控制的病人，易引起流产、早产、宝宝宫内发育迟缓等。

★ 容易并发妊娠高血压综合征、产时子宫收缩乏力、产褥感染等。

★ 病情严重者，分娩时可发生甲状腺危象，危及产妇生命。

★ 少数新生儿可发生先天性甲亢。

怀孕注意

孕妇装款式大都以长裙或长裤为主，虽然可盖住身体的曲线，但是相对地也会让准妈妈疏于注意自己体形的变化。因此，改穿较短的孕妇装，以要求自己注意身材变化，才能保持健康和美丽。

怀孕健康 小·贴士

激素变化和日渐增大的腹部，是准妈妈这里痛那里痛的原因。酸痛贴布可以减轻疼痛感，也不会有不良反应，准妈妈大可放心使用。

— 准妈妈小常识 —

准妈妈怀孕时经常会感到手腕痛，这是由于怀孕期间分泌的激素，尤其是松弛素引起的筋膜、肌腱、韧带及结缔组织变软、松弛或水肿，并压迫神经所造成的。手部有水肿或过度伸、屈腕时可激发症状，感到单侧或双侧手部阵发性疼痛、麻木，有针刺或烧灼的感觉。

孕期随笔

维生素 B_2 缺乏如何食疗

怀孕中后期，准妈妈若缺乏维生素 B_2（核黄素），常会出现嘴唇黏膜水肿、皲裂，口角开裂、出血结痂，舌裂，舌两侧疼痛等症状。多吃富含维生素 B_2 的食物，可有效预防上述症状。

一般来说，绿叶蔬菜中维生素 B_2 含量比根茎类和瓜果类高，豆类食品核黄素含量也很丰富。

维生素 B_2 含量丰富的菜肴举例如下：

宫爆腰花：猪腰 200 克（含维生素 B_2 0.79 毫克）。

酱烧鸡肝：鸡肝 200 克（含维生素 B_2 2.5 毫克）。

蘑菇炒蛋：蘑菇 100 克，鸡蛋 100 克（含维生素 B_2 0.63 毫克）。

油焖冬菇：冬菇 50 克（含维生素 B_2 0.79 毫克）。

鸡胗炒油菜：鸡胗 100 克，油菜 150 克（维生素 B_2 含量 7.09 毫克）。

－ 准妈妈小常识 －

因为藏红花可以提味、上色，所以近年来有些食物中加有藏红花，如含有鲍鱼汁的菜肴等。此外，藏红花还可以掺入面粉，制成食品，不仅颜色好看，而且美味可口。这些食物，普通人食用是没有问题的，但是对于准妈妈来说，可能会有流产等风险。不过，因为藏红花是一种很好的养血药物，所以可以在分娩后食用，用来补血。

怀孕注意

如果准妈妈是那种羞于到公共场所，不愿拜访别人的人，那么可以时常邀请几位亲朋近友到家中小聚。热烈的气氛，开心的畅谈，有利于准妈妈情绪的调节，也十分有利于宝宝的发育。

怀孕健康 小贴士

怀孕时因激素的变化会引起皮肤丘疹及瘙痒的情形，可在医生指导下使用止痒药或含激素的药膏。

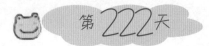

准妈妈能涂清凉油吗

清凉油或风油精具有爽神止痒和轻度的消炎退肿作用，可用于防治头痛、蚊虫叮咬、皮肤瘙痒和轻度的烧伤、烫伤。中暑引起腹痛时，用清凉油加温开水内服，可止腹痛；伤风感冒时，用点清凉油涂在鼻腔内，可减轻鼻塞症状。因此，在日常生活中特别是夏秋季节，清凉油成为家庭必备之药。但是，准妈妈不宜经常涂用清凉油，否则影响优生。这是因为，清凉油中含有樟脑、薄荷、桉叶油等成分。樟脑可经皮肤吸收，对人体产生某种影响。对准妈妈来说，樟脑还可穿过胎盘屏障，影响胎儿正常发育，严重的可导致畸胎、死胎或流产。因此，准妈妈不宜涂用清凉油、风油精或万金油之类的药物。

怀孕注意

黄芪具有益气健脾之功效，与母鸡炖熟食用，有滋补益气的作用，是气虚的人很好的食用补品，但快要临产的准妈妈应慎食，避免妊娠晚期宝宝的正常生理规律被干扰，而造成难产。

怀孕健康 小贴士

准妈妈运动时如何从仰卧到站立有讲究：应先侧卧，然后用一只手的肘部和另一只手支撑身体，慢慢转成坐姿后再站起。

孕期随笔

— 准妈妈小常识 —

怀孕后，准妈妈机体的细胞内外液中雌激素浓度差异较大，容易引起渗透压改变，导致内耳水钠潴留，进而影响听力。有研究显示，从怀孕早期开始，准妈妈的低频区听力（125～500赫兹）即有所下降，并在孕期的中、晚期继续加重，至产后3～6个月又恢复正常。

准妈妈为何易患鼻炎

这是因为女性鼻黏膜对雌激素反应较敏感。有些女性在性激素周期性变化影响下，鼻黏膜会发生与子宫内膜相似的周期性出血现象，这就是代偿性月经。而妊娠期鼻炎，是怀孕后雌激素水平增高，引起鼻黏膜超过敏反应，导致小血管扩张，鼻腔细胞水肿，腺体分泌旺盛，这就出现鼻塞、流涕、打喷嚏等症状。由于这种症状发生在妊娠期，分娩后又能自行缓解，所以叫妊娠期鼻炎。对妊娠期鼻炎尚无有效的预防性措施，但可对症处理。针对鼻塞、流涕症状，可用1%麻黄素液滴鼻。不过，不能长期使用，以免失效，甚至引起药物性鼻炎。

－ 准妈妈小常识 －

正常人眼角膜含有70%的水分，但准妈妈因黄体素分泌量增加及电解质的不平衡，易引起角膜及晶状体内水分增加，形成角膜轻度水肿，其眼角膜的厚度平均可增加约3%，且越到怀孕末期越明显。由于水肿，角膜敏感度将有所降低，常影响角膜反射及其保护眼球的功能。这种现象一般在产后6～8周即可恢复正常。

怀孕注意

当准妈妈没有性生活的情绪时，可以试着将自己的心情委婉地传达给准爸爸，避免直截了当地拒绝。

怀孕健康 小·贴士

为防止腹部着凉，引起流产、早产，最好选用能把腹部完全遮住的、有伸缩性的、适合于准妈妈的短裤，且具有良好的透气性、吸湿性及容易洗涤的棉内裤。

孕期随笔

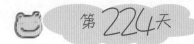

8个月的宝宝什么样呢

还有两个月，宝宝就会成为你们二人世界中的一员了。在这个特殊的时期，准妈妈一定很想知道现在宝宝是什么样子吧！一起来听听产科医生怎么说。

医生告诉我们，现在宝宝的皮肤呈深红色，皮下已有了保温及滋养的脂肪层，不显得那么皱了，体内的抗体量骤增。宝宝此时每日吸收多达4升的羊水。面部的毳毛也已脱落，肺与其他器官也逐渐成熟了。身长约40厘米，体重约1700克。此时准妈妈走路时，身体要略向后仰，双脚略开，以保持身体的平衡。

一 准妈妈小常识 一

准妈妈现在身体变得沉重，特别懒得活动，但动作缓慢并不要紧，主要麻烦是不易看清脚下。因此，步行和上、下楼梯时要格外注意，一定要踩扎实了再走；如果感到子宫收缩腹痛或发胀，就要赶紧休息，而且睡眠要充足，平常抓紧一切时间休息，以保持自己的精力。

怀孕注意

准妈妈至少要准备5个奶嘴。奶嘴孔很不容易一下扎得合适，所以要多备几个。用缝衣针在火上烧一烧然后在奶嘴上扎眼儿，喂奶的比喂水的眼儿要扎得大些。

怀孕健康 小贴士

告诉肚子里的宝宝，父母会爱他，会保护他，会给他以安全和保障，父母在热切地等待他的安全降生。这样做的同时，不仅是给宝宝信心，让宝宝愉快地降生，同时也是增强准妈妈自身的分娩信心，增加分娩的愉快心理。

孕期随笔

....

....

分娩可以不痛吗

我们通常所说的"无痛分娩"，在医学上其实叫做"分娩镇痛"。目前通常使用的分娩镇痛方法有两种。

药物性的，是应用麻醉药或镇痛药来达到镇痛效果，这种就是我们现在所说的无痛分娩。

非药物性的，是通过产前训练、指导子宫收缩时的呼吸等来减轻产痛。分娩时按摩疼痛部位或利用中医针灸等方法，也能在不同程度上缓解疼痛，这也属于非药物性分娩镇痛。

准妈妈可以根据自己的身体状况，为自己选择最合适的镇痛法，以减少疼痛的折磨。

— 准妈妈小常识 —

黄体酮是治疗先兆流产的首选药，但并非是万能保胎药，如果使用不当，也会对胎儿有一定影响。要听取医生意见，不可盲目使用黄体酮保胎。

孕33周

顺产妈妈现在应该学习集中精力关注一个点，可以是一条缝，一个圆点，则可以帮助她在分娩时减轻疼痛。

每天数胎动，随时了解胎宝宝的情况，有异常的话马上去医院。

怀孕健康小贴士

近年来研究认为，怀孕晚期，准妈妈要少站立、少走动，适当增加休息，要注意睡眠，以左侧卧位为主，怀孕伴轻度高血压患者禁止仰卧位。左侧卧位有"内输液"的作用，能增加脏器、胎盘的灌注量，并可排钠利尿，有控制及预防妊娠高血压的作用。轻度患者每日上下午应各左侧卧位2小时。

怀孕注意

孕晚期准妈妈出现睡眠障碍，易疲倦，食欲减退时，要注意调节情绪，通过适当运动如散步，与家人聊天，听音乐等转移、排解焦虑情绪。

临近预产期如何做运动

临近预产期的准妈妈，体重增加，身体负担很重，这时候运动一定要注意安全，既要对自己分娩有利，又要对宝宝健康有帮助，还不能过于疲劳，这时候不要在闷热的天气里做运动，每次运动的时间最好别超过 15 分钟。这一时期的运动突出一个"慢"字，以稍慢的散步为主，速度过快或时间过长都不好，在速度上，以 3 千米 / 小时为宜，时间上以准妈妈是否感觉疲劳为度。这个时期在早晚做一些慢动作的健身体操也是很好的运动方法。比如，简单的伸展运动、坐在垫子上屈伸双腿、身体向膝盖靠拢等简单动作。每次做操时间在 5 ～ 10 分钟就可以，动作要慢，不要勉强做动作。

怀孕注意

当准妈妈在家觉得宝宝要出来的时候，可以先在一个平坦的地方，铺上干净的大浴巾或不穿的衣物之类，让自己以最舒适的姿势，如平躺、蹲坐，同时通知医生和护士，遵从医生的指示来进行下一步。

怀孕健康 小贴士

准妈妈在怀孕晚期，可适当看一些有关分娩和育儿的书籍，以便了解整个分娩的过程，以及如何抚育刚出世的宝宝，这样就会以科学的头脑去取代恐惧的心理。这种方法不但效果好，而且还可以增长知识。

— 准妈妈小常识 —

经过对准妈妈分娩后的一项随访调查，专家发现做过胎教的宝宝智能指数确实有所提高。并且，他们的性格都格外的活泼开朗，并富于好奇心，对文字、音乐等均表现出异常的兴趣，这类宝宝的情绪饱满，很少哭闹。

孕期随笔

准妈妈为何要防潮

有的准妈妈居住的环境比较潮湿，再加上有时候会遇到连续的阴雨天，气温低，天气闷热等，在此专家提醒：随着子宫逐渐升高，准妈妈的肺活量会变得比平常小，本身就容易处于缺氧状态，而如果连续出现阴雨天气，就会对准妈妈身体大为不利了。因此，建议准妈妈在阴雨连绵、低气压的天气里尽量不要剧烈活动，同时还要减少运动量大的活动，以免胸闷不适。此外，准妈妈还要尽量避免潮湿的环境，有条件的可以把空调调到除湿挡。另外，在这个阶段准妈妈饮食上不需要有太大变化，仍以容易消化的清淡食品为主。一旦天气放晴，准妈妈最好把凉席等床上用品拿到阳光下暴晒，以免因空气潮湿而发霉。

— 准妈妈小常识 —

研究表明，在孕35周以前，宝宝对光的刺激毫无反应，自孕36周开始出现反应，可见到宝宝的眼睑、眼球运动，头部回旋做躲避样运动，孕37周以后逐渐明显。试验证明，光照胎教不仅可以促进宝宝对光线的灵敏反应及视觉功能的健康发育，还有益于宝宝出生后动作行为的发育成长。

怀孕注意

在分娩开始前24～48小时，会有"见红"的情况出现，但要提醒准妈妈的是，如果出血量过大，就可能是危险征兆。

怀孕健康小贴士

准妈妈在初入院的阵痛间歇时要把握时间休息，要记得提醒自己全身放松，可以把注意力放在身体某部位如肩膀，然后放松再放松。

孕期随笔

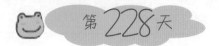

准妈妈为何不宜提前入院

毫无疑问，临产时身在医院是最保险的办法。但提前入院等待也不一定就好。首先，医疗设施的配备是有限的，如果每个准妈妈都提前入院，医院不可能像家中那样舒适、安静和方便。其次，准妈妈入院后较长时间不临产会有一种紧迫感，尤其看到后入院的准妈妈已经分娩，对她也是一种刺激。另外，产科病房内的每一件事都可能影响住院者的情绪，这种影响有时并不十分有利。所以，准妈妈应稳定情绪，保持平和的心态，安心等待分娩时刻的到来。不是医生建议提前住院的准妈妈，不要提前入院等待。

怀孕注意

宝宝的肠内积聚了大量的胎粪、墨绿色的细胞块，以及宝宝的肝、胰腺和胆囊产生的废物。宝宝肠内的胎粪出生后会很快排泄完，但如果分娩推迟得太久，有时会在出生前排泄。后一种情况，出生时羊水里会有胎粪。

要准备做孕检啦！

孕期随笔

— 准妈妈小常识 —

阴道本身有一定的修复功能，分娩后出现的扩张现象在分娩后3个月即可恢复。但毕竟是经过挤压撕裂，阴道中的肌肉受到损伤，所以阴道弹性的恢复需要更长的时间。分娩后妈妈可以通过一些锻炼来加强弹性的恢复，促进阴道紧实。

....

....

....

....

....

怀孕期间的羊水多少为好呢

在正常的怀孕期间，羊水量随怀孕周期的增加而增多，从怀孕最后2～4周开始减少，怀孕足月时羊水量约为800毫升。凡在怀孕期间羊水量超过2 000毫升的，为羊水过多。在晚期，准妈妈体内羊水量少于300毫升的为羊水过少，这时羊水黏稠浑浊，呈暗绿色。以上两种情况对宝宝的成长发育都无益处。

怀孕注意

初次分娩的准妈妈，子宫颈口开全约需4.6小时，子宫口开全用力到胎头娩出需1～2小时，第二次分娩的准妈妈子宫颈口开全约需2.4小时，子宫口开全用力到胎头娩出需0.5～1小时。由此可知，分娩也是需要时间来渐进完成的，所以不能操之过急。

怀孕健康 小贴士

分娩前期，准妈妈不可多思多虑，尤其不要听别人说分娩如何可怕，医生自会处理好，使你顺利分娩。临产前吃好，睡好，养足精神。同时要保持坦然的心理，平稳的情绪，冷静的头脑，以必胜的信心迎接分娩的来临。

孕检

准妈妈要做一次详细的超声波检查，以评估胎儿此时的体重及发育状况，并预估胎儿至足月分娩时的重量。一旦发现胎儿体重不足，准妈妈就应多补充一些营养素；若发现胎儿过重，准妈妈在饮食上就要稍加控制，以免日后需要剖宫分娩，或在分娩过程中出现胎儿难产情形。从33周开始，产检应变为每周一次，每次检查的内容没有明显的变化，如测量体重、宫高、腹围、心率、血压、胎心，定期测量血尿常规等项目。不同的是，我们要开始做胎心监护了。

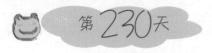

第230天

孕晚期重点补什么

怀孕晚期的准妈妈，水肿及便秘的情况会变得较为常见，在饮食上建议减少盐分的摄取，并且每日要摄取足够的水果及水分。

营养重点：蛋白质、钙质、B族维生素、维生素C及DHA。

蛋白质：肉类、蛋及豆类制品。蛋白质是人体细胞组织生长与修补不可缺少的重要营养素。

B族维生素：糙米、猪肉、肝、蛋黄、麦片及牛奶等，对于促进体内新陈代谢及消除疲劳都很有帮助。

怀孕注意

因为分娩时准妈妈会历经巨大的身体痛楚及心理压力，因此需要事先安排一位真正提供准妈妈身心支持的人陪伴，这个人通常是宝宝的爸爸、准妈妈的妈妈或姐姐。待产中不要有太多亲友来访，因为这会干扰准妈妈的休息。

— 准妈妈小常识 —

当宝宝入盆后，准妈妈可能会感到行走不便，失去平衡。那是因为你的重心随着宝宝的位置的改变而改变了。

怀孕健康小贴士

孕晚期要注意身体卫生，淋浴和擦洗都可以，但要特别注意外阴的清洁。头发也要整理好。

★ 保证充足的营养和睡眠，以积蓄体力。

★ 严禁性生活，以免引起胎膜早破和早产。

★ 不要一个人独自外出。

★ 尽量抽时间思考一下美好的未来，抛弃不安的顾虑情绪。

孕期随笔

....

....

....

....

脐带绕颈真的很可怕吗

很多准妈妈都会有这样的疑问："脐带绕宝宝的脖颈会不会勒坏他？"医生的回答是：一般不会有事。由于脐带的松弛性，故不影响脐带血循环，不会危及宝宝。当然，也不排除意外情况。如果脐带绕颈过紧可使脐带血管受压，致血循环受阻或宝宝颈静脉受压，使宝宝脑组织缺血、缺氧，造成宫内窘迫，甚至死胎、死产或新生儿窒息等。这种现象多发生于分娩期，如同时伴有脐带过短或相对过短，往往在产程中影响先露下降，导致产程延长，加重宝宝缺氧，危及宝宝生命。

— 准妈妈小常识 —

当你抱起刚出生的宝宝，凝视他的眼睛时，宝宝也会看着你，双方的眼睛可以进行"对话"，从中可以了解宝宝的状态。宝宝可以分辨妈妈的声音。医生对刚出生的宝宝搭话，宝宝似乎很不感兴趣，把头转向一边。当妈妈搭话时，其反应显然与他人搭话不同。

怀孕注意

由于不知道什么时候开始宫缩，因此准妈妈要避免一个人在外边走得太远，以买菜、短途散步等活动为宜。

怀孕健康 小·贴士

分娩中放松法的训练。放松法可使准妈妈身体的肌肉和关节放松，在阵痛间隔可用此方法休息。放松的体位是侧卧位，上侧手臂在前，下侧手臂伸向后方，上侧腿屈膝向前，下侧腿轻度屈曲。无论哪一侧在下，只要感觉舒服即可，或经常改变方向。

孕期随笔

剖宫产的宝宝就聪明吗

现实生活中，一些年轻父母自作"聪明"，认为剖宫产的宝宝比阴道分娩所生的宝宝更聪明。理由是手术产的宝宝不受挤压，不会有脑部缺血、损伤等情况的发生。其实，正常分娩时，虽然宝宝的头部会受到挤压而变形，但一两天后即可恢复正常。受压的同时，也是对脑部血管循环加强刺激，为脑部的呼吸中枢提供更多的物质基础，出生后容易激发呼吸而呱呱啼哭。此外，胎头经过子宫收缩与骨盆底的阻力，可将积存在肺内，以及鼻、口中的羊水和黏液挤出，有利于防止吸入性肺炎的发生。这些都是剖宫产所不及的。资料也证实，剖宫产与自然分娩的宝宝在智力上并无差异。剖宫产聪明之说是不科学的。选择哪种分娩方式，应该本着母子健康为原则，由医生根据产前检查结果而定。

— 准妈妈小常识 —

宝宝刚出生时，对光线就会有反应。虽然视野只有45度左右，视力也只有成人的1/30，而且只能追视水平方向和眼前18～38厘米的人或物，但是不仅能看见人的脸，还具有认识模型和判断图形的能力。宝宝的视力能看到30～40厘米以内的东西。这一距离恰好与他在子宫内位置的长度相等，他还保留着宫内的视力水平。这个距离相当于宝宝吃奶时眼睛看到妈妈脸的距离，所以他最早熟悉妈妈的脸。

怀孕注意

妈妈应在分娩后及时排尿，这是分娩后恢复期的一件大事，一旦发生尿潴留，膨胀的膀胱可能影响子宫收缩，不利于分娩后恢复。另外，有人不吃青菜，只吃大鱼大肉，容易引起便秘。

孕34周

孕晚期要随时注意见红的情况，如果流出大量鲜血要立即去医院。

这段时间开始，假性宫缩愈加频繁，准妈妈可以去趟卫生间，然后喝水，就可以很好的控制宫缩的次数。

孕晚期如何进行胎教

怀孕晚期，准妈妈常常因动作笨拙、行动不便而放弃孕晚期的胎教训练，这样不但影响前期训练对宝宝的效果，而且影响准妈妈的身体与分娩准备。所以，为了巩固宝宝在孕早期、孕中期对各种刺激已形成的条件反射，孕晚期时，准妈妈更应坚持各项胎教内容，最好不要轻易放弃对宝宝的胎教训练。

此阶段胎儿各器官、系统发育逐渐成熟，对外界的各种刺激反应更为积极。例如，当光源经孕妇腹壁照射胎儿头部时，胎头可转向光照方向，并出现胎心率的改变，定时、定量的光照刺激是这个时期的胎教内容之一。

怀孕注意

怀孕中后期，准妈妈由于体内激素的影响，导致汗腺分泌旺盛，容易造成多汗，所以准妈妈应该经常洗澡，以保持身体的清洁卫生。洗澡时以淋浴为主。

— 准妈妈小常识 —

科学家发现，当准妈妈进入声光柔和的房间时，宝宝会十分安静，表示适应；而准妈妈进入有噪声和阴冷的地方，宝宝则用激烈的胎动来表示厌恶和不满。

怀孕健康 小·贴士

分娩时的辅助动作训练。

仰卧位，屈膝，再把两手置于骨盆和髂骨两侧，拇指向内，其余手指向外，吸气时松开，呼气时加强压迫。压迫法适用于腰部酸痛时。

孕期随笔

....

....

....

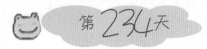

孕晚期就可以"邋遢"吗

孕晚期，子宫上升到胸骨下 7～8 厘米处，这个时期准妈妈做什么事都觉得麻烦，很容易过不修边幅、邋里邋遢的生活。准妈妈也常以肚子太大为由，理所当然地指使准爸爸去做一些事情。准妈妈自己也越来越不修边幅。医生称，准妈妈这样的"邋遢"习惯对自己和宝宝都没有好处，建议各位准妈妈在孕晚期能自己做的事情尽量自己做。要以靓丽的准妈妈形象示人，且适量的运动还有助于顺利分娩。

— 准妈妈小常识 —

子宫上端的肌肉在每 1 次子宫收缩时能产生相当于 24.6 千克的压力。这表明在分娩过程中要有多大的力量才能使子宫口张开，将宝宝推出子宫。

怀孕注意

中医学认为，准妈妈即将临产时，宜食软白粥，勿令饥渴，以乏气力。不宜食硬冷难化之物，恐产时乏力，以致脾虚运化失职，则分娩后有伤食之病。

孕期随笔

怀孕健康 小贴士

以下这些准妈妈需要提前入院：

★曾有过不良分娩史的准妈妈，如有习惯性流产，或者早产经历。

★估计分娩有异常的准妈妈，如头盆不称、臀位分娩等。

★婚后多年初孕、高龄准妈妈，患有不孕症但经过治疗后才怀孕的准妈妈等。

★有多胎怀孕的准妈妈，即 1 次怀孕 2 个或 2 个以上宝宝的准妈妈。

★有严重疾病，如风湿性心脏病、糖尿病、病毒性肝炎、甲状腺功能亢进等的准妈妈。

准妈妈如何食疗消肿

产期在即，准妈妈的身体变得日益沉重，双腿肿胀，连眼睛都变小了。以下是医生推荐的一些消肿营养餐：

- 酒酿蛋包汤圆 -

原料：酒酿1大匙，无馅汤圆60克，鸡蛋1个，白糖。

制法：锅中加清水1杯半煮沸，放入汤圆；待汤圆煮到开始上浮时加酒酿、打蛋下去，再烧沸即可放糖，熄火闷2分钟即成。

- 当归鸭肉米粉 -

材料：当归5克，黄芪5克，鸭半只，米粉200克，嫩姜1小块，老姜4片，米酒1勺，食盐少许。

制法：鸭剁成两半、氽烫、洗净；嫩姜切丝；锅中加入当归、黄芪、米酒、水8杯煮1个小时，沥除药材，药汤留用。把鸭、药汤、老姜、食盐放入锅中，加水8杯蒸1次，添水后再蒸1次，取出鸭肉放凉，切片；米粉烫熟置碗底，浇鸭肉汤，铺鸭肉、姜丝就可上桌了。

- 准妈妈小常识 -

- 赤小豆煲鲤鱼 -

可治疗准妈妈晚期水肿，达到安胎的作用，亦可用于治疗分娩后乳汁不足。赤小豆具有健脾祛湿，消肿解毒的作用；鲤鱼既能利尿，祛水气，又能"安胎，治怀孕后水肿"。每次用赤小豆约90克，鲤鱼300～500克，用砂锅煲烂后食用。

怀孕注意

预产期越来越近，准妈妈最好提前为入院分娩做一些准备，如换洗的内衣、内裤，以及加长加宽的卫生巾或加药的卫生巾。还要准备一些鸡蛋、红糖、巧克力（分娩时吃）、脸盆及洗漱用具等。

怀孕健康小贴士

在分娩时，准妈妈可以这样做：深吸气并忍住，使气往下压，使得骨盆底往外膨出，使推力（产力）长而平稳。如宫缩仍强烈，再重复1次，宫缩过后要慢慢且轻轻地躺下。

孕晚期准妈妈为何呼吸加重

到了孕晚期，准妈妈会觉得自己说话上气不接下气。这是因为，随着子宫的增大，准妈妈胸廓活动相应增加，并以胸式呼吸为主，以保持气体充分交换。她的呼吸次数不变，但每次呼出和吸入的量增加，每分钟通气量平均增加3升，所以会给人一种呼吸加重的错觉。这时，准爸爸要耐心地听准妈妈讲话。

怀孕注意

分娩时体力消耗较大，因此分娩前准妈妈必须保证充分的睡眠时间，娩前午睡对分娩也有利。

接近预产期的准妈妈应尽量不外出和旅行，但也不要整天卧床休息，轻微的、力所能及的运动还是有好处的。

临产前绝对禁忌性生活，以免引起胎膜早破和产时感染。

— 准妈妈小常识 —

如果宝宝头和臀颠倒过来，臀在下头在上，就是臀先露，这种胎位叫臀位。臀位可分6种：单臀位、混合臀位、全膝位、不全膝位、全足位、不全足位。

怀孕健康 小贴士

准妈妈在分娩时大汗淋漓，分娩后也常出汗，加上恶露不断排出和乳汁分泌，身体比一般人更容易脏，因此分娩后两三天就可洗澡，但宜采用淋浴。夏天每天用温水洗1次，分娩后7～10天即可用热水洗头，并可用温水坐浴，最好是在5000毫升水中加入1克高锰酸钾，有灭菌作用。

孕期随笔

是什么让准妈妈疼痛难忍

孤独：在分娩过程中准妈妈会希望有人陪伴在她的身边，从精神上给予支持，这样会减轻疼痛感。

过于疲劳：应该注意休息，借以应对宫缩时的疼痛。

心情紧张或急躁：在宫缩间歇期间注意精神放松，在宫缩时注意吸气（深呼吸）。

怕痛：应尽量使注意力分散，不要总是想着宫缩会如何疼痛，要多想想即将出生的小宝宝。

对分娩知识缺乏：分娩前应多阅读一些这方面的书籍，多向别人了解一下这方面的经验，如参加分娩学习班等。

— 准妈妈小常识 —

宝宝在通过妈妈的产道出生时，由于受到压迫，难免会在身上留下痕迹。平均每10个宝宝中有2～3个头部会出现血肿，或者是眼睛下的小出血，甚至用肉眼都可以看见宝宝眼睛里有血丝、血块，额头也可以看见血肿或者水肿。虽然看起来有些让人心疼，但妈妈还是不用担心，几天后血肿会自行消失。

怀孕注意

多数夫妻在宝宝刚满月后就恢复了性生活，这样做还有点为时过早。分娩对子宫内膜和阴道壁造成的损伤在4周内是不能完全愈合的，一般认为分娩后6～8周恢复性生活才是安全的，或遵医嘱。

怀孕健康 小·贴士

药物以外的止痛办法有：

★ 让别人按摩或使劲挤压后背部。

★ 频繁变换体位。后背部放个冰袋。

★ 用网球当按摩器。

★ 口中吸或含上冰块保持湿润。

★ 如果感到热或已经出汗，用凉爽的湿毛巾擦一擦脸。

孕期随笔

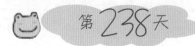

第238天

怎样可以减少分娩疼痛

腹式深呼吸具有稳定情绪的效果（镇静效果）。反复地做，可减弱因子宫收缩而引起的强烈刺激。此外，腹式深呼吸还可防止宝宝氧气补给功能的低落，借此项运动，可松弛产道周围肌肉的紧张，促进子宫口的扩张。

当宫缩开始时，准妈妈可试着做腹式深呼吸或腹部按摩，从而减轻疼痛。

胸式呼吸：平躺，双手双腿自然伸展，用鼻子深深吸气，然后缓慢呼气，如此反复。

仰卧腹式深呼吸：两腿轻轻地张开，膝盖稍微弯曲。两手的拇指张开，其余手指并拢，轻放在下腹部上，围成三角形。两手的拇指约位于肚脐的正下方。深吸气时，使下腹部膨胀般地鼓起。呼气时，使下腹部逐步地恢复原状。

侧卧腹式深呼吸：两膝轻松的弯曲，身体下方的手肘也弯曲，手掌放在脸旁。身体上方的手像是要抱住腹部似的向下腹部斜滑。深呼吸的方法、练习的秘诀等，与仰卧的方法相同。

怀孕注意

临产入院后，准妈妈要注意适当的休息和饮食调养，心理上不要过分紧张和恐惧；医护人员会仔细观察产程的情况，正确判断，及时处理。另外，正确处理难产有赖于医护人员的经验，绝不能在产程中轻易用催生针，特别是肌内注射催产素一类的催生针，在宝宝娩出前是绝对禁用的。

怀孕健康 小·贴士

★集中精力于自己的呼吸，使自己平静并且尽量不去想宫缩。

★在两次宫缩的间隙要放松，以节约体能到需要时使用。

★借助唱歌、呻吟、叹气等以减轻疼痛。

★注视着一个固定的地方或物体，以帮助自己忘掉宫缩这件事。

孕期随笔

感染尖锐湿疣后怎么办

尖锐湿疣是滤过性病毒感染造成的性传染病。患尖锐湿疣的准妈妈如果临产时尚未治愈，则分娩的方式最好采用剖宫产。医学报告中曾经有宝宝肛门长尖锐湿疣的案例，甚至有宝宝的声带长尖锐湿疣而失声的报告。追踪的结果发现，这些宝宝的准妈妈都患有尖锐湿疣。因此，为了避免无辜的宝宝受到感染，最好采用剖宫产。尖锐湿疣可使用药物、电灼或激光进行治疗，但药物可能增加宝宝畸形的几率。因此，准妈妈的尖锐湿疣通常使用激光或电灼的方式来治疗。由于尖锐湿疣的复发率很高，所以，经治疗后需继续追踪检查。

- 准妈妈小常识 -

每1次宫缩时，不要想接下去又会有多少次宫缩。准妈妈可把每次宫缩视为浪涛，越过这些浪涛后就可得到心爱的宝宝了。要经常排空小便，以使涨满的膀胱不致占据应属于宝宝的空间。

怀孕注意

分娩进入最后阶段时，准妈妈要慢慢呼气，然后在宫缩中进行一点儿不需要下半身用力的、轻轻的短促呼吸。当宫缩过后深吸一口气松弛一下，并对自己及周围的人给出宫缩已过去的信号。

怀孕健康小·贴士

宫缩很轻微时，准妈妈可以在整个宫缩期间做均匀的深呼吸，对宫缩不要紧张，而应做出积极的反应，对每次宫缩都要做均匀而缓慢的呼吸。

孕35周

做好监测胎心和胎动的工作，一旦出现异常，马上去医院。

孕期随笔

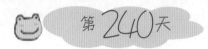

宝宝用品有哪些

这里的物品是每个出生的宝宝都必须拥有的，所以请准爸爸、准妈妈务必在小宝宝到来之前准备齐全。

纸尿裤（宝宝专用）：若干（不少于 60 片），按每天 2～3 片计算（夜里使用）

宝宝隔尿垫：2 块（一大一小铺在床单上）

尿布围兜：2 条（包裹在尿布外面）

小棉被：1 条（给冬天出生的宝宝）

澡盆：1 个

毛巾：1 大 3 小（大浴巾洗澡的时候包裹宝宝，3 条小毛巾中 1 条擦脸，1 条擦屁股，1 条擦小脚丫）

宝宝洗衣液或洗衣皂：1 瓶或 1 块

质地柔软的上衣：3 件

柔软的卫生纸：若干卷

润肤油：1 瓶

宝宝体温计：1 个

宝宝沐浴露：1 瓶

宝宝用棉签：1 包

— 准妈妈小常识 —

大多数有经验的助产士都不大相信所谓的"预产期"，毕竟只有 4% 的准确度。但是，在预产期前后要充分做好分娩的准备，有备无患地等待生命给予你的惊喜。在医疗科学如此发达的今天，人们依然无法预测生命降生的准确时间，这样的秘密又何尝不是一种礼物，一种欣喜？

怀孕注意

宝宝床要便于清洗，易于搬动，非常稳固；要有较高的床栏，既可使宝宝看到床外的事情，又不会轻易爬出来。床上最好有一个帐子，既可做蚊帐，又可避免强风直吹及强光刺眼。宝宝的床垫可以用全棉质地的，不要用泡沫塑料的。

怀孕健康 小·贴士

会阴裂伤的程度分为 4 度：第 1 度：伤及阴道黏膜。第 2 度：伤及阴道黏膜及黏膜下软组织。第 3 度：伤及肛门括约肌。第 4 度：伤及直肠黏膜。

分娩前哪些征兆容易被忽视

多数准妈妈能预测预产期是哪一天，但却无法预测是什么时刻。一般来说，即将分娩时子宫会以固定的时间周期性收缩。收缩时腹部变硬，停止收缩时子宫放松，腹部转软。另外，还有一些变化也许不为人们所重视，比如：

★准妈妈感觉好像宝宝要掉下来一样，这是宝宝头部已经沉入准妈妈骨盆。这种情况多发生在分娩前的 1 周或数小时。

★阴道流出物增加。这是由于孕期黏稠的分泌物累积在子宫颈口，由于黏稠的原因，平时就像塞子一样，将分泌物堵住。当临产时，子宫颈胀大，这个塞子就不起作用了，所以分泌物就会流出来。这种现象多在分娩前数日或在即将分娩前发生。

★有规律的痉挛或后背痛。这是子宫交替收缩和松弛所致。随着分娩的临近，这种收缩会加剧。由于子宫颈的胀大和宝宝自生殖道中产出，疼痛是必然的。这种现象只是发生在分娩开始时。

怀孕注意

为准妈妈准备好食物。在正常分娩的第一产程中，准妈妈消耗的体力和精力都很大，这时丈夫可适当准备些巧克力、糖水等易被人体吸收并能产生大量热量的食物。

— 准妈妈小常识 —

妈妈在泡温水时最好不要加入市售的清洁液，因为它会使得伤口过分干燥而有脱皮现象，伤口反而会更加疼痛，一般在伤口没有感染的情况下，使用清水即可。

怀孕健康 小贴士

自然分娩后，当你愉快地迎接新生命到来并予以无微不至的照顾时，也别忘了多照顾自己。一定要养成勤泡温水的习惯，一天最好泡 4 次，1 次 15 分钟，如此可帮助缝线的吸收，也可促进血液循环，使得伤口尽快愈合而避免感染。

孕期随笔

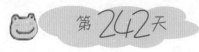

分娩真的可怕吗

虽然距分娩时间尚有一段距离，但毕竟使准妈妈感受到一种压力，有些准妈妈会从这时开始感到惶恐不安。这是因为她听信了分娩如何痛苦的传言，或受到影视作品过分渲染分娩场面影响的原因。其实，分娩一点疼痛都没有是不可能的，但过分恐惧也没必要。准妈妈应该学习一些分娩的知识，对分娩是怀孕的必然结果有所了解。另外，如果准妈妈和家人一起为未出世的宝宝准备一些必需品，也许能使心情好转许多。并且可以使准妈妈从对分娩的恐惧变为急切的盼望。

怀孕注意

随着预产期的临近，准妈妈会越来越期待和兴奋。因为宝宝正在健康地生长发育，能够感觉到他的活动，他的踢蹬日渐有力，你可以为他的降生做各种各样的准备，你知道再过几周他就会来到这个家里同你们一起生活了，这一切都让此时显得不同寻常。当然还应该认识到，现在你的身体所感受到的种种不适都是暂时的，在宝宝降生后很快就都会消失。

孕期随笔

....

....

....

....

....

....

....

怀孕健康 小贴士

- 自制益母糖茶 -

配方：益母草6克，红糖15克，茶叶3克。

做法：以上3味用开水泡15分钟即可饮用。

特点：主治分娩后小腹隐隐作痛、恶露量少色淡、头晕耳鸣、面色苍白、舌质淡红、苔薄、脉虚细等症。

临产月有哪些"软件"准备

通常，分娩前会做一些硬件准备，下面谈谈一些"软件"准备，只有"软硬兼备"，准备充分、周密，准妈妈才会有一个愉快的产程！

★应该什么时候给医生打电话。

★医生下班后如何能找到他们。

★是先给医生打电话还是直接去医院。

★家离医院有多远。

★乘坐什么交通工具去医院。

★是否有人时刻守护在准妈妈身边。

★在上下班时间交通拥挤时，大约需多长时间从家到达医院。

★最好预先演练一下去医院的路程和时间。寻找一条备用的路，当第一条路堵塞时能有另外一条路供选择，以便尽快到达医院。

★将家里的事情安排好，请人帮助照顾宝宝、宠物和料理家务。

★安排好工作的事情，应该让上司和同事知道你的预产期。

— 准妈妈小常识 —

解决过期妊娠最好的方法是尽快结束分娩。医生结合临床检查，综合分析、慎重考虑。如果确诊为过期怀孕、宝宝过大、颅骨较硬、羊水较少，尤其是高龄初产准妈妈或有妊娠中毒症者应积极处理，并进行必要的胎盘功能检查，选择适当的分娩方法，以保宝宝平安。

怀孕注意

准妈妈进入了孕晚期，现在可能会感到行动特别不便，腹部越来越膨隆，行动变得迟缓。这是准妈妈和宝宝的最后一关了，顺利度过这一关后，就可以和亲爱的宝宝见面了！

孕期随笔

站着分娩有什么好处

在传统观念中，准妈妈分娩无疑都千篇一律地采取仰卧位。然而这种沿袭了多年的体位并非适合每位准妈妈。近年来，一种更合乎自然分娩的体位——立式（包括坐、蹲、跪、站等）已受到国内外不少准妈妈的青睐。专家认为，由于准妈妈采用了立式分娩的体位，致使宝宝在母体内脑部朝下，受地球重力的吸引可以减轻准妈妈的阵痛，使剖宫产和使用产钳的几率相应减少，准妈妈能更有效地使劲，并有利于准妈妈寻求能减轻疼痛的体位，或坐、或蹲、或跪，有利于宝宝娩出，减少了难产。同时还因为宝宝在产道内经受的"磨难"相对较少，而对外界的适应能力更强。

怀孕健康 小·贴士

分娩后，妈妈要这样做才有利身体健康：

★不要俯卧。

★侧身而睡时切勿使乳房受压。

★睡眠当中勿穿过于瘦小的内衣。

★不可让宝宝含着乳头睡觉。

孕期随笔

－ 准妈妈小常识 －

当宝宝出生后 7～10 天，脐带会自行脱落，在脱落之前，为了避免脐带感染，妈妈每天至少要为宝宝进行 3 次脐带保养。方法是：先以小棉棒蘸 75% 酒精，从脐带根部由内向外消毒，接着用小棉棒蘸 95% 酒精，从脐带根部由内向外进行干燥处理。需要注意的是，脐带一定要略微拉起，保证脐带和肚脐的接触点，也就是脐根部、脐轮周围也都彻底消毒。

即使脐带已经脱落，也仍要继续保养，直到脐根部完全干燥。若脐带脱落后，脐根部仍有潮湿、渗血的情况，还须继续消毒。

难产能预防吗

难产与顺产在一定条件下是能够互相转化的。例如，有的准妈妈虽然骨盆狭小，宝宝中等个，但子宫收缩力强，在医护人员的严密监护下，也可能顺利分娩。反之，有的准妈妈虽然骨盆大小正常，但宝宝过大，或是虽然骨盆、宝宝都在正常范围，但临产前休息或睡眠不好、产程时间长、准妈妈疲劳无力，有时也能造成难产。所以，难产是受 3 个因素共同影响的，特别是在分娩过程中难产和顺产是常有变化的。

— 准妈妈小常识 —

如果在预产期前几周到医院登记预约，来住院时就会节省时间。在临产住院前预约是明智之举，因为到临产时，准妈妈可能是匆匆忙忙的，或是还有其他事情要做。准妈妈可以从医生那里或是直接从医院里获得登记表格。带着保险卡或保险单。要知道自己的预产期。知道自己的血型和 Rh 因子的情况就更有帮助了。

怀孕注意

准妈妈如果腰痛较剧烈时，可用热水袋局部热敷，以缓解症状。一般在分娩后，腰痛症状会逐渐消失。

怀孕健康 小·贴士

为自己准备 1 个娱乐箱吧，里面可以放上几盘 CD、几本书等，这些东西在迎接分娩时，可以帮助分散焦急的注意力。除此之外，再带上一架照相机或摄像机，让丈夫帮着拍下那历史性的时刻，给急不可耐的亲戚朋友们看。

孕期随笔

剖宫产有哪些适应证

有些准妈妈分娩不得不采用剖宫产，这是因为：

★骨盆狭小或畸形。

★软产道（子宫、宫颈、阴道）肿瘤或严重瘢痕阻碍胎头下降。

★宫缩乏力，经过处理无效者。

★胎位不正，如横位、臀位、面先露、高直位，胎头倾势不均等。

★前置胎盘、胎盘早剥。

★先兆子宫破裂。

★瘢痕子宫，包括有剖宫产史和做过子宫肌瘤剜除术者。

★巨大儿，估计宝宝体重在 4 000 克以上者。

★高龄初产准妈妈，年龄在 35 岁以上者。

★重度妊娠高血压综合征或有其他严重合并症，如心脏病等。

★宝宝宫内缺氧，为了挽救宝宝生命。

★多年不孕或有不良产史者可适当放宽剖宫产指征。

— 准妈妈小常识 —

在出游发生意外时，如果是与怀孕有关，先稳定病情后，家属可以请妇产科医生协助与当地医疗机构联系，视病情以专业为考量，再决定留在当地或转回来治疗。如果是与怀孕无关，如发生感染疾病或受伤等状况，家属的处理方式应该也没有太大差异。此外，视准妈妈出游发生意外的地点，家属可以请卫生机关或外交机关协助处理。

怀孕注意

虽然麦乳精营养丰富，味道可口，能够滋补身体，但准妈妈在哺乳期间常喝麦乳精是不科学的。因为麦乳精中的麦芽会抑制乳汁分泌。哺乳期准妈妈经常喝麦乳精，会使乳汁的分泌量明显减少，所以中医历来把麦芽作为回乳的用药。

孕 36 周

如果没有早产的话，接下来的时间准妈妈随时都可能分娩，全面检查收拾住院的行李，一有情况就可以直奔医院。

临产月准妈妈要注意什么

注意清洁卫生：需换穿医院的衣裤，以防交叉感染；需剃去阴毛，保持会阴部清洁；需灌肠，以刺激子宫收缩、加速产程进展并避免分娩时粪便污染而引起分娩后感染。

产前排尿：膀胱位于子宫前面，如果膀胱膨胀可压迫子宫，影响子宫收缩，因此临产前每隔2～3个小时应排尿1次。

增加营养：分娩时需要耗费很多体力，因此在产前吃一些富含营养的食物，以保证足够的体力。

注意活动和休息：胎膜未破，宫缩不强，可起床活动；如果胎膜已破，必须绝对卧床休息，否则可并发脐带脱垂，危及宝宝生命。为了保存体力，在宫缩间歇，必须抓紧时间休息；宫缩时应保持安静，切忌烦躁不安、呻吟喊叫，以免额外消耗体力。

保持良好的精神状态：紧张、焦虑、恐惧常使子宫颈口迟迟不扩张，产程因之延长。因此，临产之际一定要保持精神愉快。

怀孕注意

准妈妈分娩后体内的雌、孕激素水平降低，有利于乳汁形成。而公鸡的睾丸中含有雄激素，可以对抗雌激素。如果把大公鸡清炖并连同睾丸一起吃，无疑会促使乳汁分泌。而且，公鸡的脂肪较少，准妈妈吃了不容易发胖，有助于哺乳期保持较好的身材，也不容易引起宝宝腹泻。

怀孕健康 小贴士

专家建议，准妈妈最好在产后1个月再开始穿着紧身的塑身内衣，否则会影响身体的健康，不利于产后恢复，特别是剖宫产者。不过，哺乳的妈妈还是应坚持使用哺乳文胸。

－ 准妈妈小常识 －

在怀孕期间，睡前不要深入讨论或争论问题，白天遇到烦心的事，晚上不要总是在心中盘算，要想得开，放得下，做到心境安宁。睡前先上厕所，用温热水洗脚。上床后，完成胎教，然后安心地睡觉。

9个月的宝宝什么样呢

这个月，准妈妈是不是有点迫不及待了？别着急，先来了解一下这个月的宝宝"长"什么样子吧！这个时期，宝宝大脑中某些部分还没有成熟，但已经相当发达了。对于外部刺激，他（她）不仅会用整个身体动作，而且能够用面部表情做出反应了，有喜欢或讨厌的表情变化。这个月的宝宝对来自准妈妈体外的光开始有反应。宝宝体内的各个器官都发育成熟，身体变成圆形，皮肤有光泽。身长约45厘米，体重约2 500克。怀孕到了第九个月，宫底高达30厘米左右，至月底宝宝便可出世。

— 准妈妈小常识 —

越来越大的"肚子"，让准妈妈心慌气喘、胃部胀满，这时就要稍稍注意，每次进食不要太多，少食多餐，把吃零食也算作饮食的一部分也是未尝不可的。

怀孕健康 小·贴士

分娩后下床早，好处多多：

★促进宫内积血排出，减少感染的发生。

★分娩后血流缓慢容易发生血栓形成，早下床活动可以促进血液循环、组织代谢，防止血栓形成，这对有心脏病及剖宫产的准妈妈尤为重要。

★早下床活动，可促进肠蠕动，排气早，防止肠粘连，这对剖宫产的准妈妈是很重要的。

★早下床活动有利防止便秘、尿潴留的发生。

★有利于体力恢复，增加食欲，促进母乳产生及分娩后的营养吸收。分娩后所谓"坐月子"，并不是指要卧床休息1个月，而是要适当地休息加活动，才能更好地恢复。

孕期随笔

临产前胎位不正怎么办

当宝宝就要出世的时候才发现宝宝的胎位不正，这时候该怎么办呢？产科医生告诉我们，这时候得进行胎位矫正。通常用的胎位矫正法有以下几种：

膝胸卧位操矫正：准妈妈排空膀胱，松解腰带，在硬板床上，俯撑，膝着床，臀部高抬，大腿和床垂直，胸部要尽量接近床面。每天早晚各1次，每次做15分钟，连续做1周。然后去医院复查。

医生为准妈妈施行"转向"：如果在孕32～34周时宝宝仍未转向，医生就要考虑为准妈妈实行外转胎位术，让宝宝翻转，使准妈妈能顺利分娩。

胎位不正的针灸治疗法：针对胎位不正，我国有针灸治疗的成功先例。用针刺至阴穴，每日1次，每次15～20分钟，5次为1个疗程，适用于妇科检查诊断为臀位、横位、斜位的准妈妈。

怀孕注意

在羊水量适中、宝宝的背部在两侧、准妈妈体重适中，而且宝宝臀部并未进入骨盆深部等条件下，才适宜施行外转术。进行人工外转胎位时，医生通常会给予准妈妈子宫放松的药物，然后由医生在B超监测下进行外转胎位术。

－ 准妈妈小常识 －

胎位不正在不同的怀孕周数有不同的发生率。在怀孕5个月时，约有33%的宝宝是属于胎位不正的；而在8个月时，胎位不正的发生率下降至8.8%；到了怀孕9个月时，只有5%左右的准妈妈被诊断为胎位不正。这表示，在怀孕中期发现胎位不正的宝宝，大多会在足月时转变成为正常的胎位。

怀孕健康小贴士

妈妈在产后6～8周应到医院进行一次全面的产后检查，以便了解全身和盆腔器官是否恢复到孕前状态，了解哺乳情况。如有特殊不适，更应提前去医院进行检查。

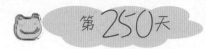

为什么要选一间温馨的产房

宝宝就要出世了，准妈妈在满心期待的同时会对这种未知的感受有许多的恐惧和担心，对陌生的产房环境充满了好奇。目前大多数的产房都是很温馨的，现代的产房已逐步地转变为家庭化。室内环境是暖色调的，温度、湿度适宜，墙壁上不是粘贴着语言生硬的工作守则，而是带着天使般微笑的宝宝画片，或者是可以传递母爱信息的宣传图板，室内环绕着舒缓、轻柔的音乐。为满足准妈妈体位的变化，有可自动调节的产床，专为准妈妈设计的步行车。有宽大、舒适的沙发椅供家属休息。有浴室设备供准妈妈洗浴，以及卫生良好的厕所。墙边的桌子上摆着鲜花、饮料和可口的食品等。准妈妈可以在舒适的环境中迎接新生命的到来。

— 准妈妈小常识 —

准妈妈在分娩时，最好不要采取一种姿势如平卧位。分娩中长时间地保持平卧位，会使增大的右旋的子宫压迫下腔静脉，可能使血压下降，子宫、胎盘供血量减少，导致宝宝缺氧。

怀孕注意

在产程中准爸爸的抚慰是非常有帮助的，在每次宫缩时，给予安慰和支持，用赞扬的话语给予鼓励。采用耳语、用双方熟悉的手势握住准妈妈的手，擦汗、整理散乱的头发，或按摩背部和腹部来缓解产痛。并提醒准妈妈在宫缩时放松，使用在准妈妈学校或准爸爸学习班学过的呼吸技巧来调节呼吸，稳定准妈妈的情绪。提醒准妈妈定时排空膀胱，在起床活动时，准爸爸要守在身旁。

怀孕健康 小·贴士

准妈妈分娩时，可以斜靠在准爸爸的身上，保持一个直立位，这时他也可以帮助你按摩背部肌肉，缓解腰背部的疼痛。

要准备做孕检啦！

准妈妈应该在什么时候去医院

有些准妈妈因为怕医生说来得太早了，还得回家观察等待，所以一直坚持到上气不接下气无法忍耐的时候才上医院，这样也是不对的。其实即便是去早了，也可以让医生检查一下，这样不就可以更加放心了吗？更何况还有分娩比预想来得早的可能性。因此，只要有担心的情形出现，不要犹豫，马上去医院。

怀孕注意

研究分析表明，有不良精神心理因素影响的准妈妈往往产程较长，难产率较高，剖宫产率也高。由此可见，分娩快慢乃至分娩顺利与否，与准妈妈的精神因素密切相关。

怀孕健康 小贴士

准妈妈小常识

产后恢复多吃新鲜水果，少饮果汁。因为，吃水果的饱腹感要比喝果汁明显得多。提醒一点，有水果时最好不吃沙拉，水果拌上沙拉酱和糖就会热量大增。如果有新鲜水果，尽量不去吃干果，干果去掉水分后热量密度直线上升。

准妈妈在高空时，一氧化碳分压下降25%，并靠加快心率和增加每分钟的呼吸量来补偿；血压仅有很轻微的增加，胎心率仅出现正常范围内的生理波动；胎动正常。需要注意的是高空气温、气压的改变，需要消耗较多的热量，所以准妈妈上飞机前一个小时或一个半小时，可以吃一点儿热量高的食品。

孕检

从36周开始，准妈妈愈来愈接近分娩日期，此时所做的产检，以每周检查1次为原则，并持续监视胎儿的状态。

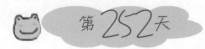

第252天

生宝宝是怎样的一个过程呢

宝宝出世全过程：

入盆：胎头进入骨盆的入口平面处，呈半俯屈位。

下降：胎头沿骨盆轴前进的动作称为下降，它始终贯穿在整个分娩过程中。

俯屈：当胎头降至中骨盆时胎头遇到阻力，这时处于半俯屈位的胎头进一步俯屈，以适应产道最窄径，才能继续下降。

内旋转：利用肛提肌的收缩，使胎头向前和中线旋转45°，与中骨盆和骨盆出口的前后径相一致，以适应骨盆前后径比横径长的特点。

仰伸：当子宫颈口开全，胎头下降至阴道口时，宫缩、腹压和肛提肌三者的合力促进胎头向下又仰伸，使胎头以顶、额、鼻、口、下颌相继娩出。

外旋转：胎头娩出，开始是宝宝双肩横于骨盆出口横径处，外旋转使双肩径与骨盆出口前后径相一致，以利于前肩娩出。

宝宝前肩先从骨盆出口前方娩出，继而后肩娩出，胎体和下肢随之顺利娩出。

怀孕注意

准妈妈在分娩后两小时内最容易发生产后出血，所以分娩后仍需在产房内观察。经过产房观察两小时后，准妈妈和宝宝都到了婴保区，准妈妈自己也要继续观察，因为此时子宫收缩乏力也会引起产后出血。

怀孕健康 小贴士

— 准妈妈小常识 —

当宝宝头部出来后，助产士会迅速挤净宝宝咽部、鼻内、口腔内和呼吸道中的黏液，等待逐渐地娩出胎肩和胎体后，助产士继续清理宝宝呼吸道内的黏液，刺激宝宝的第一声啼哭，如呼吸正常，擦干身体上的液体，剪断脐带（可以由爸爸来做）并包扎脐带。给宝宝进行全面的查体，测量体重和身高，然后再放到妈妈的胸前，进行皮肤的接触。

分娩时，准妈妈可以这样做：

★骑靠在一张有松软靠垫的椅子上，双膝分开，把头枕在靠背上。

★双手撑住床头，或为准妈妈特别准备的步行车，在宫缩时采用站立，在宫缩间歇期可以行走。

临产前听胎心有什么作用

胎心是宝宝存活的重要证据，也是宝宝安危状态的最好反映。医生通过听胎心了解宝宝在宫内的状况。临产前，子宫出现规律性宫缩。宫缩时子宫壁血管受压，使胎盘循环受阻，宝宝暂时缺氧，由于宝宝中枢神经系统缺氧，刺激迷走神经，使胎心率减慢可达到每分钟100～110次，待宫缩停止后15～20秒，胎心率又恢复正常。如果胎盘功能本来就存在问题，使宝宝存在慢性缺氧的状况，在没有宫缩时能正常存活，有宫缩时，宝宝缺氧情况加重，使宝宝不能再适应这种缺氧的状态，就会表现为宫缩停止后，胎心率不恢复正常，胎心率过快（大于160次/分钟）、过慢（小于120次/分钟）或胎心由强转弱，或节律不规则，快慢不均。出现以上这些情况提示宝宝存在宫内缺氧，若不处理有可能引起宝宝在宫腔内死亡。

怀孕注意

有些食物虽然从表面上看并不含有糖分，如沙拉酱、热狗、汉堡包、罐头及一些冷冻蔬菜，但其中可能含有蔗糖、葡萄糖、蜂蜜或玉米糖，进食时应留心看包装上的标注，以免不明不白地吃进去很多糖分。

孕期随笔

怀孕健康 小·贴士

准妈妈胸部保健法：背挺直，抬头挺胸，身体站立，双肘紧贴两侧，腋下各夹1本书，手臂先弯曲平伸，掌心向上，接着将前臂往外水平伸展，上臂紧贴身体，保持此姿势10秒钟，动作重复1次。

－ 准妈妈小常识 －

选择一款电动遥控产床，它既可以让准妈妈舒适，又能方便助产士接生。

孕37周

准备助产食物，如巧克力、牛奶、鸡蛋等都很合适。

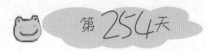

为什么说巧克力是助产大力士

准妈妈在临产前要多补充些热量，以保证有足够的力量促使子宫颈口尽快开大，顺利分娩。那么，理想食品是什么呢？当前很多营养学家和医生都推崇巧克力，认为它可以充当"助产大力士"。一是它营养丰富，含有大量优质的糖类，而且能在短时间内被人体很快消化、吸收和利用，产生大量的热能。据测定，每 100 克巧克力中，含有糖类 50 克左右，脂肪 30 克左右，蛋白质 15 克以上，还含有较多的锌、维生素 B$_2$、铁和钙等，它被消化吸收和利用的速度是鸡蛋的 5 倍，脂肪的 3 倍。二是体积小，热量多，而且香甜可口，吃起来也很方便，准妈妈只要在临产前吃上一两块巧克力，就能在分娩过程中产生更多热量。

— 准妈妈小常识 —

低热量的食物通常不耐饿，准妈妈常在饭后 2～3 小时便会产生饥饿感。可在正餐之间加些低热量的小零食，如小萝卜条、芹菜条等来充饥，这样不会使人增肥。

怀孕注意

如果准妈妈感到恶心想吐，这时准爸爸要及时准备好污物桶，或帮助更换弄脏的衣物，尽管这些都是医务人员该做的。如果产程中准妈妈出现疲劳，医生会给准妈妈注射镇静药，这时不要和准妈妈说话，避免干扰准妈妈的休息。要随时了解产程的进展和宝宝在宫内的状况。

怀孕健康 小贴士

水果、蔬菜、纯谷类食物热量较低，动物性蛋白质及脂肪类食物热量较高。加工的谷类食品尤其是干燥加工食品，如饼干、面包、干果等热量也相当高。因此，在烹调时注意降低食谱的热量，如炒香肠时可加些蔬菜。这样，在吃好吃饱的同时又可降低总热量摄入。

孕期随笔

让丈夫陪着一起进产房

准妈妈在分娩过程中都有不同程度的紧张心理，当准爸爸陪在身边时，可以用各种各样的方式帮助准妈妈克服紧张心理。准爸爸温柔体贴的话语使准妈妈得到精神上的安慰，准爸爸的鼓励和支持可以增强准妈妈顺利分娩的信心。有准爸爸在身边，准妈妈感觉自己有了强大的支撑力。准爸爸可以分担准妈妈的痛苦，也能分享宝宝安全分娩的快乐，这对于增进夫妻感情也是至关重要的。所以说，准爸爸在准妈妈分娩的过程中发挥着别人难以替代的作用。

作为丈夫，不能代替妻子承受分娩的痛苦，但紧握妻子的手，对她说亲密鼓励的话，可以让她缓解精神压力，放松紧张的心情。也可以为妻子搓揉腰际、大腿、小腿等部位缓解疼痛，或与她一起进行放松的呼吸练习，鼓励她配合子宫收缩，按节奏用力。有些妻子可能会因为宫缩疼痛，将丈夫的手臂抓得伤痕累累，想想她正承受着比这多十几倍的疼痛，这点小伤又算得了什么。

怀孕注意

一项研究显示，通过对宝宝出生体重的控制，那些夜间睡眠少于6小时的准妈妈产程较长，且剖宫产几率为正常人的4.5倍。睡眠严重障碍的准妈妈产程更长，剖宫产几率为正常人的5.2倍。疲劳与分娩结果有关。因此，卫生保健医生建议准妈妈每天保证8小时的充足睡眠时间，并把睡眠数量和质量纳入产前评估，以作出产程长度和分娩类型的潜在性预测。

怀孕健康 小贴士

怀孕晚期，停止工作的最佳时间：

★秘书、工作较轻松的职员：40孕周。

★教授、管理人员：40孕周。

★间断地举重物（25千克以下）：40孕周。

★偶尔举重物（25千克以上）：30孕周。

★经常弯腰（每小时达10次）：28孕周。

★长时间站立（每天长于4小时）：24孕周。

★重复举重物（11.5～25千克）：24孕周。重复举重物（23千克以上）：20孕周。

★爬楼梯（每天多于4次）：20孕周。

呼吸对分娩有何作用

要想顺利通过分娩这一关，学习产程中正确的呼吸方法是很重要的。许多准妈妈在分娩时由于精神紧张及产痛导致呼吸过快，或是呼气过度，从而出现过度通气状态。过度通气使血液中二氧化碳急剧排出，引起一过性脑血管挛缩、脑缺血，导致头晕、恶心、四肢末端麻木，影响宝宝氧供应。其实，准妈妈分娩就像运动员参加体育活动要调整呼吸一样，准妈妈在分娩时也应科学呼吸。因为分娩是剧烈的体力活动，掌握正确的呼吸方法能够使准妈妈消除紧张心理，镇静精神，通过呼吸诱导身心放松，确保母儿氧供应，达到顺利分娩的目的。为了产程中能够掌握正确的呼吸方法，可在怀孕晚期进行深呼吸训练，但屏气呼吸只有在产程中才能尝试。

— 准妈妈小常识 —

产程中正确的呼吸应为每分钟 10 ~ 15 次，1 次通气量 700 ~ 800 毫升。在产程的初始阶段，准妈妈应缓慢呼吸。用鼻吸气，用口呼气（约 3 分钟）。宫缩时开始短呼吸，吸气、呼气都用口。

产后健康 小·贴士

有人说，生完宝宝之后，新妈妈与分娩前判若两人。这是指从外表判断而言。的确很多女性生完宝宝后，整天忙忙碌碌，头发不梳，衣冠不整。要知道，一个人对另一个人产生好感，在一定程度上取决于外貌、衣着。衣衫整洁令人欣悦，反之令人生厌。这一点是值得很多女性注意的。不管多忙，新妈妈一定要注意自己的打扮，保持良好形象。

孕期随笔

临产前要注意检查什么

从怀孕第36周开始一直到分娩前，准妈妈要每个星期去医院进行1次产前检查，坚持测胎心、胎动，做骨盆内测量，从而进行分娩鉴定，结合彩色B超进行胎儿外监护。医生会根据检查的结果，结合准妈妈自己的意见决定最终的分娩方式。

除了常规地完成前几次检查的项目外，医生还会建议准妈妈注意心理疏导，做好心理、生理上的防护准备，以预防早产。

在此次检查中，医生会要求准妈妈注意无痛性阴道流血，因为妊娠晚期的无痛性阴道流血是前置胎盘的典型症状。

— 准妈妈小常识 —

正常妊娠时，胎盘附着于子宫的前壁、后壁或侧壁。如果胎盘部分或者全部附着于子宫下段，或者覆盖在子宫颈内口上，医学上称为前置胎盘。是妊娠晚期出血的重要原因之一，是围产期危及准妈妈和胎儿生命的严重并发症。

妊娠晚期或者分娩时子宫下段逐渐伸展，附着于子宫下段或者子宫颈内口的胎盘不能相应地随着伸展，故前置部分的胎盘由其附着处分离，导致胎盘血窦破裂而出血。初次出血量往往不多，但可反复发生，经常是一次比一次出血量多，这种出血通常发生于不自觉之中。有时准妈妈半夜醒来会发现自己已躺卧在血泊之中了。偶有个别准妈妈第一次出血量会很多，如果遇到这种情况应立即入院。

产后健康 小·贴士

剖宫产后的新妈妈，特别需要注意保暖及各种管道的畅通情况。如禁食禁水12小时，当然包括牛奶；卫生方面，要勤换卫生巾，保持清洁；腹部的沙袋需放置8小时；12小时后，新妈妈在家人或护士的帮助下可以改变体位、翻身、动腿等。

孕期随笔

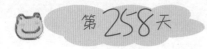

什么是宝宝监测仪

在很多医院，宝宝的心跳可以通过一种仪器在分娩过程中进行监测，并将宝宝的胎心率记录下来，这就叫宝宝监测仪。通过宝宝监测仪，医生可以早期发现问题并早期处理。宝宝监测分为宫内监测和腹部监测。前者是比较准确的监测胎心的一种方法，但必须在准妈妈宫口开大 3～4 厘米且胎膜已破的情况下应用，将电极放到宝宝的头皮上记录下胎心率，这种方法比较准确，但是容易感染，应用受到限制。现在比较常用的是腹部监测，即将探头放到准妈妈的腹部记录胎心率，这种方法简单、方便，应用比较广泛。

— 准妈妈小常识 —

新妈妈产后饮食中，可用马铃薯代替主食，但不要把它当做蔬菜。因为，马铃薯的热量虽然比主食要少，可比起蔬菜来却是大得多。人们在进餐时也总习惯于菜吃得多，如果把马铃薯当菜吃，同时又不注意减少主食量，容易摄入过多热量。

怀孕注意

从怀孕中期开始，准妈妈的肚子及身体其他部位就可能出现妊娠纹了。到了孕晚期，妊娠纹可能更加明显。孕期进行适当的锻炼，对局部皮肤使用祛纹油并进行适当的按摩，促进局部血液循环，这些方法都能减少妊娠纹的产生。

怀孕健康 小贴士

准妈妈应该有信心，在精神上和身体上做好准备，用愉快的心情来迎接宝宝的诞生，丈夫应该给准妈妈充分的关怀和爱护，周围的亲戚朋友及医务人员也必须给准妈妈一定的支持和帮助。实践证明，思想准备越充分的准妈妈，难产的发生率越低。

要准备做孕检啦！

去医院前能否化妆

有些准妈妈因为担心自己的脸色太难看，在去医院之前就化点妆，其实这么做完全不利于分娩。因为分娩是伴有出血的消耗体力的大事情。如果擦粉底或涂口红，本来的脸色便无法判断了，很可能会妨碍医生诊断。因此，去医院时最好不要化妆。指甲的血色也是医生观察的内容之一，所以，原则上也不要涂指甲油。另外，耳环在待产室里会被要求摘掉，所以也没必要佩戴。

怀孕注意

第二产程中，准妈妈要注意，此时要配合阵痛的浪潮，像排便一样用力向下使劲。准妈妈不必太担心，更不要乱蹬大叫，应顺其自然，注意两脚不要收缩，也不要去碰自己身上消过毒的部位。

新妈妈小常识

宝宝娩出后，子宫会因为收缩而变得又小又硬，5～30分钟后，胎盘会剥离娩出，没有剧烈的疼痛，只需轻用力，就可顺利结束。胎盘娩出也会出血，但只是少量的出血，不需担心。

怀孕健康小贴士

研究表明，准妈妈分娩方式与其怀孕晚期饮食中的锌含量有关，并且含锌食物能助自然分娩。准妈妈还犹豫什么呢？赶快多吃些含锌食物吧，如猪肝、猪肾、瘦肉、紫菜、牡蛎、蛤蜊等，特别是牡蛎，含锌最高，每100克含锌为100毫克，居诸品之冠，堪称锌元素宝库。

孕检

由于胎动愈来愈频繁，准妈妈宜随时注意胎儿及自身的情况，以免胎儿提前出生。

分娩时该准备些什么

分娩时所需要的物品，怀孕期间都要陆续准备好，怀孕第 10 个月时要把这些东西归纳在一起，放在家庭成员都知道的地方。这些东西包括：

准妈妈的证件：医疗证（包括准妈妈联系卡），挂号证，医保卡或公费医疗证。

宝宝的用品：内衣，外套，裸布，尿布，小毛巾，围嘴，垫被，小被子，宝宝香皂，肛表，扑粉等均应准备齐全。尤其出院包宝宝的用品必须事先包好，做好记号。

准妈妈入院时的用品：脸盆，脚盆，牙膏，牙刷，大小毛巾，卫生棉，卫生纸，内衣，内裤等。分娩时需吃的点心也应准备好。

怀孕注意

疼痛是一种个人感受，没有一个精确的仪器能度量。一些准妈妈认为如果自己在别人认为不应该痛的时候说痛，是一种娇气的表现，所以只有忍着。其实，这样做只能使自己更焦虑、心情更糟，还会影响到宝宝的情绪，因为妈妈与宝宝之间有一种微妙的"互动"情感联结。所以完全不必这样做，不必太顾及别人怎么想，大胆地告诉医生，你需要帮助！

孕 38 周

记录宫缩的间隔时间，当宫缩变得有规律，每 5 ~ 6 分钟一次时，赶紧去医院。

随时注意自己的内裤，如果发现破水了，及时去医院检查。

孕期随笔

....

....

怀孕健康 小贴士

一项调查发现，身材矮小的准妈妈难产的发生率比一般准妈妈高。因此，矮小准妈妈的保健重点是预防难产。首先，孕期尽量减少造成难产的可能性因素。其次，应坚持适当的锻炼，增强腹肌和其他与分娩有关肌肉的力量，以利于正常分娩。第三是加强产前检查，认真进行骨盆和宝宝大小的测量，判断宝宝能否顺利分娩，如需剖宫产或其他助产，应提前 1 周左右入院待产。

性生活有利于早些分娩吗

有一种说法：在怀孕期间，如果过了预产期宝宝还没有任何动静，准妈妈就可以采用性生活的方式让宝宝早些分娩，那么这样做是否正确呢？医生告诉我们：过去确实有这样的说法。这是因为精子中含有诱发子宫收缩的物质，通过性生活的刺激有可能会促使早些分娩。但是，首先应该考虑是否已经发生了破水。因为盲目的性行为会导致细菌感染。因此，对于进入预产期的准妈妈来说，无论是否过了预产期，我们都不赞成用这种方法催产。

－ 准妈妈小常识 －

宝宝快要诞生了，给他（她）做一件既漂亮又实用的衣服是准妈妈的心愿。在给宝宝选面料时要选用浅色的纯棉织物，避免化纤及有色染料对宝宝皮肤的刺激。在裁剪时应注意以舒适宽松，便于四肢活动为准则。商场出售的无领斜襟的宝宝装式样简单，宽松、舒适、穿脱方便，我们可以参考宝宝装，再稍做改动。

怀孕注意

准妈妈请产假要掌握以下几条原则：如果所从事工作的不可替代性越高，交接准备工作就越复杂。你可以掌握一些原则，如先将每一项与自己相关的工作细节仔细记录下来，之后列出工作明细表，如"例行事务表""专题任务表""即将开始实施任务表"等，这样代理人会根据表中的安排很快接手工作。

产后健康小贴士

剖宫产后的新妈妈可以试着在床上活动下肢每次5～6下，每日2次，这样可以防止下肢静脉血栓的形成；开始进行下地前的准备，并让自己坐起来，把双腿垂于床边，适应一会儿，再站立，防止头晕的发生。并且用双手按压腹部伤口，减轻由于震动而引起的疼痛。每次下地活动的时间由1分钟开始，逐渐增加，家人可以在旁协助。

你会找一个称心"导乐"吗

导乐是陪伴准妈妈全程分娩的专业人员,她的工作是指导准妈妈进行顺利地、自然地分娩。在分娩过程中,导乐会每时每刻陪伴在准妈妈身边,对其进行指导和观察,进行"一对一"护理。通常当准妈妈子宫口开两厘米时,导乐就要开始全程陪伴。整个产程中,导乐要指导准妈妈分娩的每个步骤,解释宫缩阵痛的原因,为准妈妈打气鼓劲,同时还需要为准妈妈进行心理疏导,帮助准妈妈克服恐惧心理。经研究,有了导乐的全程陪护,准妈妈的心理压力减轻,信心加强,医院的自然分娩率大大提高,产后出血率、心脏缺氧率等明显降低。虽然许多准妈妈对"导乐"并不是很熟悉,但住院后,会听到经"导乐"陪护的准妈妈介绍,以及医院的宣传,此时再挑选助产导乐还不迟。

怀孕注意

在产假前,让工作代理人了解你工作的脉络与流程,并提前进入工作状态,万一你出现早产症状,便可立即离开。同时,让代理人同与工作有密切联系的同事熟悉,并告知同事,代理人将在产假期间接替你的工作。

怀孕健康 小·贴士

临产前,若准妈妈恶心、呕吐、进食较少,医生可根据情况给其注射葡萄糖溶液、生理盐水及其他必需的滋补药物,以补充营养,供应分娩所需的能量。

孕期随笔

— 准妈妈小常识 —

准妈妈在给宝宝做上衣时要注意,要把内襟略为放宽过中线,前襟的身长以盖住脐部为宜,这样做可以保护宝宝肚子不受凉。后襟相对来说要剪得短一些,可以防止被排泄物污染。另外,做上衣时最好用一块布连着做,如果腰部有缝纫的褶皱会使宝宝感到不舒服。

阵痛时可以大量饮水吗

不知不觉就快到预产期了，很多准妈妈对此既翘首期盼，又有些不知所措，当然这时候也会遇到一些问题。比如，阵痛时能喝水吗？在这里医生提示，当阵痛的时候，准妈妈会比平时容易出汗，呼吸方式也会导致口容易干。这时，如果口渴了，没必要忍着，可以边补充些水分，边等待分娩时刻的到来。

— 准妈妈小常识 —

给宝宝做条新裤子吧，虽说刚出生的宝宝一般不用穿裤子，可是天凉以后换尿布时，宝宝容易受凉而引起感冒。因此，准妈妈可以将宝宝的裤子做成连脚裤，裤腰上做两个小扣祥，把裤子与上衣连起来就可以，注意要做得宽松舒适。穿上这种裤子换尿布时腿不会受凉，而且裤腰不用系带，有利于宝宝的呼吸和胸廓发育，避免了带子对胸部的束缚。

怀孕健康小贴士

新妈妈在产后应多喝水，尽快排第一次小便。因为在分娩过程中，胎头下降会压迫膀胱、尿道，憋尿时间太长，膀胱过度充盈会影响子宫收缩，导致产后出血。

孕期随笔

怀孕注意

在分娩过程中，准妈妈要争取时间休息。因为分娩会消耗准妈妈的体力，再加上分娩后很多都是母婴同室，宝宝与妈妈在一起，大约每隔3～4小时就要哺乳了，又要给宝宝换尿布，宝宝一哭闹，妈妈就更没时间睡觉，所以准妈妈应争取时间休息。

要准备做孕检啦！

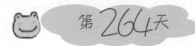
第264天

临产月是否要时刻垫卫生巾

　　这样做是没有必要的。但是为了防止突然发生破水，身边应常备为好。也就是说，外出时最好也要带在身边，才会处变不慌。其实不仅是怀孕期间，作为女性，外出时随身携带些生理用品以预防不测，是一种很好的习惯。

产后小贴士

　　当妈妈还沉浸在与宝贝快乐相处的产假时，会突然发现产假要结束了，所以假期结束前的一两周妈妈就要收心了！可以与同事，尤其是与工作代理人聊聊工作进展的情况，看看现阶段有哪些工作是迫在眉睫的，也可以拿出那张工作明细表，让代理人详细说明每件工作的最新进况。这样一回到单位就可以迅速找回原来的感觉！

怀孕健康 小·贴士

　　孕晚期最易出现妊娠高血压综合征，即使是无异常的，此时也要控制盐分的摄取。摄入的盐分应在每日8克以下，除了食盐、酱油、味精中含有盐分外，加工制成的干的食品及奶油、面包等食品中也含有不少盐分，请多加注意。

一 新妈妈小常识 一

　　剖宫产后的新妈妈在出院前一定要牢记医生、护士的嘱咐，要了解如何避孕、如何运动，以及如何均衡营养等知识，还要记住什么时候复诊。对于宝宝，为他完成第一次接种，保存好注射卡等事宜都要记牢。

孕 检

　　从38周开始，胎位开始固定，胎头已经下来，并卡在骨盆腔内，此时准妈妈应有随时准备分娩的心理准备。有的准妈妈到了42周以后，仍没有分娩迹象，就应考虑让医师使用催产素。

宝宝即将出世，准妈妈该怎么做

准妈妈需要为宝宝准备好两盒最小号的一次性尿布和一些宝宝衣物、短袜及宝宝洗发精。

可以带上一瓶宝宝润肤油，因为对于刚刚来到这个世界的宝宝来说，准妈妈的抚触按摩可以减轻他的不安、烦躁，而且能使他早早地感受到亲情母爱。

宝宝每日大小便次数频繁，可以用宝宝护肤柔湿巾方便地帮宝宝清洗臀部，然后再用些宝宝护臀霜来保护他的小屁股。

— 准妈妈小常识 —

产程长短是由多方面的因素决定的，如年龄较大的准妈妈，特别是 35 岁以上的初准妈妈，软组织弹力减低，产程比年轻的初准妈妈长些。宝宝的位置和宝宝的大小也是影响产程长短的因素。准妈妈的精神状态也能影响产程，害怕、心理负担、乱叫乱闹不仅使准妈妈疲劳，宫缩无力，而且使产力不协调。因此临产时一定要镇静，听从医生的指导，尽量保存体力，顺利完成分娩。

怀孕健康 小·贴士

宝宝要出世了，准妈妈这时才体会到，怀孕是一件艰苦的事情，但更是创造幸福的一个美好过程。因此，希望每一个准妈妈都心情愉快地度过这个时期，迎接自己的宝宝！

孕期随笔

....

....

....

产后注意

分娩后恶露预防：

★分娩前积极治疗各种怀孕病，如妊娠高血压综合征、贫血、阴道炎等。

★对胎膜早破、产程长者或剖宫分娩者，给予抗生素预防感染。

★分娩后仔细检查胎盘、胎膜是否完整，如有残留应及时处理。

★坚持哺乳，有利于子宫收缩和恶露的排出。

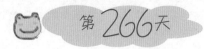

准妈妈便秘

便秘是件难以启齿而又痛苦的事情，有的准妈妈还会自己选择"开塞露"来解决问题。不过专家提醒，准妈妈不宜使用"开塞露"。因为，这种做法会引起局部组织的强烈收缩，造成短暂的缺血，引发慢性炎症。

产后小贴士

刚出生的宝宝和爸爸妈妈睡一起，这是自古以来的习惯了。因为宝宝和父母睡在一起时，父母离宝宝近，更便于妈妈喂奶照顾，宝宝也会睡得更安宁，因为他喜欢父母的声音和那种温暖的感觉。不过，宝宝和父母睡在一起也有不足之处，那就是睡觉易惊醒，从而使父母得不到很好的休息，最主要的是宝宝的独立性也差。而如果让宝宝单独睡的话，父母又会担心他们听不到宝宝的动静。其实，一般来说，妈妈对宝宝很小的声音都能感觉到，除非你睡觉不易醒。

怀孕健康 小贴士

★参加一个产前瑜伽或体育锻炼班。

★定期找助产士或医生检查，以便发现问题并及时处理。

★参加一个母乳喂养学习班，可以提前做好母乳喂养的准备。

★如果不打算在家分娩，应在参观几家要去分娩的医院或机构后再作决定。

— 准妈妈小常识 —

当胎头下降到一定的程度，压迫到直肠附近的神经时，准妈妈会有便意，误以为要大便了，可是又解不出来，这种感觉有时强烈到不自主地想用力，此时切勿到厕所，应赶紧去医院请医护人员帮助诊断，确定是否子宫颈口已开全可以用力分娩了；如果子宫颈口尚未达用力的标准，切记不要过早用力，以避免子宫颈肿起而延迟产程。

孕期随笔

母婴同室有哪些好处

方便哺喂母乳：由于有些医院的宝宝室和病房在不同楼层，如果没有母婴同室，妈妈就要走到宝宝室喂奶，这样来回奔波会影响休息。所以，医生建议新妈妈选择母婴同室，省下来回奔波的时间，增加自己休息的机会。

让爸爸有参与感：在母婴同室的时段中，爸爸可以和妈妈一起学习照顾宝宝，分享宝宝诞生的喜悦，回家之后也就不会手忙脚乱。

迅速上手照顾宝宝：母婴同室能让父母较早掌握宝宝的生活习性，了解照顾宝宝的实际情况，不至于在回家之后，为了照顾宝宝而产生焦虑，进而影响家庭生活的和谐。

宝宝较不易受感染：母婴同室的病房内，会严格限制访客人数，当病房内访客太多，护士会暂时将宝宝送至宝宝室或护理站，以降低感染几率。

－ 准妈妈小常识 －

处于阵痛中的准妈妈常因下腹部不适而疏忽了尿胀的感觉，或是因为胎头下降压迫到尿道无法排尿，胀尿不但容易使准妈妈分娩后膀胱受损，排尿困难，也会阻碍胎头下降延缓产程，所以准妈妈待产中应定时排尿。

怀孕注意

越接近分娩期，准妈妈会发现自己的食欲越佳。这时应当注意养分是否足以供应准妈妈和宝宝的需要。准妈妈对热量的需求，每天要增加15%，应该是平时食量的2倍。有些准妈妈可能因先前饮食不足，这时候需要特殊的补充。

孕39周

注意临产三大征兆，宫缩、破水、见红，及时去医院。

现在开始，准妈妈随时可能会分娩，要保证手机不离身。

孕期随笔

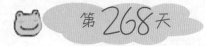
预产期是否应该用泻药

有些准妈妈认为,快到预产期了,应该服用些泻药提前把肠道清空比较好。对此,医生表示,随意服用泻药的做法是不对的。因为拉肚子不仅会诱发子宫收缩,还会使人无法判断疼痛的原因。如果很担心便秘的话,可以在体检时与妇产科的医生商量,开一些可以软化粪便的药剂处方。总之,在这方面是根本没有必要过于神经质的。

产后注意

如果分娩时有泥土污染的可能,为了防止新妈妈及宝宝有感染破伤风的危险,妈妈和宝宝均需要注射破伤风抗毒素,一般剂量是每次 1 500 国际单位(注射前先做皮试)。

怀孕健康 小·贴士

临盆开始的重要标志是有规律且逐渐增强的子宫收缩,这种宫缩无法缓解,每次持续 30 秒以上,间隔 5 ～ 6 分钟。如果宫缩持续时间短且不规律,是开始真正分娩的前奏和先兆。

孕期随笔

— 准妈妈小常识 —

需要做引产的准妈妈,上午催生不易出现并发症。相关研究表明,早上接受催生的准妈妈较之晚上接受催生的准妈妈往往分娩的时间更短一些,另外,在早上接受催生的准妈妈当中,需要医生利用器械帮助阴道分娩的比例也更低一些。

遇到"急产"怎么办

初产妇全部产程需 13 ～ 18 小时，经产妇也需 7 ～ 10 小时。如果分娩过快，初产准妈妈总产程不足 3 小时，经产准妈妈不超过 2 小时，医学上称为急产。遇到急产时，首先要立即将准妈妈移到避风处，注意保暖。准妈妈臀部垫上塑料布或清洁的衣服，再垫数层卫生纸。让准妈妈两腿屈曲，向两侧分开，露出外阴部，用肥皂水洗净（来不及时也可用清水），如有新洁尔灭或高锰酸钾溶液消毒更好，接着将干净的毛巾或手帕折叠好，托在阴部助胎头娩出，禁止不洁之手及任何器具污染产道。宝宝娩出后，如果手边没有消毒的工具不要急于断脐。在脐带中段用干净的线扎住，等待胎盘娩出。然后，将宝宝用衣服包裹好，连同胎盘一起送到医院做进一步消毒后再行断脐。

— 新妈妈小常识 —

当分娩完，待宝宝体温稳定，经由医师评估，确定没有呼吸道方面的危险，并且妈妈产后的恢复也正常时，护理人员就会把宝宝带到病房，哺喂第一次母乳，这时只要妈妈愿意，就可以马上开始实行母婴同室。

怀孕健康 小贴士

维持胸部的紧实：

准妈妈可将双手抬高，于鼻前合拢（手指夹紧），手和肘部保持水平状，接着用力击掌（手持平、指夹紧）。此动作重复 10 次，这时会感到胸部也随之运动。

孕期随笔

怀孕注意

《女职工劳动保护法规定》第九条："有不满一周岁宝宝的女职工，其所在单位应当在每班劳动时间内给予其两次哺乳（含人工喂养）时间，每次 30 分钟。多胞胎生育的，每多哺乳 1 个宝宝，每次哺乳时间增加 30 分钟。女职工每班劳动时间内的两次哺乳时间，可合并使用。哺乳时间和在本单位内哺乳往返途中时间，算作劳动时间。"

见红后家里没人陪伴该怎么办

这时候即使准妈妈一个人最好也要马上去医院。如果勉强忍耐等丈夫或家人的话，一旦开始分娩，就非常危险了。因此在进入预产期后，应该做好一个人应对突然开始阵痛的准备。这时，千万不要自己驾车去医院。因为一边忍受阵痛的痛苦一边驾车是非常危险的。

怀孕注意

汤饮味道鲜美，如鲤鱼汤、蛋花汤等，不仅容易消化吸收，还可促进乳汁分泌。因此，每个准妈妈在月子里都少不了喝汤。但喝汤也是有学问的，不可为了增加乳汁分泌就无限制地喝，否则容易引起乳房胀痛，处理不当就会引起乳腺炎。

怀孕健康 小·贴士

准妈妈胸部保健法：将嘴角咧开，呈微笑状。这个动作可收缩颈部的大肌肉，增强胸部组织，提高弹性，以提供更好的支撑效果。重复15次，你会很快注意到乳头会随着肌肉的收缩而显得高挺。

— 准妈妈小常识 —

能使食品变淡的方法：

★ 可加入小鱼干等。

★ 使用新鲜的材料。

★ 餐桌上不要放置酱油或盐。加酱油时，应尽可能将汤稀释。

★ 可利用柠檬、醋等调味料。

孕期随笔

破水后想上厕所怎么办

破水后，随时都有可能分娩，因此应该去医院。但也没必要急得什么都不顾。可以换换干净的衣服，如果是稍微一动就会有液体流出的话，可以用卫生巾或干净的毛巾垫上。一般来说，小便是没有问题的。但是，想要大便的感觉有可能是分娩的一种前兆，所以要有所注意，应该马上去医院。

— 新妈妈小常识 —

酒的作用是活血，对于刚刚分娩的新妈妈而言，烹调时加些料酒可以帮助排出恶露。但如果恶露已经排干净，仍然用酒烹调食物就不适宜了，特别是在夏天。因为酒有可能导致子宫收缩不良，恶露淋漓不尽。

怀孕健康 小贴士

产后女性体内激素恢复到以前的平衡状态时，头皮和头发的含油量会增多，因此要定期洗头，绝对不要担心洗头会使头发脱落，只要使用作用缓和的洗发剂，头发是不会因此而脱落的。

产后注意

做过剖宫产的妈妈不宜于短期内再次怀孕。因为子宫上有瘢痕，一旦怀孕难度较大，易发生一些合并症，对再次生育也带来一定困难。剖宫产后再次怀孕，有时会造成子宫旧瘢痕破裂，如得不到及时抢救，会危及准妈妈和宝宝的生命。

孕期随笔

准妈妈应怎样用"心"面对分娩

分娩是生理过程，但对准妈妈主观意识而言，毕竟要经历的不仅是一次巨大的生理改变，而且更为重要的是经历一次严峻的精神、心理和体能的考验。特别是第一次分娩的准妈妈，较为普遍地存在着怕产痛、怕难产、怕畸形的"三怕"心理，由此与产程相伴随的是焦虑、不安和恐惧的不良心理、精神活动。这些不良因素将会引起大脑皮质功能紊乱，进而导致子宫收缩不协调，使子宫颈口不易扩张，或扩张延迟，产程延长，甚至引发难产。另外，精神过分紧张，往往不利宫缩间歇期的放松休息，也不利于饮食，由此使体能消耗过大，能量物质摄入不足，这样也会使产程延缓，引发难产。由此可见，准妈妈的心态是决定分娩快慢的关键所在。

产后小贴士

分娩后需要垫上较厚的卫生巾，最好用棉制的，且不含塑料薄膜。一次性的纸裤多半会使皮肤不舒服，所以不建议采用。

怀孕健康 小贴士

如果怀孕前就一直爱好运动，到孕晚期如果没什么特别的情况，准妈妈可以继续进行，但是运动时要掌握限度，不要运动到令自己感到疲劳或上气不接下气的地步就可以。

新妈妈小常识

可以准备一包脱脂棉，随时帮宝宝清洁皮肤表面的污物。

给宝宝哺乳时，妈妈可以用方巾垫在乳房下方，以防止乳汁弄污衣服。

给宝宝洗澡，要用纯正、温和、较少刺激的宝宝沐浴露，所以可以先准备好，等宝宝出院后使用。

孕期随笔

宝宝出生后为什么会大声啼哭呢

宝宝娩出后，助产士首先为宝宝清理呼吸道，及时用吸痰管清除宝宝口腔及鼻腔的黏液和羊水，以免发生吸入性肺炎。当确定呼吸道黏液和羊水已吸净而宝宝仍无哭声时，可用手轻拍宝宝足底，促其啼哭。宝宝大声啼哭，是宝宝出生后的第一次呼吸，表示呼吸道已通畅，呼吸系统已经正常工作，能够提供自身需要的氧气。同时宝宝肺部得以扩张，吸入大量氧气，降低了肺循环的阻力。

怀孕健康 小·贴士

无论是自然分娩还是剖宫产，新妈妈分娩后都有子宫收缩的疼痛。在麻醉药的药力消退后，为了让子宫收缩成正常大小，即使疼痛也要经常按摩腹部。此外，伤口和乳房的疼痛也是问题。疼痛控制是新妈妈生活品质提高的重点之一，否则，新妈妈在这里痛得哎哎叫，宝宝在旁边又不停地哭闹，很容易让新妈妈情绪失控。为了减轻疼痛，可以给新妈妈打止痛针，或口服止痛药。

— 新妈妈小常识 —

剖宫产后第一天，新妈妈可以在爸爸的帮助下靠坐起来。具体方法是：爸爸坐床头，与妈妈背靠背，并承受着她的重量。新妈妈也可以先把身体侧过来，由家人扶持坐起来。有条件的医院也可以把床头摇起来，使其成半坐卧位。

产后小贴士

妈妈分娩以后，体质需要一个恢复过程。因此，宝宝降生后的初期，爸爸应多承担护理与喂养宝宝的义务，使妈妈的体力得以恢复。另外，从被丈夫所宠的娇妻成为宠爱宝宝的妈妈，加上最初对抚养宝宝没有经验，有时思想负担过重，甚至变得忧虑、不安或急躁，这时的爸爸要给妈妈以感情上的关怀，精神上的安慰和家务上的帮助，使自己的妻子尽快适应做新妈妈的现实生活。

宝宝出生后的第一件事情是什么

当那激动人心的一刻来临时，妈妈千万不要忘记以下3件事情：

早接触：让宝宝与自己的皮肤有一次"亲密接触"。妈妈的体温和心跳声、温柔的抚摸、轻轻的呼唤，以及爸爸的拥抱，对刚出生的宝宝都有益处。此时的宝宝大部分是觉醒着的，睁着眼睛。

早吸吮：在妈妈怀抱里的宝宝很快就会有觅食动作，十几分钟或半小时后就可以在助产士或导乐的帮助下，开始吸吮。

早开奶：让宝宝吃奶越早越好。这样做不但能使宝宝很快地建立吸吮反射，而且能促进妈妈子宫的收缩，减少出血。

一 新妈妈小常识 一

补充B族维生素和生物素，能给发根及头发补充足够营养，让头发更靓丽；补充多种矿物质和微量元素，能促进指甲的生长、修复，让指甲更健康；补充维生素E等具有抗衰作用的天然氧化剂，可以让皮肤更加润泽。

怀孕健康小·贴士

加强乳酸菌的摄取，乳酸菌对某些人会有腹泻的效果，所以一般在坐月子期间并不建议吃，但是长时间没有摄取乳酸菌，会使肠道菌群呈现不平衡状态，容易出现胀气、便秘及吸收不良的问题，所以适量地补充乳酸菌，对于肠道的清洁作用是很必要的。

怀孕注意

怀孕42周仍未产，应重新计算预产期是否有误，如确实无误，应住院检查，必要时做引产。过期妊娠会引起胎儿的宫内窘迫，严重影响胎儿的智商。

孕期随笔

....

....

孕35周

走过了完美孕期，继续阅读本书系列《育儿一天一页》，展开你的新历程吧！

宝宝出生时会是什么样子呢

宝宝刚出生时，看起来常不如父母想象的那样漂亮，可能身上有血迹，并有一层光滑呈白色的胎脂。头看起来比较大，与其身体不成比例，可占身长的1/4。不过，随着宝宝的生长发育，到15岁左右即会逐渐达到成人的比例，即占身长的1/8左右。有的宝宝出生时头比较长可能有一比较大的产瘤，这是由于产道的挤压造成的，不必担心，一段时间后即会恢复正常。宝宝刚出生时头发的多少不一，有的宝宝头发又多又黑，而有的宝宝头发又稀又少，实际上这时宝宝头发的多少并不能表明以后头发的好坏，且这些头发在6个月内会全部脱落而长出新的头发来。由于产道的挤压和羊水的作用，新出生的宝宝眼睛肿胀或眼球发红，一般在1～2天后眼部即恢复正常。有的宝宝眼部周围皮肤出现血管痣，不必担心，6个月左右就会消失。

产后小贴士

新妈妈最好养成每天检视伤口的习惯，一直到分娩后2周为止。平时可以自己用镜子检视或请丈夫帮忙观察。如果伤口有红肿、裂开、流血水、流脓或有发热现象，最好尽快就医。

孕期随笔

....

....

....

....

....

....

....

产后健康小·贴士

自然分娩的妈妈在分娩后一天就可以下床活动了。不过，如果妈妈在分娩过程中有会阴裂伤或者进行过会阴切开术，则至少需要10周才能复原。分娩后，需要特别注意会阴的清洁和保养工作。

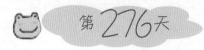

做妈妈后的第一天要注意什么

从产房出来那一刻起，产妇就开始坐"月子"了，这个"月子"过得好不好，直接关系到产妇以后是否会留下后遗症。所以，产妇就得提前了解产后如何保养，尤其是产后第一天该做些什么。观察产后出血量。产后出血是产妇第一天最需要注意的问题。目前，在我国导致孕产妇死亡的第一原因仍是产后出血，所以应引起高度重视。产后如出血量大于500毫升可诊断为产后出血。

产后小贴士

在分娩后24小时到10天之内，产妇发热达到38℃以上，就是俗称的"产褥热"，又称分娩后感染。引起产褥热的原因有很多，包括产道感染、泌尿系感染、乳房感染、上呼吸道感染、血栓性静脉炎等。此外，孕妇在怀孕期间有营养不良、贫血、肥胖、产前照顾不周；在分娩过程中阴道检查过多、破水时间长、分娩时间长等情况，也容易发生产褥热。根据国外的统计，平均每2个准产妇就有1人会出现产褥热。所以，产妇在分娩后要养成每天定时量体温的习惯，当体温超过38℃就要小心了，要多补充水分，补充营养，当持续高热时就必须立即就医。

新妈妈小常识

刚出生的宝宝皮肤褶皱处大都比较黏湿，如果用一些宝宝爽身粉轻拍在这些部位，会让你的宝宝感觉清爽舒适。

怀孕健康 小贴士

分娩的准备包括孕晚期的健康检查、心理上的准备和物质上的准备。一切准备的目的都是希望母婴平安，所以，准备的过程也是对准妈妈的安慰。如果准妈妈了解到家人及医生为自己做了大量的工作，并且对意外情况也有所考虑，那么，她的心中就应该有底了。

孕期随笔

生了宝宝后头发真的会变少吗

在怀孕期间,准妈妈由于体内雌激素量增多,头发便进入了一生中最健美的时期。这时的头发一般都寿命很长,可是当宝宝出生后,因母亲体内雌激素量降低,那些"超期服役"的头发纷纷"退役",与此同时,新的秀发又一下子长不出来。这种短期内"青黄不接"的情况,就形成脱发。但并不是分娩后就立即发生,一般来讲常发生在产后2~7个月,因此当发现有脱发症状时,新妈妈也不必紧张,产后脱发是头发进行新陈代谢的一个崭新过程。平时,只需常用木梳梳头或用手指在头皮上进行按摩,帮助头皮血液循环,从而加速新发的生长。

－ 新妈妈小常识 －

每一个习俗都有其时空背景,坐月子不能洗头,最初是怕妈妈们受风寒,徒增照顾宝宝的困扰,但是现在科学发达,若能做到洗头时不吹风,适度的清洗是可以接受的!

产后健康 小贴士

新妈妈分娩后要刷牙,而且还要实行"三三三"制,即每天刷三遍牙;饭后三分钟刷牙;每次刷牙三分钟,刷牙一定要用温水,避免冷水刺激。若在三餐中加餐或吃零食,也应及时用温水漱口,要反复、认真地漱,使口腔中滞留食物和牙垢得以清除。

产后注意

新妈妈在分娩后每次排尿或排便后,都要进行会阴清洗。在40℃温水中加入5毫升的优碘药水,由前向后冲洗,避免将肛门的细菌带到尿道口,然后再用卫生纸轻轻地拍干会阴伤口,切忌来回擦拭。医生会依照新妈妈不同的情况,给出冲温水、冲洗液、泡盆等不同的建议。

产后随笔

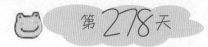

如何提高母乳质量

母乳是由母体营养转化而成，所以喂奶的新妈妈应该食量充足，母乳才能营养丰富。食物中蛋白质应该多一些，除此之外，食物中还应有足够的热量和水、较多的钙、铁和各种维生素。新妈妈不应挑食，否则会影响母乳质量。宝宝的生长发育，需要足够的矿物质和维生素。维生素D有调节钙、磷代谢作用，对宝宝也十分重要；锌是50多种酶的组成部分，如缺乏可影响宝宝大脑神经系统的正常发育。维生素 B_1 在哺乳期应摄入5倍的需要量，才能保证乳汁内的含量。维生素 B_2、维生素 B_{12} 及维生素C、维生素E等，都应增大摄入量。

产后注意

子宫内的创面及子宫复原至少需42天，过早行房事，有可能将病菌带入，引起盆腔炎症。最好在分娩后检查生殖器官已恢复正常再行房事。另外，不来月经不等于不排卵，哺乳期也要注意避孕。

— 新妈妈小常识 —

新妈妈分娩后7天（或12天）内分泌的乳汁叫初乳。初乳含有β-胡萝卜素，故呈黄色，略稠，量少（每次可吸出2～20毫升）。与满月后的成熟乳相比，脂肪和糖含量较低，适合于宝宝的消化吸收。其蛋白质含量也高，具有抗病能力的免疫球蛋白含量较成熟乳高20～40倍，因而母乳喂养的宝宝患病率远远低于人工喂养的宝宝。

产后随笔

....

....

....

....

宝宝为啥精力旺盛或疲惫不堪

分娩后，有的宝宝精神头儿十足，而有的则疲惫不堪。宝宝在分娩后的感受主要与分娩时释放的激素浓度有关。如果使人精力旺盛的激素占的比重大的话，宝宝就会睁着大眼睛，好奇地观看新世界。当面临巨大压力、被诱惑，感到恐惧及感觉寒冷的时候，我们的体内都会分泌这种激素。另外一种激素是让我们减少疼痛的物质，它不仅可以降低疼痛感，还会让我们放松，变得疲惫。如果在分娩时分泌了大量这种激素，宝宝就会在分娩后显得慵懒，甚至懒得睁开眼睛，也没有胃口立即吃奶，而是先睡上一觉，恢复一下。

产后注意

分娩后妈妈阴道内排出月经样的液体和分泌物，这是子宫内存有的蜕膜、胎盘剥离创面的血液等形成的，它和正常的血一样，所以流得越少越好。一般在分娩后头3天排出量较大（纯血色），约1周后，基本不含血液，呈白色或黄白色，在分娩后2～3周时排净，恶露排出情况显示着子宫恢复情况及有无异常。

— 新妈妈小常识 —

出生后的宝宝在吃奶时能闻出母亲的气味，而且以后只要他一接近妈妈就能辨别出来。所以宝宝在辨认妈妈时不一定睁眼，仅凭嗅觉就能敏感地加以分别。为此，妈妈在喂奶的时候尽量不要喷香水、抹香粉，以免带来的异味影响宝宝辨别妈妈的能力，从而表现出不安的心理状态。

产后健康 小贴士

正常洗漱、注意保暖，分娩后第二天即可开始刷牙，如果是冬天须用温水，注意正确的刷牙姿势。如果是自然分娩，在分娩后即可淋浴，禁盆浴。另外，洗后快一点将身体擦干，及时穿上衣服，洗头后应用毛巾围头待头发干后再取下毛巾。

产后随笔

附录：孕产历程一览表

孕期体重增长

孕周	体重变化
12 周前	2～3 千克
13～28 周	4～5 千克
29～40 周	5～5.5 千克

重要产检提醒

唐氏筛查（早期）	12～14 周
唐氏筛查（中期）	16～20 周
大排畸	20～24 周
糖尿病筛查	24～28 周

宝宝的胎动密语

胎动	宝宝在讲什么
像波浪一样蠕动	我吃饱了，睡够了！
同时好几个方向鼓起来	妈妈，我在伸懒腰。
力度很大或突然的一下	妈妈，我被吓到了。
有节律地持续不断	我在打嗝！
一下这边鼓起来，一下那边鼓起来	我在翻身。

待产包必备妈妈版

卫生纸	N 卷
产妇垫	1 包
产妇卫生巾	1 包
一次性棉内裤	2 包
哺乳文胸	2 个
带后跟棉拖	1 双
吸奶器	1 个
防溢乳垫	1 包

待产包必备宝宝版

和尚服	2 套
婴儿湿巾 /80 抽	1 包
硅胶小勺	1 把
奶瓶	1 个
纸尿裤	1 包
护臀霜	1 盒
奶粉	1 盒
小毛巾	3 条